重庆市普通高中精品选修课程资助项目"饮食安全与健康"研究成果

重庆市普通高中化学课程创新基地阶段性建设成果

重庆市渝北区科技局资助项目"善学善思：通过互联网+项目式学习变革高中科学教育"研究成果

饮食安全与健康

霍本斌　编著

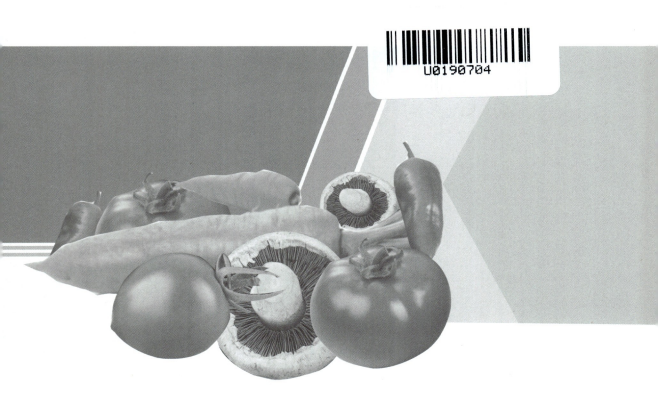

重庆大学出版社

图书在版编目(CIP)数据

饮食安全与健康/霍本斌编著. --重庆:重庆大学出版社,2023.1

ISBN 978-7-5689-3416-9

Ⅰ.①饮… Ⅱ.①霍… Ⅲ.①饮食卫生 Ⅳ.①R155

中国国家版本馆 CIP 数据核字(2023)第 033262 号

饮食安全与健康

YINSHI ANQUAN YU JIANKANG

霍本斌 编著

策划编辑:鲁 黎

责任编辑:杨育彪 版式设计:鲁 黎
责任校对:邹 忌 责任印制:张 策

*

重庆大学出版社出版发行

出版人:饶帮华

社址:重庆市沙坪坝区大学城西路 21 号

邮编:401331

电话:(023)88617190 88617185(中小学)

传真:(023)88617186 88617166

网址:http://www.cqup.com.cn

邮箱:fxk@cqup.com.cn(营销中心)

全国新华书店经销

重庆亘鑫印务有限公司印刷印刷

*

开本:787mm×1092mm 1/16 印张:14.5 字数:331 千
2023 年 1 月第 1 版 2023 年 1 月第 1 次印刷
印数:1—1 000

ISBN 978-7-5689-3416-9 定价:48.00 元

前　言

　　项目式学习是近年来深受教育界关注的一种学习方式,同时也是党和国家在深化教育教学改革和推进育人方式改革中所倡导的学习方式。2019 年,《国务院办公厅关于新时代推进普通高中育人方式改革的指导意见》(国办发〔2019〕29 号)明确提出"项目设计"等跨学科综合性教学,随后《中共中央 国务院关于深化教育教学改革全面提高义务教育质量的意见》(2019 年 6 月 23 日)提出"项目化学习",为项目式课程的开发和建设、推进项目式学习提供了强有力的宏观政策支持。教育部制订的《普通高中化学课程标准(2017 年版 2020 年修订)》《普通高中生物学课程标准(2017 年版 2020 年修订)》《普通高中体育与健康课程标准(2017 年版 2020 年修订)》又提出大单元教学、主题学习、任务群等学科概念,这些概念无疑体现了项目学习的理念。基于党和国家对育人方式变革和教育教学改革的需求,结合教育部制定的课程标准中关于学科核心素养的要求,我们开发了"饮食安全与健康"项目式选修课程。"饮食安全与健康"项目式课程的学习,能够培养学生的模型认知与证据推理、科学探究与创新精神、科学态度与社会责任等方面的核心素养,以及跨学科问题解决的能力。该课程于 2021 年经重庆市教育委员会批准立项,成为重庆市普通高中精品选修课程,并经实践、完善,最终形成项目研究成果——《饮食安全与健康》一书。

　　本书作为现行国家课程、地方课程的有益补充,与其他教材的编写相比,充满了创新,呈现出了不同的风格和特征。具体地讲,本书具有以下特点。

　　第一,从项目开发的理念看,本书建立在寻找真人真事和实现"两个转化"的基础之上。所谓寻找真人真事,就是优先选择某一领域的科学家、专家、学者在其研究领域所取得的典型性、代表性成果;实现"两个转化"就是将真人(科学家、工程师等)解决问题的思路转化为教师在教学过程中解决问题的思路,将教师解决教学问题的思路转化为学生解决问题的思路。

　　第二,从项目内容的呈现看,本书的主体内容(正文部分)采取"七步程序法"展开,即明确目标、寻找思路、形成思路、思路具化、方案实施、思路提炼、思路迁移。

　　第三,从项目内容的框架看,本书中每一个项目的框架都包括学习目标、项目导引、项目任务、项目活动、学习评价等。

　　第四,从项目的栏目设置看,本书设置了【交流研讨】【方法导引】【头脑风暴】【资料卡片】【拓宽视野】【材料分析】【实验探究】【展示交流】【信息检索】等栏目。其中【方法导引】

主要从学科本体的视角对项目的展开和推进提供方法论的指导。部分【资料卡片】和【拓宽视野】栏目内容设计成二维码,学生通过扫码即可获得相关信息。这样不仅可减少书的篇幅,还可以增大书的容量。

第五,从解决问题的过程看,本书中的每一个项目及项目中的任务,都提供了一般性问题和领域性问题解决的一般思路,要求学生根据提供的一般思路进行任务规划,如解决描述现象类问题的一般思路、解决麻烦类问题的一般思路、解决产品设计类问题的一般思路、解决建立规律类问题的一般思路、解决有机合成类问题的一般思路等。

第六,从"教学评一体化"看,本书非常关注对学生的项目学习评价。项目学习评价主要从3个维度展开。一是项目学习的成果交流。学生通过项目学习后制作一个产品,写一份调查报告或一篇小论文等。二是项目学习的过程评价。设置【交流研讨】【方法导引】等栏目,对学生进行项目学习的效果和能力发展进行诊断。过程评价主要是教师根据学生在项目活动中的表现进行评价。三是自我评价。学生根据每个项目需要重点发展的学生核心素养指标体系进行对照,自我诊断项目学习后素养的达成度。

第七,从问题解决的科学性看,书中每一个项目在达成目标时,都采用了科学的研究方法进行实验探究——利用正交试验探索不同因素对某一变量的协同影响。

从总体上讲,本书内容翔实,能够回应"培养什么样的人""怎样培养人""培养得怎么样"的问题,能够将立德树人、培养学生核心素养的目标融入其中,它既可作为普通高中学生的选修课程,也可作为高校师范生的选修课程。

本书共 12 个项目,涉及饮料制作安全、传统米酒和高粱呷酒制作、果蔬加工或烹饪安全、食物保存安全、乳制品加工安全等内容。霍本斌、吴小华、罗念、颜台宇、焦彦波、张强等参与了本书的开发与编写工作,其中:吴小华撰写了项目 4 和项目 6;罗念撰写了项目 11 和项目 12;焦彦波撰写了项目 9 任务 2;张强撰写了项目 10 的部分内容;其他项目或项目任务均由霍本斌撰写。霍本斌还负责了本书的框架体系架构和统筹、校稿等工作。本书的出版还得到了重庆市教育委员会、重庆市渝北区教育委员会、重庆市渝北区科学技术局的经费支持。在此,向所有对项目课程开发给予支持和帮助的各位领导、专家、学者以及同仁,一并表示感谢。

由于编者能力有限,书中难免会出现一些疏漏,敬请有关专家、学者批评、指正,以利本书的进一步完善。

编 者

2022 年

目　录

项目 1 酿造果酒、果醋

学习目标

1.学生通过对果酒、果醋酿造过程中杂菌污染的消除,让酵母、醋酸杆菌等有益菌成为优势菌的影响因素的寻找,意识到微生物最适的生长、繁殖条件通常是发酵工业进行果酒、果醋发酵时所需要的控制条件;让学生认识微生物在发酵工业中所起的作用。

2.学生通过单因素实验的研究图像获取果酒、果醋的酿造条件,了解如何分析单因素实验图像并找到相应的最佳工艺条件,初步认识控制变量思想在定量研究外界条件对反应体系的影响中的重要意义;同时培养学生的信息分析、处理能力。

3.学生通过正交实验研究不同因素对果酒、果醋品质的影响,懂得如何设计正交水平和因素、正交实验以及进行科学分析,寻找影响因素的主次因素和获取最佳的酿造工艺。让学生真正理解正交实验在科学研究中的重要意义,培养学生具有良好的科研能力。

项目导引

果醋是利用微生物在厌氧条件下,通过酒精发酵、醋酸发酵制得的一类特殊调味食品[1]。在发酵过程中,微生物先将水果中的大部分糖转化为有机酸,保留原有水果中的各类氨基酸、维生素、矿物质等营养物质。可见,果醋的酿造离不开微生物的作用。

本项目通过利用水果酿造果酒、果醋,让学生领略我国传统酿造工艺的魅力,感受果酒、果醋的酿造设计过程,掌握解决产品设计类问题的一般思路,从而培养学生的产品设计能力和实验探究能力。

【交流研讨】

1.如果你是一名果酒酿造师,在酿造果酒时你将面临的问题是什么? 解决这类问题的任务类型是什么?

2.结合解决产品设计类问题的一般思路,对果醋的酿造进行初步的任务规划,并将任务规划的要点填写在【方法导引】中相应的空白处。

[1] 位璐璐,徐丽萍,王清莲,等.我国果醋工艺的研究现状及发展前景[J].现代食品,2020(24):106-108.

【方法导引】

解决产品设计类问题的一般思路

解决产品设计类问题的一般思路	第一步:明确目标	第二步:目标拆解、要素分析	第三步:概念设计	第四步:精细、具体设计	第五步:权衡、优化统整	第六步:循环、重复设计	第七步:反思、提炼问题解决的关键策略
任务规划要点							

利用水果酿造果醋前,需要弄清果醋的酿造过程及利用的微生物,这是果醋酿造需要解决的核心问题。在明确了果醋酿造时要达到的总目标之后,接下来探讨如何将目标进行拆解,形成不同的子目标。

【交流研讨】

果醋的酿造可以拆解为几个核心环节? 每个环节所要达成的目标是什么?

果醋的酿造从时间关系,可划分为两个核心环节:一是酒精发酵,利用酵母的无氧呼吸,将水果中的糖类物质转化为酒精。二是醋酸发酵,利用醋酸杆菌的有氧呼吸将果酒转化为果醋(即乙酸)。酒精发酵和醋酸发酵在时间关系或逻辑关系上具有先后关系。果醋酿造的质量取决于酒精发酵和醋酸发酵两个关键环节。接下来,将围绕酒精发酵和醋酸发酵两个过程展开酿造果醋的产品设计。

任务1　利用水果酿造果酒

果酒是以新鲜水果或果汁为原料,经全部或部分发酵而得到的低度饮料酒,酒精度通常在 $8\% \sim 12\% \mathrm{vol}$[1]。根据酿造果酒的原料不同,果酒可分为浆果类、仁果类、核果类、柑橘类、热带水果类、瓜果类、混合类等;根据果酒中的含糖量不同,分为干型果酒、半干型果酒、半甜型果酒和甜型果酒;根据酿造方法不同,分为发酵型果酒、蒸馏型果酒和配制型果酒。果酒的分类如图1.1所示。无论是何种果酒,都需要经历下列酿造过程:原料选择→原料预处理→发酵→测定→配制→贮存→装瓶。

【信息检索】

利用搜索引擎、中国知网或万方数据库等检索果酒的相关知识,并针对下列问题进行知识整理,然后在小组内交流。

[1] 覃瑶,吴波,秦晗,等.我国果酒发展及研究现状[J].中国酿造,2020,39(9):1-6.

1.了解果酒的营养成分及保健功能,并绘制思维导图。

2.果酒酿造过程需要什么样的微生物? 它的代谢过程及呼吸作用应该如何表达?

3.果酒酿造过程需要解决的核心问题是什么?

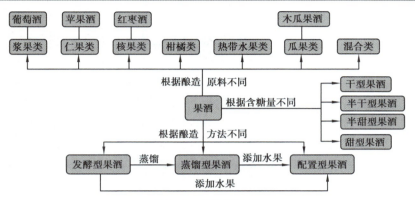

图1.1　果酒的分类

果酒的主要成分除乙醇外,还含有糖分、氨基酸、有机酸、维生素、矿物质[1]以及花色素和酚类营养物质[2]。适量饮用果酒,不但可以促进血液循环和新陈代谢、软化血管、激发肝功能、增加机体免疫能力,还具有抗氧化、抗衰老、调节情绪的功效[3]。

酵母是果酒酿造最常用的微生物,它是一种兼性厌氧型微生物。在有氧条件下,酵母通过有氧呼吸将水果中的葡萄糖($C_6H_{12}O_6$)转化为 CO_2、H_2O 的同时向外界释放能量,即 $C_6H_{12}O_6+6O_2+6H_2O \xrightarrow{酶} 6CO_2+12H_2O+能量$。在无氧条件下,水果中的糖类物质则发生下列转化:

$$C_6H_{12}O_6 \xrightarrow{糖酵解} CH_3\overset{O}{\underset{}{C}}COOH \xrightarrow{丙酮酸脱羧酶} \begin{cases} CH_3CHO \xrightarrow{乙醇脱氢酶} CH_3CH_2OH \\ CO_2 \end{cases}$$

葡萄糖　　　　　　　丙酮酸

该过程的总反应可表示为: $C_6H_{12}O_6 \xrightarrow{酒化酶} 2C_2H_5OH+2CO_2+能量$。由此可见,让酵母发生无氧呼吸是制备果酒时需要解决的关键性问题。

【头脑风暴】

根据果酒的酿造原理,要酿造出品质优良的果酒,需要解决哪些方面的问题? 谈谈你判断的理由。

[1] 贾凌杉,贾文沁,杜彬,等.低度欧李发酵果酒的酿造和营养成分分析[J].食品工业,2011,32(5):68-70.

[2] 朱克永.猕猴桃发酵果酒的酿造和营养成分分析[J].食品研究与开发,2017,38(8):92-95.

[3] 丁莹,李亚辉,蒲青,等.我国果酒行业发展现状及前景分析[J].酿酒科技,2019(4):104-107.

果酒的酿造过程实质上是水果中的葡萄糖在酵母作用下转化为酒精的过程。该过程需要解决两方面的问题：一是让酵母成为优势菌，大量繁殖；同时抑制杂菌，避免杂菌污染。二是无氧发酵。

【交流研讨】

1. 在发酵过程中，可以通过何种途径实现酵母大量繁殖和消除杂菌影响？
2. 怎样操作才能使发酵过程变成无氧发酵？

要使酵母变成优势菌、杂菌变成劣势菌，既可借鉴传统的酿造技术，也可通过实验优化的方式来解决。至于构建无氧环境，只需使用可以密封的容器即可。接下来，继续探讨果酒发酵的具体操作。

【头脑风暴】

在发酵过程中，应该采取何种措施使酵母大量繁殖和消除杂菌影响？

酵母和杂菌存在于水果表面。无论是酵母还是杂菌，都有其适宜生存的环境。具体包括繁殖的最适温度、适宜的酸碱性环境等。酵母最适繁殖温度为 20 ℃，最适生长温度为 18 ~ 25 ℃。酵母能在 pH = 4.0 ~ 4.5 的酸性环境中健康生长、繁殖，当 pH 低于 2.5 或高于 8.0 时，酵母就会失去活性；对杂菌而言，pH = 5.0 是其活性的起点，pH ≤ 4.5 时，杂菌能够很好地被抑制。发酵过程中应如何消除杂菌对果酒的影响，除了保持发酵容器清洁，还应注意保持水果的洁净。要保持水果洁净就必须在发酵前对水果进行清洗，如果清洗方式不当，就会造成水果表面的酵母大量流失。因此，建议采用淋洗，切忌擦洗。此外，为了使酵母在发酵初期能够成为优势菌种，可在发酵时接种酵母和添加一定量的糖，因为糖能够为酵母的生长、繁殖提供营养。

此外，在果酒发酵时为了消除杂菌影响并使酵母成为优势菌，还应控制好发酵温度、发酵体系的初始 pH 值、酵母接种量、蔗糖添加量、发酵时间等外界条件。如何控制这些外界条件，获得理想的果酒，需要通过控制变量的实验方式获取。

【材料分析】

材料 1：研究人员[1]以桑葚为原料酿造果酒，为了提高果酒品质，通过单因素实验研究了温度、糖度、酵母接种量、pH 四个因素对桑葚酒中挥发性酸和酒精度的影响，得到了如图 1.2—图 1.5 所示的曲线。

---

[1] 张晶，左勇，谢光杰，等. 发酵条件对桑葚果酒中挥发酸的影响[J]. 食品工业科技，2018，39(1)：117-121.

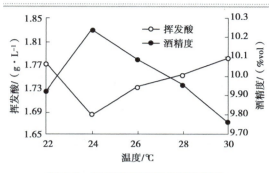

图1.2　温度对桑葚酒中挥发酸和酒精度的影响

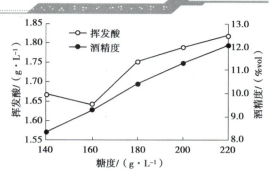

图1.3　糖度对桑葚酒中挥发酸和酒精度的影响

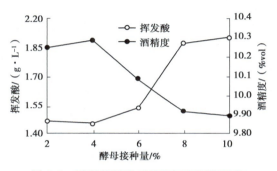

图1.4　酵母接种量对桑葚酒中挥发酸和酒精度的影响

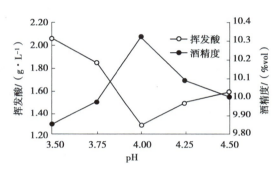

图1.5　pH对桑葚酒中挥发酸和酒精度的影响

材料2:研究人员[1]以新鲜沙果为原料,围绕发酵温度、发酵时间、初始糖度、初始pH等对果酒品质的影响进行了单因素实验,分别测定果酒中的酒精度和对果酒进行感官评分。得到如图1.6—图1.9所示的曲线。

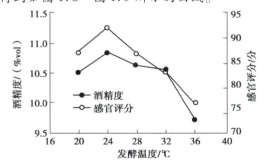

图1.6　发酵温度对果酒品质的影响

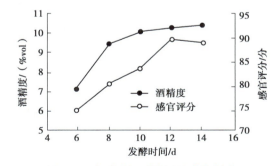

图1.7　发酵时间对果酒品质的影响

[1]　于斌,陈娟,张世鹏,等.沙果果酒发酵工艺优化及抗氧化活性的研究[J].中国酿造,2020,39(1):142-145.

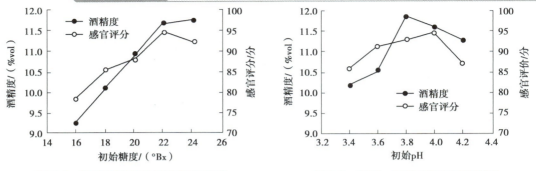

图 1.8 初始糖度对果酒品质的影响　　　　图 1.9 初始 pH 对果酒品质的影响

阅读材料 1 和材料 2,回答下列问题:

1.基于单因素实验,桑葚酒和沙果果酒发酵的最佳实验条件分别是什么? 阐述你判断的理由。

2.对比材料 1 和材料 2 中图像所呈现的规律,你能从中得出什么结论?

　　利用不同水果发酵制备果酒,制备的最佳工艺条件略有不同。但发酵液中的酵母接种量、糖添加量、发酵温度、初始 pH、发酵时间等都会对果酒的品质产生影响。基于单因素实验获取的最佳工艺条件并非果酒发酵的最佳条件,为了使果酒发酵达到理想状态,还需要进一步探索酵母接种量、初始糖度、发酵温度、初始 pH、发酵时间 5 个因素相互协同作用对果酒品质的影响。

【实验探究】

实验目的:探究在初始糖度、初始 pH、酵母接种量、发酵温度和发酵时间等因素协同作用下对桑葚酒品质的影响。

原料或试剂:桑葚、白砂糖、酿酒酵母、矿泉水、蒸馏水、单宁(食品级)。

仪器:果酒酿造简易装置、恒温水浴加热装置、分析天平、果酒酒精度测定仪。

实验方案设计与实施:

第一步:设计正交实验的正交因素与水平(表 1.1)。

表 1.1　酒精发酵的正交实验因素和水平表

水平	A. 发酵温度/℃	B. 发酵时间/d	C. 初始 pH	D. 初始糖度/(°Bx)	E. 酵母接种量/%
1	22	10	3.8	20	2
2	24	12	4.2	22	4
3	26	14	4.4	24	6
4	28	16	4.5	26	8

第二:设计正交实验 $L_{16}(4^5)$ 的实验组(表 1.2)。

表1.2　酒精发酵的正交实验及结果处理

实验序号	A	B	C	D	E	酒精度/(%vol)	感官评分/分
1	1	1	1	1	1		
2	1	2	3	4	2		
3	1	3	4	2	3		
4	1	4	2	3	4		
5	2	1	4	3	2		
6	2	2	2	2	1		
7	2	3	1	4	4		
8	2	4	3	1	3		
9	3	1	2	4	3		
10	3	2	4	1	4		
11	3	3	3	3	1		
12	3	4	1	2	2		
13	4	1	3	2	4		
14	4	2	1	3	3		
15	4	3	2	1	2		
16	4	4	4	4	1		
酒精度/%vol	均值1						
	均值2						
	均值3						
	均值4						
	极值R						
感官评分/分	均值1						
	均值2						
	均值3						
	均值4						
	极值R						

　　第三步：分小组进行实验，制备桑葚酒，然后利用果酒酒精度测定仪测定果酒的酒精度；同时聘请10位专业人士对制得的果酒进行感官评分，取平均分为评价结果，评分标准见表1.3。所有测定结果一并记录在表1.2中。

表 1.3　果酒感官评价标准

色泽		气味		滋味		形态	
标准	得分/分	标准	得分/分	标准	得分/分	标准	得分/分
浅黄色、澄清透明	16～20	有浓郁的果香和醇厚的酒香,气味清新、无异味	21～30	滋味爽口、丰满,酒体柔和、带酸甜口感,无刺激性	31～40	酒体组分协调,无悬浮物或沉淀	9～10
微黄色,色泽稍暗淡	10～15	果香和酒香良好、无异味	11～20	滋味纯正良好、酸甜适当,余味稍淡	21～30	酒体稍浑浊,无明显悬浮物	6～8
色泽较暗,有悬浮物或沉淀	0～9	果香和酒香较少或有异味	0～10	滋味不协调,酸、涩、苦	0～20	酒体浑浊,有沉淀或杂质	0～5

第四步:对实验结果进行数据处理,处理结果记入表 1.2 中。

问题与讨论:

1. 根据表 1.2 的实验结果,你认为影响桑葚酒酿造的主次因素分别是什么?

2. 桑葚酒发酵的最佳组合是什么? 对应的最佳发酵工艺条件是什么?

【方法导引】

利用果酒酒精度测定仪测定果酒中的酒精度

果酒酒精度测定仪的使用方法是先打开盖板,用软布仔细擦净检测棱镜。取待测溶液数滴,置于检测棱镜上,轻轻合上盖板,避免气泡产生,使溶液遍布棱镜表面。将仪器进光板对准光源或明亮处,眼睛通过目镜观察视场,转动目镜调节手轮,使视场的蓝白分界线清晰,分界线的刻度值即为溶液的浓度。果酒酒精度测定仪的测量范围为 0～80%,最小刻度为 1%。

果酒酒精度测定仪的基本结构如图 1.10 所示。

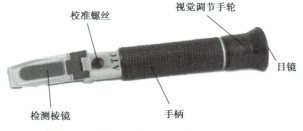

图 1.10　果酒酒精度测定仪的基本结构

结合极值 R 的数值大小可知,影响桑葚酒酿造的主次因素为:初始 pH>初始糖度>发酵温度>酵母接种量>发酵时间。最优的实验组合为 $A_4B_2C_2D_2E_2$,据此得出果酒酿造的最佳工艺条件为:发酵时间 12 d、发酵温度 28 ℃、初始糖度 22 °Bx、初始 pH 4.2、酵母接种量 4%。

【总结提炼】

请结合果酒酿造过程的探讨,总结、提炼果酒酿造应采取的关键策略。

通过果酒酿造过程的项目学习,可以得出果酒酿造过程设计的关键策略:一是选择合适的微生物——酿酒酵母,根据酿酒酵母生长繁殖的适宜条件确定酒精发酵需要优化的工艺条件。二是构造无氧呼吸环境,采用密封发酵。

【拓宽视野】

扫描下面左侧二维码,可查阅"蒸馏法测定果酒的酒精度"的操作步骤,扫描下面右侧二维码,可查阅"酒精度、质量分数与密度对照表"。

蒸馏法测定果酒的酒精度　　　　酒精度、质量分数与密度对照表

任务2　由果酒酿造果醋

通过任务1活动的研讨,完成了果酒酿造的产品设计,这为进入醋酸发酵环节的设计提供了理论基础。接下来,继续按照解决产品设计类问题的一般思路对醋酸发酵获取醋酸进行具体的设计。

【交流研讨】

1.由果酒制备果醋的基本原理是什么?如何利用化学方程式来表达?

2.由果酒制备果醋的关键技术是什么?

果醋的酿造过程是在氧气和醋酸杆菌的共同作用下,将葡萄糖(或低聚糖)、乙醇转化为乙酸。当糖源和氧气均充足时,葡萄糖就能在酶的作用下直接转化为乙酸。即 $C_6H_{12}O_6 \xrightarrow{\text{酶}} 3CH_3COOH$;当糖源缺少、氧气充足时,在酶的作用下可先将乙醇转化乙醛、乙醛再转化为乙酸,即 $2C_2H_5OH+O_2 \xrightarrow{\text{酶}} 2CH_3CHO+2H_2O$,$2CH_3CHO+O_2 \xrightarrow{\text{酶}} 2CH_3COOH$。无论是何种情况,转化过程所需要的各种酶均来自接种的醋酸杆菌。

厘清果醋发酵的原理之后,接下来探寻醋酸发酵的条件和如何优化醋酸的发酵工艺。

【交流研讨】

1. 从糖源的角度,应如何选择原料?

2. 要确保醋酸发酵产生乙酸,可以通过哪些途径来保证所需的氧气充足?

3. 醋酸杆菌是果醋酿造所需的常用微生物。哪些因素可能会影响醋酸杆菌的正常生长、繁殖?

为了使醋酸发酵成功,必须保障醋酸杆菌的正常生长、繁殖。要达到这一目的,可以从以下3个方面入手:一是为醋酸杆菌的正常生长提供充足的营养物质和能源物质。为此可在醋酸发酵时添加适量的糖类物质,如红糖、白砂糖等。二是接种醋酸杆菌,使醋酸杆菌在醋酸发酵时成为优势菌。三是为醋酸杆菌的生长、繁殖提供适宜的环境,具体措施如下。

(1)向发酵体系中通入足量的氧气,排出产生的二氧化碳,使醋酸发酵处于有氧环境中。醋酸杆菌是好氧菌,在醋酸发酵时应不断通入氧气,并且使氧气与醋酸杆菌充分接触。为了保障发酵装置中氧气量充足,一方面,发酵装置中果酒的量不宜太多;另一方面,可对发酵装置进行改进,在密封盖加装单向阀和氧气进入管,单向阀是将装置内的气体排出。

(2)控制醋酸发酵温度,使发酵温度处于醋酸杆菌的最适温度范围之内。

(3)控制发酵体系的初始 pH 在醋酸杆菌的最适 pH 范围内。

(4)控制果酒中的酒精度。

【资料卡片】

果醋酿造工艺的对比如表1.4所示。

表1.4 果醋酿造工艺的对比

酿造工艺	液态发酵法	固态发酵法	固液结合发酵法
主要特点	方便操作管理,可规模化、标准化生产,能够提高原料、酒精等的利用率和转酸率	接种酵母和醋酸杆菌发酵,存在耗时长、产率低、劳动量大等缺陷	能够提高原料利用率、酒精发酵率及碳水化合物利用率
产品特点	口感独特、清澈透亮、酸甜可口、色泽良好	口感醇厚、色泽深沉、香气浓郁	成品风味层次单一、口感不及液态或固态发酵

理论的推导和实践的检验才能使结果更加可靠。接下来,我们通过实验来探索控制醋酸杆菌生长、繁殖的最佳生长条件,从而获取醋酸发酵的最佳生产工艺。

【材料分析】

某研究团队[1]利用桑葚发酵制备果醋。为了优化醋酸发酵阶段的产酸效果,该团队通过单因素实验研究了不同初始酒精度、醋酸杆菌接种量、发酵温度、发酵液初始pH、发酵装置装液量、冰醋酸添加量等对醋酸发酵产酸量的影响,得到了如图1.11—图1.16所示的变化关系曲线。请结合材料中呈现的信息总结各个因素对醋酸发酵的影响规律及最佳条件。

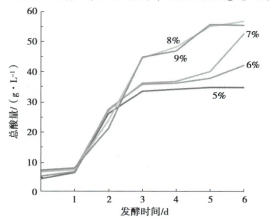

图1.11　不同初始酒精度对总酸产量的影响

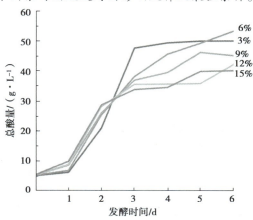

图1.12　醋酸杆菌接种量对总酸产量的影响

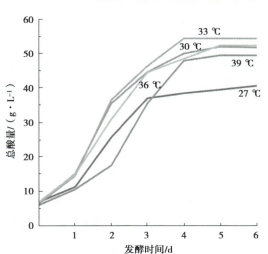

图1.13　发酵温度对总酸产量的影响

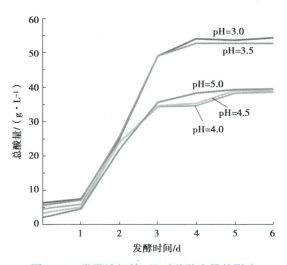

图1.14　发酵液初始pH对总酸产量的影响

[1]　吴婧婧,梁贵秋,陆春霞,等.不同发酵条件对桑果醋产酸量的影响[J].现代农业科技,2012(23):284-285.

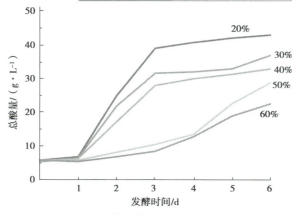

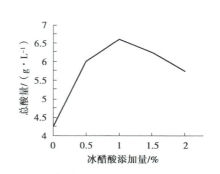

图 1.15　发酵装置装液量对总酸产量的影响　　图 1.16　冰醋酸添加量对总酸产量的影响

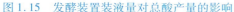

研究表明:醋酸发酵阶段产酸量受环境因素影响较大,尤其是受温度的影响较为显著。从发酵温度对醋酸发酵产酸量的影响来看,醋酸发酵产酸的适宜温度在 30～36 ℃,而最佳的产酸温度为 33 ℃。从初始酒精度对醋酸发酵产酸量的影响来看,酒精度在 7%～9%比较适宜,其中酒精度在 8%时产酸量最多。从醋酸杆菌接种量对醋酸发酵产酸量的影响来看,接种量与发酵速率成正相关,接种量越大,发酵速率越快;但接种量过大也会影响醋酸发酵产酸[1]。接种量在 3%～9%时醋酸发酵的效果较好,其中接种量在 6%时发酵效果最佳。从发酵液初始 pH 对醋酸发酵产酸量的影响来看,最适宜的 pH 值为 3.0～3.5,其中 pH=3.0时产酸量最多。从冰醋酸添加量对醋酸发酵产酸量的影响来看,醋酸的添加量为 1%时产酸量最多。从发酵装置的装液量对醋酸发酵产酸量的影响来看,装液量越多,越不利于醋酸发酵产酸;20%的装液量是醋酸发酵效果最佳的用量。这是由于装液量越少,装置内的空气就越多,提供给醋酸杆菌进行有氧呼吸的氧气量越多,发酵就越充分。

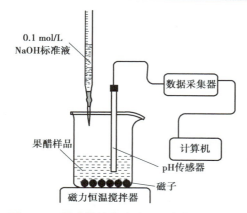

图 1.17　果醋样品中总酸量测定装置示意图

【方法导引】
果醋中总酸量的测定方法

样品制备:用移液管吸取桑葚醋样品 10 mL,置于 100 mL 容量瓶中,加水稀释至刻度,定容、摇匀即得待测样品试液。

样品滴定:用移液管移取果醋样品液 25 mL于烧杯中,将烧杯放到磁力恒温搅拌器上。将 pH传感器放入烧杯中的适当位置,并接上数据采集器、计算机,如图 1.17 所示。打开相应软件,然后用 0.1 mol/L NaOH 标准液进行滴定,测量滴入

[1]　薄颖颖,施新琴,朱琳,等.影响桑葚果醋发酵酸度及品质因素的研究[J].北方蚕业,2019,40(1):21-24,42.

NaOH 溶液的体积与溶液的 pH 值,直到滴定到达终点(pH = 8.3±0.1)。记录此时消耗的 NaOH 溶液的体积 V_1 mL。

空白实验:用水代替果醋样品液,按滴定步骤操作,测定达到终点时消耗的 0.1 mol/L NaOH 标准液的体积 V_0 mL。

计算果醋样品中的总酸量:总酸以每 100 mL 样品中醋酸的质量表示(以醋酸计,g/100 mL),计算公式为

$$c(\text{总酸}) = \dfrac{c(\text{NaOH}) \times (V_1 - V_0) \times K}{\dfrac{V \times M}{100}} \times 100$$

式中　V——滴定时取用体积,mL;

　　　M——样品质量或体积,g 或 mL;

　　　K——换算为适当酸的系数,用乙酸表示,$K = 0.060$。

科学的结论需要科学的研究方法。基于单因素实验获取的醋酸发酵最佳工艺,其结果的可靠性是值得商榷的。但是单因素实验却是进行正交实验或响应面实验设计以获取更可靠的科学结论的理论基础。接下来,让我们一道共同设计醋醋发酵的正交实验因素和水平,建立正交实验表,以探索初始酒精度、醋酸杆菌接种量、发酵装置装液量、初始 pH、发酵温度等因素相互协同作用对醋酸发酵的影响。

【实验探究】

实验目的:探究在初始酒精度、醋酸杆菌接种量、发酵装置装液量、初始 pH、发酵温度等因素协同作用下对醋酸发酵的影响。

原料或试剂:桑葚酒、冰醋酸、醋酸杆菌、0.1 mol/L NaOH 标准溶液等。

仪器:果酒果醋发酵装置(图 1.18)、MYP11-2 恒温磁力搅拌器(图 1.19)、铁架台、滴定管夹、100 mL 容量瓶、2 mL 移液管、50 mL 碱式滴定管、50 mL 小烧杯、pH 传感器、计算机等。

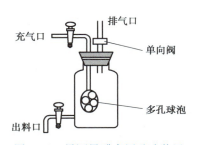

图 1.18　果酒果醋家用酿造装置

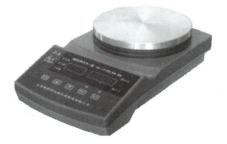

图 1.19　MYP11-2 恒温磁力搅拌器

实验方案设计与实施:

第一步:设计醋酸发酵正交实验的因素和水平(表 1.5)。

表 1.5　醋酸发酵正交实验因素和水平表

水平	A. 发酵温度/℃	B. 酒精度/%	C. 初始 pH	D. 醋酸杆菌接种量/%	E. 发酵装置装液量/%
1	29	5	2.8	6	15
2	31	6	3.0	7	20
3	33	7	3.2	8	25
4	35	8	3.4	9	30

第二:设计正交实验 $L_{16}(4^5)$ 的实验组(表 1.6)。

表 1.6　醋酸发酵的正交实验及结果处理

实验序号	A	B	C	D	E	总酸量/$(g \cdot L^{-1})$	感官评分/分
1	1	1	1	1	1		
2	1	2	3	4	2		
3	1	3	4	2	3		
4	1	4	2	3	4		
5	2	1	4	3	2		
6	2	2	2	2	1		
7	2	3	1	4	4		
8	2	4	3	1	3		
9	3	1	2	4	3		
10	3	2	4	1	4		
11	3	3	3	3	1		
12	3	4	1	2	2		
13	4	1	3	2	4		
14	4	2	1	3	3		
15	4	3	2	1	2		
16	4	4	4	4	1		
总酸量/$(g \cdot L^{-1})$ 均值1							
均值2							
均值3							
均值4							
极值 R							

实验序号		A	B	C	D	E	总酸量/(g·L^{-1})	感官评分/分
感官评分/分	均值1							
	均值2							
	均值3							
	均值4							
	极值R							

第三步:分小组进行实验,利用桑葚酒制备桑葚果醋,并测定其中的总酸含量。同时聘请10位专业人士对各小组制备的果醋进行感官评分,取其平均值为评价结果。测定结果和感官评分一并记录于表1.6中。

第四步:对实验结果进行数据处理,处理结果记入表1.6中。

问题与讨论:

1. 根据表1.6的实验结果,你认为影响醋酸发酵的主次因素分别是什么?

2. 通过醋酸发酵获取优质果醋的最佳组合是什么?对应的最佳发酵工艺条件是什么?

实验研究表明,影响醋酸发酵的因素主次顺序为:醋酸杆菌接种量>初始pH(或冰醋酸添加量)>发酵温度>发酵装置的装液量>初始酒精度。优化后的最佳实验组合为$A_3B_4C_2D_1E_2$,即醋酸发酵的最佳工艺条件为:发酵温度33 ℃、初始酒精度8%、初始pH = 3.0、醋酸杆菌接种量6%、发酵装置的装液量20%。

【总结提炼】

请结合由果酒酿造果醋的探讨,总结提炼果醋发酵应采取的关键策略。

解决醋酸发酵制备果醋的关键策略有二:一是找到适合醋酸杆菌最适宜的生长和繁殖条件,并通过正交实验对果醋发酵工艺进行优化。二是采取有氧发酵,同时防止杂菌污染。

学习评价

【成果交流】

请选择提供的水果和酿酒酵母,选择合适的条件酿造果酒。选用的水果可以是一种、两种或两种以上。果酒酿造好后,与同学分享。提供的水果有火龙果、杨梅、芒果、蓝莓、柑橘。

【活动评价】

1. 项目通过设置【交流研讨】【信息检索】【头脑风暴】【材料分析】【资料卡片】等,不断了解学生通过自主学习和交流研讨获取知识或信息的能力、整合资源的能力和处理问题的能力。

2.项目通过设置【方法导引】,引导学生利用解决产品设计类问题的一般思路,进行果酒、果醋酿造的任务规划或借助提供的信息处理相关问题,以此了解学生的模型认知能力或运用已有的方法论解决实际问题的能力。

3.项目通过设置【实验探究】,引导学生探索不同因素对酒精发酵和醋酸发酵的协同影响,以了解学生的实验数据处理能力、筛选关键变量的能力以及通过实验数据获取最佳发酵工艺条件的能力。

4.项目通过设置【总结提炼】,了解学生通过解决问题、提炼关键策略的能力。

【自我评价】

本项目通过酿造果酒、果醋的探讨,重点发展学生模型认知与证据推理、科学探究与创新意识等方面的核心素养。评价要点如表1.7所示。

表1.7 关于学生模型认知与证据推理、科学探究与创新意识的评价要点

发展的核心素养		学业要求
模型认知与证据推理	能基于解决产品设计类问题的一般思路对果醋酿造中的酒精发酵和醋酸发酵分别进行任务规划;能够根据所提供的果酒、果醋的感官评分标准,对制得的果酒、果醋进行感官评分	1.能基于果酒、果醋的酿造原理,并结合酿造原理分析影响果酒、果醋发酵的影响因素; 2.能基于解决产品设计类问题的一般思路对果醋酿造过程中酒精发酵和醋酸发酵进行任务规划,并按照问题解决思路进行项目学习; 3.能运用正交实验研究不同因素对果酒、果醋品质的协同影响,找到关键证据,并得出结论
科学探究与创新意识	能基于图表信息分析影响酒精发酵和醋酸发酵的因素及变化规律;能以单因素实验为基础,通过正交实验探索不同因素协同作用对酒精发酵和醋酸发酵的影响,从而获得相应的最佳发酵工艺	

学习目标

1.学生通过研制一款红甜菜葡萄红枣复合果蔬汁饮料,体验产品从有到优的设计过程;初步掌握复合果蔬汁调配技能,能自主选择各种果蔬原料自制果蔬汁饮料。

2.学生通过设计单因素实验和正交实验,探索原料配比、加水量、加糖量、维生素 C 添加量等因素对红甜菜葡萄红枣复合果蔬汁饮料品质的影响,探索不同饮料稳定剂对果蔬汁饮料稳定性的影响等实验活动;初步掌握控制变量法、正交实验法等研究方法,并认识它们在解决现实问题中所起的作用。

项目导引

《果蔬汁类及其饮料》(GB/T 31121—2014)中对果蔬汁做了如下定义:"以水果或蔬菜为原料,采用物理方法(机械方法、水浸提等)制成的可发酵但未发酵的汁液、浆液制品;或在浓缩果蔬汁(浆)中加入其加工过程中除去的等量水分复原制成的汁液、浆液制品。"目前,市场上销售的果蔬汁饮料大体上可分为原果蔬汁、复合浓缩果蔬汁、果浆及果汁饮料、蔬菜汁饮料、复合果蔬汁饮料等五大类别[1]。原果蔬汁,又称为天然果蔬汁,是直接由新鲜水果和蔬菜榨取得到的原汁液。根据原汁液中是否含有果肉颗粒及杂质,原果蔬汁又分为混浊果蔬汁和澄清果蔬汁(或透明果蔬汁)。将果蔬汁或果蔬原浆进行浓缩脱水或干燥,即可得到复合浓缩果蔬汁。果浆及果汁饮料、蔬菜汁饮料和复合果蔬汁饮料还可以进一步细分为不同类别的饮料,如图 2.1 所示。复合果蔬汁饮料的营养价值极高,能满足不同人群的健康需求。复合果蔬汁饮料中的维生素不但可以清除体内的自由基起抗氧化作用,还可以增强抵抗力、延缓机体衰老、减肥和消除疲劳等[2];矿物元素则可以调节体内代谢平衡和维持体液酸碱平衡[3];具有抗氧化能力的多酚类物质(如花色苷、黄酮等)能够在一定程度上增强机体的免疫能力和延缓人体衰老[4];膳食纤维与脂肪酸发生反应可防止胆固醇生成,还可

[1] 周春丽,曾雪芳,胡雪雁,等.营养果蔬复合饮料的研究进展[J].食品研究与开发,2016,37(12):193-198.

[2] WEGENER J W,LÓPEZ-SÁNCHEZ P. Furan levels in fruit and vegetables juices, nutrition drinks and bakery products [J]. Analytica Chimica Acta,2010,672(1-2):55-60.

[3] MORIGUCHI S,TAKA T,YAMAMOTO Y,et al. Japanese vegetable juice, aojiru, and cellular immune response for health promotion[C]// Vegetables,Fruit,and Herbs in Health Promotion. Coordinating Research Council Press,2000,7(2):35-43.

[4] KIEFER I, PROCK P, LAWRENCE C,et al. Supplementation with mixed fruit and vegetable juice concentrates increased serum antioxidants and folate in healthy adults[J]. Journal of the American College of Nutrition,2004,23(3):205-211.

与胆酸结合一起排出体外,可以防止便秘、结肠炎、高血压和预防结肠癌[1];花青素等生物类黄酮与维生素C协同具有抗癌、抗病毒的功效,类黄酮具有降低胆固醇、软化血管、预防心血管疾病的功能[2]。从总体上讲,果蔬饮料具有四大功能:一是抗变异、抗氧化、延衰老;二是利于细胞增殖、促进抗体产生、增强人体免疫;三是阻碍紫外线及黑色素合成,起到美白作用;四是减肥、增强血管抵抗力、去除体内毒素[3]。由于受到多酚类物质、果胶、可溶性淀粉、蛋白质及细小颗粒的影响,复配果蔬汁饮料时极易出现褪色和沉淀现象,影响复合果蔬饮料的品质[4]。

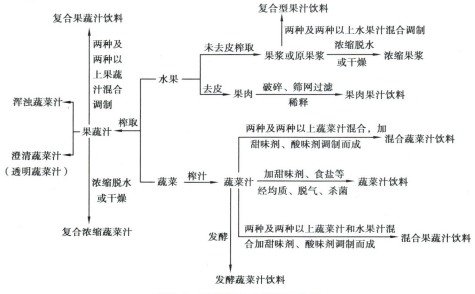

图2.1　果蔬饮料的制备与分类

　　复合果蔬汁饮料究竟该如何调配才能达到理想状态呢?本项目以研制一款红甜菜葡萄红枣复合果蔬汁饮料为目标,通过合理选择基底原料、优化复合果蔬汁饮料的调配工艺、优化果蔬汁饮料的稳定性等系列任务或活动,让学生懂得复合果蔬汁饮料的调配技巧,掌握产品由有到优的设计思路和问题解决策略。

【交流研讨】

　　1. 如果你是一名果蔬饮料调配员,现需要配制一款复合果蔬汁饮料。在配制这类饮料前,你需要解决的问题是什么?解决这类问题的任务类型属于何种类型?

　　[1] SHENOY S F,KAZAKS A G,HOLT R R,et al. The use of a commercial vegetable juice as a practical means to increase vegetable intake:a randomized controlled trial[J]. Nutrition Journal,2010,9(1):38-48.

　　[2] 王威.4种蔬菜和8种常用天然色素抗氧化活性的研究[J].天津师范大学学报(自然科学版),2004,24(1):24-26.

　　[3] 郭长江,韦京豫,杨继军,等.石榴汁与苹果汁改善老年人抗氧化功能的比较研究[J].营养学报,2007,29(3):292-294.

　　[4] 周春丽,曾雪芳,胡雪雁,等.营养果蔬复合饮料的研究进展[J].食品研究与开发,2016,37(12):193-198.

2.请根据解决产品设计类问题的一般思路,对配制复合果蔬汁饮料进行初步的任务规划,并将任务要点填写在下面【方法导引】中相应的空白处。

【方法导引】

解决产品设计类问题的一般思路

解决产品设计类问题的一般思路	第一步:明确目标	第二步:目标拆解、要素分析	第三步:概念设计	第四步:精细、具体设计	第五步:权衡、优化统整	第六步:循环、重复设计	第七步:反思、提炼问题解决的关键策略
任务规划要点							

根据复合果蔬汁饮料选择合适基底物质、优化饮料的调配工艺和选择合适的稳定剂是配制复合果蔬汁饮料时需要解决的问题。在明确配制复合果蔬汁饮料所要达成的产品目标后,接下来将对这一目标进行合理的拆解。

【交流研讨】

根据调配复合果蔬汁饮料的过程,可将调配过程划分为几个阶段?每个阶段应达成的目标是什么?每个目标之间的关系是什么?

复合果蔬汁饮料的调配可划分为3个阶段:第一阶段是选择合适的基底物质并将其榨汁,榨汁过程应避免营养损失和果蔬汁变质;第二阶段是优化复合果蔬汁饮料的调配工艺,使调配的饮料具有良好的口感和感官评价;第三阶段是选择合适的稳定剂,防止复合果蔬汁饮料发生沉淀等。这三个阶段应达成的子目标共同构成了调配复合果蔬汁饮料的总目标,这些子目标在逻辑上和时间上都具有一定的先后关系。将调配复合果蔬汁饮料的总体目标拆解为3个子目标后,接下来应对每个目标的实现进行具体设计。

任务1　合理选择基底原料并制备果蔬汁

【交流研讨】

1.怎样选择调配复合果蔬汁饮料所需要的原料?说出你选择的依据。

2.将未经任何处理的新鲜水果或蔬菜直接榨汁,会造成部分营养物质损失。榨汁过程造成损失的营养物质主要有哪些?解决这一问题的基本思路是什么?

3.榨取水果或蔬菜获取的果汁或蔬菜汁容易变质,应采取什么方式来解决这一问题?

复合果蔬汁饮料包括复合型果汁饮料和复合型果蔬汁饮料,是指由两种及两种以上的果汁(或两种及两种以上的果汁和蔬菜汁)按一定比例加入甜味剂、酸味剂、稳定剂等调制而成的饮料。这种调配的饮料能够为人体提供丰富的营养元素,而且更容易被人体吸收。它的营养价值取决于复合时所用的各种果汁、蔬菜汁的营养价值。因此,选择调配复合果蔬汁饮料所需的原料时,应根据所调配的复合果蔬汁饮料的主体功能或营养价值来确定,让所选原料制成的果汁或蔬菜汁的营养价值通过加合后能够实现人体所需营养物质的全覆盖,并且能够满足饮料的特殊性功能需求。例如配制以抗疲劳为主的复合果蔬汁饮料,应选择含多糖或葡萄糖含量高、乳蛋白肽含量高的果蔬作原料;配制以延缓人体衰老、提高人体免疫能力为主的复合果蔬汁饮料,应选择维生素、氨基酸、多酚类物质含量较高的果蔬作原料等。要了解常用制备果蔬饮料的原料及其营养价值可用手机微信扫描左侧的二维码。

常用制备果蔬饮料的原料及其营养价值

将水果或蔬菜进行榨汁时,榨汁机的刀片会全面破坏细胞结构,使细胞内的抗坏血酸氧化酶和维生素 C 混合发生氧化还原反应,破坏了维生素 C,造成维生素 C 流失。除维生素 C 流失外,果蔬汁中的类黄酮、花青素等也可能与多酚氧化酶、过氧化物酶等接触发生酶促反应而造成损失。要避免果蔬汁中的营养物质流失,应避免植物体细胞内含有的各种氧化酶与抗氧化物质接触而阻断氧化还原反应。

用于制作果蔬汁饮料的水果和蔬菜表面往往会附着一些微生物,如细菌(如乳酸菌、醋酸杆菌、酪酸菌等)、酵母、霉菌等。这些微生物的存在会加速果蔬汁饮料的变质。如乳酸菌能在 pH 3.5 以上的果蔬汁中利用有机酸生长,除产生乳酸、琥珀酸、二氧化碳外,还可以产生丁二酮、醋酸、乙偶姻,引起腐败;耐酸性极强的醋酸杆菌在 pH 低于 4.3 的果蔬汁中繁殖,产生挥发性酸臭或醋酸等;酪酸菌在 pH 高于 4.0 的果蔬汁中繁殖并产生酪酸等。作为存在于水果蔬菜表面的嗜冷性细菌——酵母,它可以将果蔬汁中的糖类物质(如葡萄糖)转化为乙醇。霉菌主要是在水果和蔬菜收获前感染,运输过程中一旦出现果蔬的果实发生破裂,就会迅速发霉;其中一些耐热性霉菌所产生的果胶酶、淀粉酶和蛋白酶等,会加速污染的产品发生酶裂变。由此可见,果蔬汁饮料的变质,都与微生物在其中生长、繁殖密不可分。因此,阻断微生物与果蔬汁的接触,是防止果蔬汁饮料变质的又一个关键因素。

【头脑风暴】

要使调配的果蔬汁饮料能够保持原有的营养物质不流失和果蔬汁不变质,应采取什么样的措施?

保持果蔬汁饮料中的营养物质不流失,核心问题是防止果蔬汁饮料中含有的抗氧化物(如花色苷、黄酮及类黄酮、维生素 C 等)与过氧化物酶(如 SOD 酶、多酚类氧化酶等)发生酶促反应。达成这一目标可采取的措施有:一是采取高温漂烫果蔬,使过氧化物酶发生变性而失活;二是将果蔬置于低温环境,使果蔬含有的过氧化物酶完全失活。

由于果蔬汁饮料变质的原因是与微生物接触而发生反应和酶促反应,因此,防止果蔬汁饮料变质需要控制微生物的活性和酶促反应的发生。

从控制微生物活性方面,可采取的措施主要有:

(1)对水果、蔬菜进行预处量。用清水擦洗水果或清洗蔬菜,可以去除水果、蔬菜表面的微生物;也可以直接将水果、蔬菜置于沸水中漂烫,杀死表面附着的微生物。

(2)控制果蔬的保存环境。微生物处于不适其生存的环境中(如低温、低pH或高温、高pH环境),从而使微生物停止生长或死亡。

(3)将制得的果蔬汁进行灭菌后密封保存等。

从阻断酶促反应方面,可以采取的措施有:

(1)对果蔬进行高温漂烫处理,使果蔬内含有的过氧化物酶变性而失去活性;

(2)加入抗过氧化物酶抑制剂,使果蔬内存在的过氧化物酶致钝。

综上所述,防止果蔬汁饮料变质和营养流失的措施有:

(1)高温漂烫;

(2)控制果蔬的保存条件(如温度);

(3)严格控制果蔬汁饮料的保存条件(含温度、pH);

(4)加入抗过氧化物酶抑制剂。

其中,高温漂烫是最佳的处理方式。

【资料卡片】

果蔬汁中的过氧化物酶活力的测定方法

将漂烫后的水果、蔬菜用榨汁机打浆、离心。取1 mL上层清液、4 mL 0.3%愈创木酚、5 mL H_2O_2溶液,混匀。在22~30 ℃条件下反应20 min,在470 nm处比色,测定吸光值。

理论的推导需要通过实验来论证,才能得知处理条件是否科学、合理。接下来,通过实验探究漂烫时间对果蔬汁饮料中过氧化物酶活力的影响。

【实验探究】

探究漂烫处理时间对红甜菜中过氧化物酶活力的影响

原料或试剂:红甜菜、0.3%愈创木酚、H_2O_2。

仪器设备:BJ-800A多功能粉碎机、ZZ102型多功能榨汁机、AX6222H/E型电子天平。

实验方案及实施:将红甜菜用清水清洗干净后沥干,再在沸水中分别漂烫10 s、20 s、30 s、40 s、50 s、60 s。然后从沸水中捞出,置榨汁机中榨汁。利用比色法分别测定红甜菜中过氧化物酶的活力。

实验数据与处理:在图2.2中绘制不同漂烫时间与红甜菜汁吸光度的影响曲线。

问题与讨论:

结合图2.2中所示的变化曲线,你能从中得出什么结论?

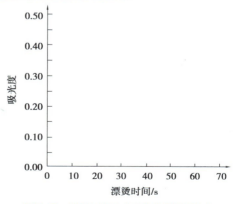

图2.2　漂烫时间对灭酶效果的影响

实验结果表明:随着漂烫时间的延长,过氧化物酶的钝化效果越好;在100 ℃沸水中漂烫50 s后,过氧化物酶已经被完全钝化,丧失活性。可见,在100 ℃沸水中漂烫50 s,可以防止果蔬汁饮料变质和果蔬中的营养物质流失。

任务2 优化复合果蔬汁饮料的调配工艺

【交流研讨】

1. 要调配红甜菜葡萄红枣复合果蔬汁饮料应通过什么样的方法才能使饮料的品质达到最佳?

2. 在调配红甜菜葡萄红枣复合果蔬汁饮料时,应考虑哪些因素会对该复合果蔬汁饮料的口味产生影响?

通过单因素实验和正交实验探讨外界条件对红甜菜葡萄红枣复合果蔬汁饮料风味的影响规律和最佳调配工艺,是调配复合果蔬汁饮料最常用的方法。由于不同的果蔬汁的风味不同,在利用不同的果汁或蔬菜汁来调配复合果蔬汁饮料时,各种果蔬汁的配比不同,最终得到的复合果蔬汁饮料的口感也会有所不同;对制得的复合果蔬汁饮料进行加水稀释时,稀释后的浓度不同,则饮料的口感也会有所差异。为了提高果蔬汁饮料的营养价值,在调配时也会向饮料中加入一定量的维生素C,由于维生素C是一种有机酸,其加入量的多少会影响饮料的酸碱度。此外,在调配复合果蔬汁饮料时,添加一定量的低聚糖(如白砂糖)或葡萄糖,可增加饮料的甜度,但加糖量的多少,会对饮料的口感产生影响,如果加入过多,就会使甜味掩盖饮料的其他口味;加入过少,则达不到所需的饮料品质。因此,在调配复合果蔬汁饮料时,应综合考虑原料配比、加水量、加糖量、维生素C添加量等因素对饮料品质的影响。

【材料分析】

某研究团队针对原料配比、加水量、加糖量、维生素C添加量对红甜菜葡萄红枣复合果蔬汁饮料品质的影响进行了单因素实验,得到如图2.3—图2.6所示的影响曲线。请结合图中曲线的变化规律,判断调配红甜菜葡萄红枣复合果蔬汁饮料的最佳工艺条件。

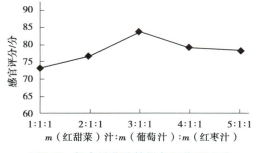

图2.3 复合果蔬汁饮料各组分配比对饮料品质的影响

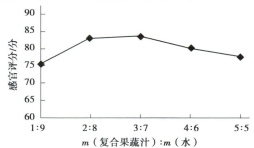

图2.4 复合果蔬汁与水配比对饮料品质的影响

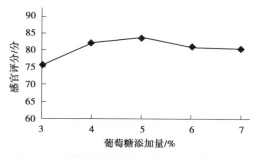

图2.5　葡萄糖添加量比对饮料品质的影响

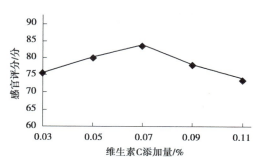

图2.6　维生素C添加量对饮料品质的影响

单因素实验研究表明:调配红甜菜葡萄红枣复合果蔬汁饮料的最佳工艺条件是原料配比 m(红甜菜汁): m(葡萄汁): m(红枣汁)=3:1:1、m(复合果蔬汁): m(水)=3:7、葡萄糖添加量为5%、维生素C添加量为0.07%。虽然单因素实验的取点相对较窄,通过单因素实验得到的结果其可靠性和信度相对较差,但它是进行响应面实验设计或正交实验设计的基础。接下来,利用正交实验进一步探索原料各组分配比、复合果蔬汁与水的配比、葡萄糖添加量、维生素C添加量4个因素协同作用对调配红甜菜葡萄红枣复合果蔬汁饮料品质的影响。

【实验探究】探究在原料各组分配比、复合果蔬汁与水配比、葡萄糖添加量、维生素C添加量等因素协同作用下,对红甜菜葡萄红枣复合果蔬汁饮料的影响。

原料或试剂:新鲜的红甜菜汁、新鲜的葡萄汁、新鲜的红枣汁、葡萄糖(食品级)、维生素C(食品级)、蒸馏水等。

仪器试剂:电子天平、饮料玻璃杯、量杯、玻璃棒等。

实验方案及实施:

第一步:设计调配红甜菜葡萄红枣复合果蔬汁饮料的正交实验因素和水平(表2.1)。

表2.1　调配红甜菜葡萄红枣复合果蔬汁饮料的正交实验因素和水平表

水平	A.红甜菜汁:葡萄汁:红枣汁配比	B.复合果蔬汁:红枣汁配比	C.葡萄糖添加量/%	D.维生素C添加量/%
1	2:1:1	2:8	4.0	0.05
2	3:1:1	3:7	5.0	0.07
3	4:1:1	4:6	6.0	0.09

第二:设计正交实验 $L_9(3^4)$ 的实验组(表2.2)。

表 2.2　调配红甜菜葡萄红枣复合果蔬汁饮料的正交实验及结果处理

实验序号		A	B	C	D	感官评分/分
1		1	1	1	1	
2		1	2	2	2	
3		1	3	3	3	
4		2	1	3	2	
5		2	2	1	3	
6		2	3	2	1	
7		3	1	2	3	
8		3	2	3	1	
9		3	3	1	2	
感官评分/分	均值1					
	均值2					
	均值3					
	极值 R					

第二步:分小组进行红甜菜葡萄红枣复合果蔬汁饮料的调配,调配方案按指定实验条件进行。实验完毕后邀请 10 名行业专家对饮料的感官进行综合评价,评价标准如表 2.3 所示。将 10 名专家的评分取平均值作为最终的评价结果。将评价结果记录在表 2.2 中。

表 2.3　饮料感官评价标准

项目	评价标准	评分/分
状态(20分)	均匀一致	16~20
	有轻微分层和沉淀	11~15
	有分层和沉淀	6~10
	严重分层和沉淀	0~5
色泽(20分)	色泽明亮、均匀一致	16~20
	色泽灰暗、均匀一致	11~15
	色泽灰暗、比较均匀	6~10
	无色泽、不均匀	0~5
气味(30分)	具有浓郁的特有香气	26~30
	具有特有香气	21~25
	香气清淡	16~20
	无特有香气	0~15

项目	评价标准	评分/分
口感(30分)	酸甜适中、滋味可口	26～30
	无异味、滋味正常	21～25
	有异味	16～20
	有严重异味	0～15

第三步:对实验数据进行处理,处理结果记录在表2.2中。

问题与讨论:

1. 原料各组分配比、复合果蔬汁与水配比、葡萄糖添加量、维生素C添加量对饮料品质影响的主次顺序是什么?得出该结论的依据是什么?

2. 调配红甜菜葡萄红枣复合果蔬汁饮料的最优水平组合是什么?红甜菜葡萄红枣复合果蔬饮料的最佳配方是什么?

实验表明,影响红甜菜葡萄红枣复合果蔬汁饮料品质的主次因素顺序为:葡萄糖添加量（C）>复合果蔬汁与水配比（B）>维生素C添加量（D）>原料各组分配比（A）,最优水平组合为 $A_3B_2C_3D_2$,即红甜菜汁:葡萄汁:红枣汁配比为4:1:1,复合果蔬汁:水配比为3:7,葡萄糖添加量为6%,维生素C添加量为0.07%。

任务3　保持果蔬汁饮料的稳定性

【交流研讨】

1. 调配好的复合果蔬汁饮料容易出现沉淀现象,应通过什么途径来解决?

2. 常用的果蔬汁饮料稳定剂主要有哪些?它们各有何特点?

要防止果蔬汁饮料发生沉淀,可以向饮料中添加适量的稳定剂。稳定剂是保持饮料稳定的最关键性因素。不同的饮料所添加的稳定剂可能不同,但都是基于提高饮料的稳定性而采取的必要措施。饮料稳定剂通常由增稠剂和乳化剂两部分组成,增稠剂主要是提高饮料的浓度,使其具有足够的浮力来保持颗粒均匀悬浮[1];而乳化剂则是提高饮料中脂类物质的亲水性。将增稠剂和乳化剂复配使用,能够协同增效、改善风味和提高质量。

【方法导引】

果蔬汁饮料稳定性测定的方法

称取离心管质量后,取50 g果蔬汁饮料样品于离心管中,在25 ℃、4 000 r/min条件下

[1]　张哲,付柯,何舜.饮料稳定剂的研究现状及发展[J].杭州化工,2015,45(1):11-13,21.

离心一段时间。离心结束后去掉上层清液,然后倒立离心试管 5 min,擦拭干离心液体后,称量离心试管和沉淀物的质量。然后计算离心沉淀率,根据其大小判断果蔬汁饮料的稳定性。

$$离心沉淀率 = \frac{离心管和沉淀物的质量 - 离心管的质量}{样品质量} \times 100\%$$

接下来,将通过资料分析和实验探究等途径探讨维持果蔬汁饮料稳定性的最佳工艺条件。

【资料分析】

某研究团队对某种复合果蔬汁饮料进行了稳定剂复配单因素实验,实验条件和结果如表 2.4 所示。你能从表 2.4 中的数据和信息中得出什么结论?（注:稳定剂的量需要根据生产进行添加）

表 2.4　某种复合果蔬汁饮料中稳定剂复配单因素实验设计及其感官评价、沉淀率

序号	黄原胶/%	卡拉胶/%	CMC-Na/%	海藻酸钠/%	感官评价	沉淀率/%
1	0.050	0.050	0.050	0.050	略有分层,颗粒分布于表面,且样品过于黏稠	8.50
2	0.065	0.065	0.065	—	略有分层,颗粒分布基本均匀,且样品过于黏稠	4.54
3	0.065	0.065	—	0.065	略有分层,下部颗粒密度大于上部,且样品过于黏稠	6.82
4	0.065	—	0.065	0.065	略有分层,下部颗粒密度大于上部,且样品过于黏稠	6.54
5	—	0.065	0.065	0.065	明显分层,颗粒聚集下部,且样品过于黏稠	8.43
6	0.030	0.070	0.100		颗粒分布基本均匀,但样品稍黏稠	3.24
7	0.030	0.050	0.070		颗粒分布基本均匀,样品黏稠度适中	3.52
8	0.050	0.030	0.070		颗粒分布基本均匀,样品稍黏稠	3.64
9	0.070	0.050	0.030		颗粒分布基本均匀,样品稍黏稠	3.22

单因素实验表明:实验 7 的配方(即黄原胶 0.03%、卡拉胶 0.05%、CMC-Na 0.07%)是复合果蔬汁饮料稳定剂复配的较佳组合,在此条件下,悬浮物的稳定性较好且黏稠度适中。考虑到单因素实验的结果可靠性相对较差。为了提高实验结果的可靠性,还需要在单因素实验的基础上进行正交实验设计,进一步探索黄原胶、卡拉胶、CMC-Na 这 3 个因素相互协同作用对复合果蔬汁饮料稳定性的影响,才能获得复合果蔬饮料稳定剂复配的最佳配比。

【实验探究】

实验目的:探究黄原胶、卡拉胶、CMC-Na 等稳定剂复配对红甜菜葡萄红枣复合果蔬汁饮料稳定性的影响。

原料或试剂:事先调制好的红甜菜葡萄红枣复合果蔬汁饮料、黄原胶(食品级)、卡拉胶(食品级)、CMC-Na(食品级)等。

仪器:离心试管、精密电子天平(FA1104B)、台式高速离心机(TG16-WS)等。

实验方案及实施:

第一步:设计红甜菜葡萄红枣复合果蔬汁饮料的稳定剂复配正交实验因素和水平(表2.5)。

表2.5 红甜菜葡萄红枣复合果蔬汁饮料稳定剂复配的正交实验因素和水平表

水平	E. 黄原胶/%	F. 卡拉胶/%	G. CMC-Na/%
1	0.025	0.040	0.050
2	0.030	0.050	0.060
3	0.035	0.060	0.070

第二步:设计正交实验 $L_9(3^3)$ 的实验组(表2.6)。

表2.6 红甜菜葡萄红枣复合果蔬汁饮料稳定剂复配的正交实验及结果处理

实验序号	E	F	G	沉淀率/%	感官评分/分
1	1	1	1		
2	1	2	2		
3	1	3	3		
4	2	1	2		
5	2	2	3		
6	2	3	1		
7	3	1	3		
8	3	2	1		
9	3	3	2		
沉淀率/% 均值1					
均值2					
均值3					
极值R					

第三步:将事先准备好的红甜菜葡萄红枣复合果蔬汁饮料分成9等分,分别进行稳定剂复配实验,并测定每一组实验的沉淀率,记入表2.6中相应的空白处。

第四步:对实验数据进行处理,处理结果记录在表2.6中相应的空白处。

问题与讨论:

1. 黄原胶、卡拉胶、CMC-Na等因素对红甜菜葡萄红枣复合果蔬汁饮料沉淀率影响的主次顺序是什么?得出该结论的依据是什么?

2.红甜菜葡萄红枣复合果蔬汁饮料稳定剂复配的最佳实验组合是什么？红甜菜葡萄红枣复合果蔬汁饮料稳定剂复配的最佳配方又是什么？

研究表明,黄原胶、卡拉胶、CMC-Na 对红甜菜葡萄红枣复合果蔬汁饮料沉淀率的影响主次顺序为黄原胶>卡拉胶>CMC-Na,最佳实验组合为 $E_3F_3G_3$,即稳定剂复配的最佳组合为:0.035% 黄原胶+0.06% 卡拉胶+0.07% CMC-Na。

综上所述,红甜菜葡萄红枣复合果蔬汁饮料调配的最佳工艺条件为:红甜菜汁:葡萄汁:红枣汁配比为 4:1:1、复合果蔬汁:水配比为 3:7、葡萄糖添加量为 6%、维生素 C 添加量为0.07%、稳定剂(0.035% 黄原胶+0.06% 卡拉胶+0.07% CMC-Na)。

【总结提炼】
请总结自制复合果蔬汁饮料的一般思路,并指出每一步操作的目的和注意事项。

复合果蔬汁饮料制作的一般思路可以概括如下:将水果、蔬菜置于 100 ℃沸水中漂烫 50 s以达到杀菌和致植物细胞内的过氧化物酶等钝化的目的→对水果、蔬菜进行榨汁→对果蔬汁饮料进行调配→稳定剂复配与优化→获取复合果蔬汁饮料的最佳配方。每个环节都会对复合果蔬汁饮料的品质产生影响。

【迁移应用】
请结合自制复合果蔬汁饮料配制的一般思路,配制菠萝黄瓜复合果蔬汁饮料。

学习评价

【成果交流】
1.梳理红甜菜葡萄红枣复合果蔬饮料的制作工艺流程,并指出核心环节所采取的措施。
2.利用解决从有到优的产品设计类问题的一般思路,在家自制一款提神醒脑的复合果蔬汁饮料,所需材料任选。两周后提交产品,供小组内同学品尝。

【活动评价】
1.项目通过设置【交流研讨】【头脑风暴】【材料分析】【实验探究】等,引导学生主动思考,积极推进项目学习,从而了解学生的信息检索与整理概括能力、数据获取与处理能力、知识获取与问题解决能力。
2.项目通过设置【方法导引】【资料卡片】等,引导学生利用解决产品设计类问题的一般思路,对项目进行任务规划或利用检测手段检测饮料的稳定性,了解学生运用方法论解决实际问题的能力,包括运用【方法导引】进行任务规划的理解力和执行力等。
3.项目通过设置【总结提炼】,了解学生对问题解决过程中关键策略的提炼能力。

【自我评价】

本项目通过对研制一款红甜菜葡萄红枣复合果蔬汁饮料的探讨,重点发展学生模型认知与证据推理、科学探究与创新意识等方面的核心素养。评价要点如表2.7所示。

表2.7　关于发展学生模型认知与证据推理、科学探究与创新意识的评价要点

发展的核心素养		学业要求
模型认知与证据推理	能基于果蔬汁饮料营养物质流失和变质的原理寻找饮料中营养物质流失和变质的预防措施;能基于解决产品设计类问题的一般思路去规划复合果蔬汁饮料的研制;能通过材料信息和实验探究活动收集证据,得出结论	1.能基于解决产品设计类问题的一般思路对研制复合果蔬汁饮料进行任务规划 2.能基于果蔬饮料变质的原理和营养物质的流失原因分析和推断预防果蔬饮料变质与营养物质流失的措施 3.能基于单因素实验和正交实验,寻找问题解决的关键证据,得出结论
科学探究与创新意识	能基于理论预测果蔬汁饮料变质和营养物质流失的可能措施入手,设计实验方案证明理论预测的科学性;能基于实验设计独立完成实验,收集证据,筛选关键变量,得出结论;能基于图表信息,找到问题解决的关键措施,并设计实验进行论证,收集证据、得出结论	

项目3 研制一款多酚果蔬粉固体饮料

学习目标

1.学生通过研制一款多酚果蔬粉固体饮料,体验产品从有到优的设计过程,初步掌握固体饮料调配工艺的优化原则与解决问题的思路,培养发现问题、分析问题、解决问题的能力。

2.学生通过实验探究多酚果蔬粉固体饮料的基料配方、预防固体饮料褐变、饮料风味的优化、增强饮料稳定性等实验活动,培养理论推导与实验论证相结合解决现实问题的能力;并学会运用正交实验法探索多因素协同影响固体饮料品质,以获取最优产品生产工艺;能够正确认识正交实验法在解决实际问题中的现实意义。

3.学生通过动手制作多酚果蔬粉固体饮料和进行包装设计,初步掌握饮料包装设计的原则和方法,并能进行简单的产品包装设计。

项目导引

果蔬固体饮料是指以水果和(或)蔬菜(包括可食的根、茎、叶、花、果)或其制品等为主要原料,添加或不添加其他食品辅料和食品添加剂,经加工制成的固体饮料。它与果蔬汁饮料相比,具有风味独特、营养丰富、便于携带、冲饮方便、便于保存等优点,因而受到广大市民的青睐。由于固体饮料制作工艺简单,也便于家庭制作,所以部分饮料爱好者在家也能研制自己喜欢的固体饮料。但是自制的饮料在品质上总是不如市场销售的同类产品。那么,该如何调制,才能得到理想的固体饮料呢?

本项目以研制一款多酚果蔬粉固体饮料为目标,通过初步设计多酚果蔬粉固体饮料的配方、优化多酚果蔬粉固体饮料的配方、制作多酚果蔬粉固体饮料等任务,让学生懂得固体饮料的调配方法和掌握产品从有到优的设计思路和解决问题的一般思路,从而培养学生证据推理与模型认知、实验探究与创新意识、科学态度与社会责任等核心素养。

任务1 初步设计多酚果蔬粉固体饮料的配方

【交流研讨】

1.如果你是一名固体饮料的专业调配员,在调配一款固体饮料时,你将面临的问题是什么?解决此类问题的任务类型属于何种类型?

2. 请你根据解决产品设计类问题的一般思路,对果蔬粉固体饮料的调配进行初步的任务规划,并将任务规划要点填写在下面的【方法导引】中的空白处。

【方法导引】

解决产品设计类问题的一般思路

第一步:明确目标	第二步:目标拆解、要素分析	第三步:概念设计。选择解决问题的基本方向和思路	第四步:精细、具体设计	第五步:权衡、优化统整	第六步:循环、重复设计	第七步:反思提炼问题解决的关键策略
任务规划要点						

调配一款固体饮料,首先应明确固体饮料的类别及功能,然后结合固体饮料的功能寻找相应的原料,并找到固体饮料优化的思路或方法,从而获得固体饮料的最佳配方。这是一名固体饮料调配师在饮料调配前必须解决的问题。在明确所配饮料需要达成的目标后,接下来,需要对达成的目标进行拆解,并逐一展开概念设计和精细设计。

活动1　调研已有产品和用户需求

【市场调研】

请各位同学到周边的超市调查果蔬粉固体饮料的品种及分类情况,并了解该饮料适宜的消费人群及产品的主要成分、功能和特点。

【展示交流】

果蔬粉固体饮料的适用人群以及产品的功能、特点。

固体饮料根据主原料的不同,可将其划分为蛋白型固体饮料、烘烤型固体饮料、普通型固体饮料等,其中蛋白型固体饮料是以植物或动物蛋白质为主要原料且蛋白质含量不得低于4%;而烘烤型固体饮料则是以糖类物质为主要原料,加入乳制品、可可粉、咖啡粉或茶叶,再加入香精后制成,包括茶固体饮料、咖啡固体饮料等[1];普通型固体饮料是以果汁或经烧烤的咖啡、食用香精、菊花、糖、调味剂以及果糊精等植物提取物为主要原料,加入或不加入辅料,然后经干燥加工生产而成的固体饮料,包括果蔬粉固体饮料、特殊用途固体饮料等[2]。

果蔬粉固体饮料是饮料市场上销售额位居前十位的一类普通型固体饮料,它是以果蔬

[1] 张春野,张爽,王洪成.国内外固体饮料发展现状及前景研究[J].华东科技(综合),2019,(7):475.
[2] 李娜.多酚果蔬粉固体饮料的研究[J].食品研究与开发,2017,38(2):153-156.

粉为基本原料,添加一些具有营养价值或药用价值的成分以及食品添加剂调配而成的,具体包括多酚果蔬固体饮料、DHA 果蔬粉固体饮料、维生素 B 族果蔬类固体饮料、果蔬粉益生菌固体饮料等。这些饮料品种不同,其具有的营养价值或保健功能也有所不同,适用的人群也有所差异。如多酚果蔬类固体饮料兼具抗肿瘤、抗氧化、降血糖、降血脂等功效,能够满足各类人群的饮料需求,糖尿病患者亦可饮用。

活动2 自制多酚果蔬粉固体饮料

【交流研讨】

把果蔬加工成果蔬汁饮料,比加工成果蔬粉固体饮料要简单、便捷。为什么还要生产果蔬粉固体饮料?

果蔬粉固体饮料在加工、运输、应用等方面,与果蔬汁饮料相比,都有较大的优势。具体表现为:一是果蔬粉固体饮料的含水量比果蔬汁饮料低很多,便于运输和贮存。同时,还降低了贮藏与运输成本。二是果蔬粉固体饮料的加工率较高。加工果蔬粉固体饮料对原材料的要求较低,形状不同、大小不同的水果蔬菜都可以被加工成果蔬粉。三是果蔬粉的应用范围更广。果蔬粉可以被应用到食品领域或食品加工的各个环节,而且操作简单、便捷。正是如此,人们为了拓展果蔬的应用范围,才兴起了果蔬粉固体饮料的加工和推广。

那么,要加工果蔬粉固体饮料,该如何选择原料呢?

【交流研讨】

要调配一款多酚果蔬粉固体饮料,应该选择什么样的原料,使制得的饮料具有抗氧化、抗疲劳、抗肿瘤、抗微生物、降血糖、降血脂等生物活性?

从调配果蔬粉固体饮料的特性来看,应选择含有植物多酚的果蔬为原料。植物多酚主要有类黄酮、酚酸、单宁等类型。其中类黄酮是一大类以苯色酮环为基础的多酚化合物,分为黄酮、异黄酮、黄烷酮、黄酮醇、黄烷醇、花青素等[1],广泛存在于苹果、香蕉、草莓、南瓜、胡萝卜、西红柿等水果、蔬菜中。酚酸在植物中以游离态和结合态存在,分为羟基苯甲酸类和羟基肉桂酸类。其中,羟基苯甲酸类包括没食子酸、3,4-二羟苯甲酸、对羟基苯甲酸、香草酸、丁香酸;羟基肉桂酸类包括阿魏酸、咖啡酸、芥子酸、香豆酸[2]。单宁又分为水解单宁和缩合单宁,缩合单宁以表儿茶素和儿茶素为主,水解单宁是没食子酸的衍生物,没食子酸被

[1] HOLLMAN P C,KATAN M B. Dietary flavonoids:intake, health effects and bioavailability[J]. Food and chemical toxicology,1999,37(9-10):937-942.

[2] BRAVO L. Polyphenols:chemistry, dietary sources, metabolism, and nutritional significance[J]. Nutrition reviews, 1998,56(11):317-333.

酯化和氧化形成更复杂的水解单宁[1]。植物多酚还可以根据来源划分为茶多酚、蓝莓多酚、葡萄多酚、柑橘多酚等。常见果蔬中含有的多酚类物质如表3.1所示。

表3.1　常见果蔬中含有的多酚类物质[2]

多酚成分		果蔬
单宁	缩合单宁	苹果、葡萄、李子、山竹、桃、梨
	水解单宁	石榴、树莓
酚酸	羟基苯甲酸类	蓝莓、酸果曼
	羟基肉桂酸类	杏、蓝莓、梨、柑橘、桃、李子、胡萝卜、西红柿、菠菜、茄子
类黄酮	花青素	蓝莓、樱桃、黑莓、葡萄、草莓、越橘
	黄烷醇	苹果、蓝莓、葡萄、洋葱、莴苣
	黄烷酮	柑橘类水果
	黄酮醇	苹果、蓝莓、山楂、冬枣、红提、石榴、韭菜、莴苣、洋葱、辣椒、西红柿、豆类、橄榄
	黄酮	柑橘类水果、芹菜、菠菜、西芹
	异黄酮	大豆、葛根

在配制多酚果蔬粉固体饮料时,可以选择表3.1中所示的某一种、两种或多种果蔬作为原料来加工或配制。选择原料时应尽可能选择植物多酚所含种类较多、含量较为丰富的果蔬,如蓝莓、葡萄、柑橘等。

现以蓝莓粉、葡萄粉、柑橘粉、绿茶粉为主要原料配制一款多酚果蔬粉固体饮料。

【动手实验】

利用蓝莓粉、葡萄粉、柑橘粉、绿茶粉配制多酚果蔬粉固体饮料,并品尝饮料的味道。

问题与讨论:

1.对所配制的多酚果蔬粉固体饮料的品质进行评价。与其他同学的进行比较,看谁配制的多酚果蔬粉固体饮料的品质较好。

2.与市场上销售的多酚果蔬粉固体饮料相比,自制的多酚果蔬粉固体饮料存在哪些缺陷?请设计方案加以解决。

自制的多酚果蔬粉固体饮料与市场上销售的同类型多酚果蔬粉固体饮料相比,主要存在以下问题:

(1)自制的多酚果蔬粉固体饮料用温开水冲调后,迅速出现褐变。

[1]　HAGERMAN A E. Tannin Handbook[M]. USA:Department of Chemistry and Biochemistry,2002.

[2]　范金波,蔡茜彤,郑立红,等.果蔬中多酚成分及其分析方法的研究进展[J].食品工业科技,2014,35(4):374-379.

（2）按不同的配比混合的果蔬粉固体饮料，口感差异大。

（3）自制的多酚果蔬粉固体饮料，其酸味、甜味不足，饮料的滋味严重不足。

（4）用温开水冲调的自制多酚果蔬粉固体饮料容易出现沉淀等现象，影响品质。

【方法导引】

饮料配方设计的基本原则及操作步骤

一、饮料配方设计的基本原则

饮料配方设计的基本原则是适当的甜酸比及甜酸强度，既要突出原有果蔬的风味，还要考虑消费者的接受程度。常见的水果类饮料包括果味饮料（果汁量不高于5%）、果汁清凉饮料（天然果汁含量在5%～50%）和果汁饮料（天然果汁含量不低于50%），其配方设计中甜酸比的确定一般要高于天然果汁。果肉类饮料一般选择较高的甜酸比以显示饮料的浓度。消费者能够接受的甜酸比通常为13:1～15:1。因此，在配方设计过程中必须关注主要原料、辅料（即酸味剂、甜味剂）的配比，而这些原料的配比需要根据原料成分组成与产品质量要求来确定。有时还要考虑到稳定剂的配比问题。

为了获取饮料的最佳品质，还需要关注维生素类物质和其他添加物的用量问题，具体要求如下：

（1）维生素A、维生素D及维生素B_1的投料问题：生产强化麦乳精时，须加维生素A、维生素D及维生素B_1，以达到产品质量要求。由于维生素A、维生素D不溶于水而溶于油，因此应先将其溶于奶油中，然后再投料。维生素B_1溶于水，可在混合锅中投入。

（2）其他添加物：已添加其他添加物的一般不再加麦精，以利于显示这些添加物独特的香味。这类产品的脂肪和蛋白质含量偏低，一般只有4%～5%，为了降低此类产品的甜度并增加其黏稠性，可以考虑加10%～20%的麦芽糊精。

二、饮料配方设计的操作步骤

第一步：对主料添加量进行优化，如果主料有多种，应先确定各主料之间的复配比例，再确定复配后的添加量，以保证饮料能够维持主料原有的风味和各主料风味间的协调。

第二步：优化固体饮料的口感和风味（如酸味、甜味、奶味、果香味等）。以优质辅料为基准，优化辅料添加量。

第三步：利用增稠剂、乳化剂优化固体饮料的稳定性。

第四步：利用抗氧化剂防止饮料发生褐变。该步骤也可置于第一步和第二步之间。

活动3　确定多酚果蔬粉固体饮料配方的优化思路

【交流研讨】

1. 根据【方法导引】，谈谈你设计的多酚果蔬粉固体饮料的配方。说出你的设想和设计依据。

2. 请查阅《食品安全国家标准食品　添加剂使用标准》（GB 2760—2014），谈谈在配制多酚果蔬粉固体饮料时应怎样使用食品添加剂?

调配多酚果蔬粉固体饮料必须关注以下问题,并针对具体的问题进行优化才能达到理想状态:

(1)防止固体饮料发生褐变;

(2)不同多酚果蔬粉比例调配,使饮料能够保持原料固有的风味;

(3)利用甜味剂和酸味剂改善多酚果蔬粉固体饮料的口味;

(4)添加稳定剂增强固体饮料在冲调时的稳定性,避免固体饮料出现沉淀现象;

(5)做好饮料冲调的用量与温度控制,提供最佳的固体饮料冲调方案。为了获取最佳的原料配方工艺,还需要探究不同影响因素协同作用对多酚果蔬粉固体饮料品质的影响。

有了调配多酚果蔬粉固体饮料的配方设计初步方案之后,接下来将按照配方设计的原则和步骤对一款多酚果蔬粉固体饮料的配方进行优化。

任务 2　优化多酚果蔬粉固体饮料的配方

多酚果蔬粉固体饮料的感官品质与基料配方、原料是否发生褐变,饮料的风味与稳定性都有着密不可分的联系。一份优质的多酚果蔬粉固体饮料,一定具有合理的基料配方、良好的风味及其稳定性等。怎样调制固体饮料才能达到理想状态呢? 其根本措施就是筛选影响固体饮料品质的关键因素,并针对关键因素进行实验优化,尽可能地消除这些关键因素对固体饮料品质的影响。

【方法导引】

多酚果蔬粉固体饮料配方感官评价指标如表3.2所示。

表3.2　多酚果蔬粉固体饮料配方感官评价指标[1]

项目	权重	评价指标	评分/分
色泽	25	色泽鲜亮	18～25
		色泽比较鲜亮	9～17
		色泽过深或过淡	0～8
香味	25	特有的清香味和淡淡的果香,无其他异味,气味适中	18～25
		香气稍淡,无其他异味	9～17
		香味过浓或过淡,略有异味	0～8
口感	25	口感舒适,酸甜可口,无过稀或过稠的感觉,黏稠度适中,滋味宜人	18～25
		酸甜比较适口,滋味较淡	9～17
		偏酸或偏甜	0～8

---

[1]　李娜. 多酚果蔬粉固体饮料的研究[J]. 食品研究与开发,2017,38(2):153-156.

续表

项目	权重	评价指标	评分/分
组织形成	25	质地均匀一致、无杂质、粉末状、无结块、溶解效果良好、无悬浮颗粒、无沉淀	18~25
		无杂质、粉末状、稍有结块、搅拌后溶解、有少悬浮颗粒、少量沉淀	9~17
		无杂质、粉末状、有结块、溶解缓慢、有大量悬浮颗粒、大量沉淀	0~8

活动 1　优化多酚果蔬粉固体饮料的基料配方

【交流研讨】

1. 当多酚果蔬粉固体饮料的基料有多种时,应选择何种基料作为核心成分? 阐述你选择的理由。

2. 如果要对多酚果蔬粉固体饮料的基料配方进行优化,应通过什么方式进行优化?

不同的水果、蔬菜具有不同的风味。配制多酚果蔬粉固体饮料时,应根据饮料所突出的风味来确定基料配方中的核心物质,核心物质的配方比例不得低于其他基料的比例。然后以核心物质为基础,调配其他基料的占比,通过实验优化的方式或借助已有研究文献的方式来复配固体饮料获得最佳口感。在由葡萄粉、柑橘粉、蓝莓粉、绿茶粉等为基料的多酚果蔬粉固体饮料的配制中,为了突出葡萄特有的风味,应将葡萄粉作为核心物质,将其在果蔬粉固体饮料的配方比例控制在30%左右。

【实验探究】

将蓝莓粉、葡萄粉、柑橘粉、绿茶粉按一定比例混合得到果蔬粉,然后取 5.00 g 果蔬粉,用 200 mL 温开水冲调,利用表 3.1 的评价标准对所配饮料进行感官评价。评价结果填入表 3.3 中。

表 3.3　不同果蔬粉饮料配方对多酚果蔬饮料口感的影响

实验组	葡萄粉/%	柑橘粉/%	草莓粉/%	绿茶粉/%	饮料口感
1	30	18	16	12	
2	30	20	16	10	
3	30	20	14	12	
4	30	20	12	14	
5	30	25	13	8	

问题与讨论：

1. 不同果蔬粉配方得到的多酚果蔬粉固体饮料,用温开水冲调后得到的饮料口感有何特点和不足?

2. 在5组实验中,饮料口感最好的是哪一种配方?

不同果蔬粉基料配方,所得果蔬粉固体饮料的口感不同,但饮料的酸甜味明显不及市场上销售的同类型饮料,且饮料冲调时容易出现结块、沉淀等现象。实验研究表明:只有当各种果蔬粉的配比达到一定比例时,固体饮料的口感才能达到最佳状态;多酚果蔬粉固体饮料的感官品质达到最佳时的基料配方为葡萄粉30%、柑橘粉20%、蓝莓粉14%、绿茶粉12%。

活动2　防止多酚果蔬粉固体饮料褐变

【交流研讨】

对多酚果蔬粉固体饮料进行冲调时,出现褐色的原因是什么? 说明理由。

果蔬细胞中存在的植物多酚和酚酶,往往被细胞膜隔离开来。将果蔬加工成果蔬粉时,细胞膜受到破坏,植物多酚因与酚酶充分接触而被溶解在液体中的溶解氧氧化成醌类物质,从而发生褐变。果蔬中的酚酶,主要有过氧化氢酶(CAT)、过氧化物酶(POD)、超氧化物歧化酶(SOD)、多酚氧化酶(PPO)、苯丙氨酸解氨酶(PAL)5种。由于生物酶具有高度的选择性,每一种酶催化氧化的植物多酚的类别不同;即使同一种酚酶,在不同果蔬中催化氧化的植物多酚也可能不同。例如,马铃薯PPO最适底物是酪氨酸;莲藕PPO最适底物是焦性没食子酸;苹果PPO最适底物是表儿茶素或者绿原酸;甘薯PPO最适底物是绿原酸;板栗PPO最适底物是单宁酸;香蕉果皮PPO最适底物是多巴胺;荔枝PPO最适底物是麦儿茶素和原花色素等。

【交流研讨】

影响多酚果蔬粉固体饮料发生褐变有哪些? 它们是如何影响饮料发生褐变的?

影响多酚果蔬粉固体饮料发生褐变既有自身因素,也有外界因素。从自身因素来看,植物多酚中含有的邻位酚羟基对活性氧等自由基、环境中氧气的捕捉能力很强,使得植物多酚具有很强的抗氧化性和消除自由基的能力,如鞣酸(又名单宁,图3.1)。这是多酚果蔬粉固体饮料露置在空气时很容易被氧化成红色的醌类物质的缘故。此外,植物多酚中的邻苯二酚比间苯二酚、单酚都易被氧化。

从外界因素来看,环境温度、湿度、酚酶活性等都会对植物多酚褐变产生重要影响。果蔬中的酚酶需要在合适的温度、适宜的湿度条件下,才能发挥出它所特有的生物活性,促进植物多酚发生氧化而加速褐变。

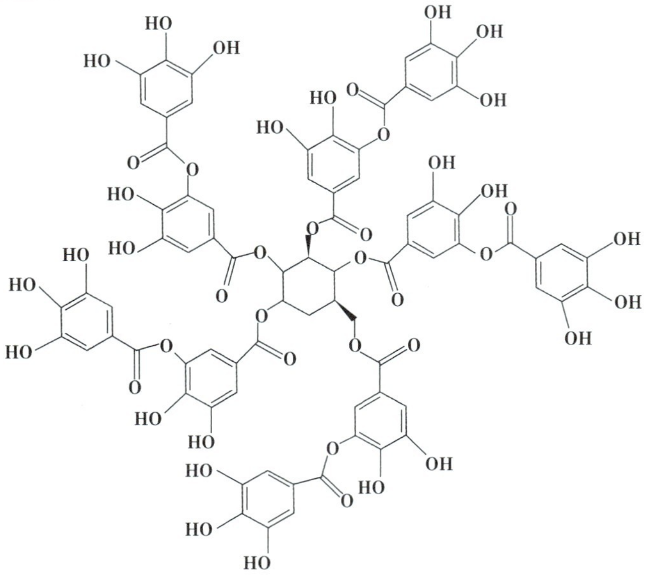

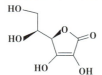

图 3.1　鞣酸的结构简式

【交流研讨】

请根据植物多酚发生褐变的原理,分析防止多酚果蔬粉固体饮料发生褐变的措施?

控制反应条件和反应物是防止多酚果蔬粉固体饮料发生褐变的主要手段。控制反应条件的目的在于降低酚酶的活性,最大程度遏制植物多酚发生氧化。为此采取的措施有:(1)利用果蔬制备果蔬粉之前,对原材料进行高温漂烫处理;或对制得的果蔬粉进行高温处理,使植物细胞中的酚酶失去活性。每一种酚酶都有特定的活性温度范围,温度一旦超过它的活性最高温度,即可使其失活。(2)调节饮料酸度,将酸度调节在酚酶最适 pH 值范围之外。不同果蔬、不同底物的最适 pH 不同,如表 3.4 所示。(3)加入酶抑制剂,抑制酚酶的活性。部分果蔬多酚抑制剂的应用如表 3.5 所示。(4)加入抗氧化剂。加入的抗氧化剂的还原性应强于植物多酚。常见的抗氧化剂为维生素 C(图 3.2)。从控制反应物的视角来看,果蔬粉的制作和保存均应尽量避免与氧气接触。因此,果蔬粉应密封保存。

图 3.2　维生素 C 的结构简式

表 3.4　不同果蔬、不同底物的最适 pH

来源	最适 pH	说明	来源	最适 pH	说明
苹果	7	组织提取液	桃	6.0～6.5	红港品种,底物儿茶酚
苹果	5	叶绿体	桃	6.8、7.0、7.2	科特品种,底物儿茶酚
苹果	4.3～5.0	线粒体	桃	6.2	哈尔特品种,底物儿茶酚

续表

来源	最适 pH	说明	来源	最适 pH	说明
苹果	5.1、5.7	皮,结合态酶	桃	5.9 ~ 6.3	儿茶酚、柠檬酸-磷酸缓冲液
苹果	4.2、7.0	皮,可溶态和高度纯化	香蕉	6.7 ~ 7.0	不同激活方式
梨	6.2	巴梨	马铃薯	5.8	底物儿茶酚
葡萄	6.2	底物绿原酸	甘薯	6.0 ~ 7.0	DEAE-纤维素分离物
葡萄	6.5	底物儿茶酚	蘑菇	5.5 ~ 7.0	底物儿茶酚
葡萄	7	儿茶酚,焦倍酚	蘑菇	6.0 ~ 7.0	底物对酚

表 3.5　果蔬多酚抑制剂的应用

果蔬	抑制剂及浓度	抑制效果及说明	果蔬	抑制剂及浓度	抑制效果及说明
苹果	50 μg/mL SO_2 + 100 μg/mL 苯甲酸	抑制效果和品种有关	苹果汁	肉桂酸 0.5 mol/L	防止褐变 7 h
苹果	50 μg/mL SO_2 + 1% CaCl_2	pH = 7 ~ 9,色泽稳定 9 周	苹果汁	苹果酸 0.5% ~ 1%	pH = 2.7 ~ 2.8 可有效抗褐变
苹果	30% 糖 + 0.32% ~ 0.4% CaCl_2	冷冻前在 35 ℃ 浸泡 1 h,解冻防止褐变	苹果汁	10 ~ 50 μg/mL SO_2 + (0.4 ~ 1) g/L 膨润土	膨润土吸附酶蛋白
梨	1% NaCl 或 2% 柠檬酸	浸入	葡萄酒	不溶性 PVP 2 mg/L	接触 30 s,除去酚,PVP 能再生
葡萄汁	20 μg/mL SO_2	溶解到液体中	马铃薯	半胱氨酸 0.5 mol/L	完全抑制
葡萄汁	50 μg/mL SO_2 + 100 μg/mL 山梨酸	护色和防止发酵	马铃薯	亚硫酸盐 600 ~ 2 500 μg/mL	浸入
新鲜水果	NaHSO_3(2:1)	协同混合物	马铃薯	半胱氨酸 0.001 ~ 0.01 mol/L	抑制 100 min

【交流研讨】

已知 20 ℃ 时,在水中的溶解氧达到饱和时,氧气的浓度为 8 ~ 9 mg/L。现用多酚果蔬粉配制 200 mL 饮料,需要添加多少维生素 C(相对分子质量为 176)才能消除水中的溶解氧?

已知:

根据维生素 C 被氧气氧化的反应原理可以推知,去除水中的溶解氧所需的维生素 C 的物质的量为 $n(维生素 C) = 2n(O_2) = 2 \times c(O_2) \times V(饮料,L) = \dfrac{2 \times 9 \times 10^{-3} g/L \times V(饮料)}{32 \ g/mol} = 5.625 \times 10^{-4} V(饮料)$,则向饮料中添加的维生素 C 的质量应满足 $m(维生素 C) \geqslant n(维生素 C) \times M(维生素 C) = 5.625 \times 10^{-4} V(饮料,L) \times 176 \ g \cdot mol = 0.099 V(饮料) = 0.099 \times 0.200 = 0.0198 \ g$。

在果蔬粉饮料中添加的维生素 C 的量,往往会多于调配饮料时水中溶解氧的消耗量。

【动手实验】

按葡萄粉 30%、柑橘粉 20%、蓝莓粉 14%、绿茶粉 12% 的比例调配多酚果蔬粉(后文简称"复配多酚果蔬粉")。然后取 7.60 g 复配多酚果蔬粉和 0.1 g 维生素 C 混合搅拌均匀,再用 100 mL 温开水冲调。静置,观察冲调后饮料颜色的变化。

多酚果蔬粉固体饮料中维生素的添加量一般为 1.5% 左右。在解决了多酚果蔬粉基料配方和防褐变之后,接下来将探讨多酚果蔬粉固体饮料风味的优化问题。

活动3 优化多酚果蔬粉固体饮料的风味

多酚果蔬粉固体饮料的风味需要通过调节饮料的甜酸比来实现。

【交流研讨】

1. 要调节固体饮料的甜度和酸度,应该向固体饮料添加何种类型的食品添加剂?
2. 在食品添加剂中,常用的甜味剂和酸味剂分别有哪些?
3. 怎样优化固体饮料中的甜酸比?

固体饮料的甜度和酸度是通过添加甜味剂和酸味剂来实现的。所谓甜味剂,是指用来改善食品甜度的添加剂。根据营养价值,甜味剂分为营养性甜味剂和非营养性甜味剂;根据甜味剂来源,又分为人工合成甜味剂(如糖精、甜蜜素等)和天然甜味剂(如结晶果糖、蔗糖等);根据甜味剂的化学组成和结构特点,可将甜味剂分为糖类甜味剂(如果糖、麦芽糖、蔗糖等)和非糖类甜味剂[如三氯蔗糖(又称蔗糖精)、阿斯巴甜(又称甜味素)、木糖醇、山梨糖醇等]。不同厂家生产的固体饮料,所添加的甜味剂有所不同。多酚果蔬粉固体饮料通常使用甜菊糖苷、三氯蔗糖代替传统的蔗糖作甜味剂,以满足糖尿病人对饮料的需求。

酸味剂是指用来改变食品酸度的添加剂,它不仅能够增强食物酸味,还能控制微生物生长。我国的饮料行业使用的酸味剂主要有柠檬酸、柠檬酸钠、柠檬酸三钾、酒石酸、偏酒石酸、乙酸、乳酸等,其中最常用的是柠檬酸、酒石酸。

饮料中无论是添加甜味剂还是酸味剂,都无一例外地使用复配的甜味剂和酸味剂。在固体饮料调配过程中,为了获取固体饮料的甜酸比,往往通过单因素实验和正交实验来考察复配甜味剂、复配酸味剂对固体饮料感官品质的影响。

【方法导引】

酸味剂/甜味剂感官评价指标如表 3.6 所示。

表 3.6　酸味剂/甜味剂感官评价指标[1]

项目	权重	评价指标	评分/分
甜度或酸度	25	味道清甜或酸味适中	18～25
		较甜或酸,味较柔和	9～17
		过甜或过酸	0～8
后味	25	持续时间长	18～25
		持续时间一般	9～17
		持续时间较短	0～8
口感	25	甘美爽口,口感纯净或愉快,清凉味	18～25
		较软和	9～17
		厚重或酸味较刺激	0～8
涩味	25	无苦涩味	18～25
		轻微苦涩味	9～17
		较强苦涩味	0～8

接下来,就复配甜味剂和复配酸味剂的配方展开实验探究。

【实验探究 1】

复配甜味剂和酸味剂的最佳配比

实验 1:称取一定质量按一定比例复配的甜味剂(甜菊糖苷、三氯蔗糖),用 100 mL 温开水冲调。按表 3.6 对所得溶液的甜度进行感官评分。将评分结果填入表 3.7 中。

表 3.7　复配甜味剂的甜度感官评价

实验序号	甜菊糖苷/%	三氯蔗糖/%	感官评分/分
1	70	30	
2	65	35	
3	60	40	
4	55	45	
5	50	50	

---

[1]　李娜.多酚果蔬粉固体饮料的研究[J].食品研究与开发,2017,38(2):153-156.

实验2：取5.00 g按一定比例复配的酸味剂（柠檬酸、酒石酸），用100 mL温开水冲调。按表3.6对所得溶液的酸度进行感官评价。将评价结果填入表3.8中。

表3.8　复配酸味剂的酸度感官评价

实验序号	柠檬酸/%	酒石酸/%	感官评分/分
1	70	30	
2	65	35	
3	60	40	
4	55	45	
5	50	50	

问题与讨论：

1. 根据实验1，甜味剂甜菊糖苷与三氯蔗糖的最佳复配比例是多少？

2. 根据实验2，酸味剂柠檬酸与酒石酸的最佳复配比例是多少？

实验表明：甜味剂甜菊糖苷与三氯蔗糖的最佳复配比例为 m（甜菊糖苷）：m（三氯蔗糖）= 3：2、酸味剂柠檬酸与酒石酸的最佳复配比例为 m（柠檬酸）：m（酒石酸）= 55% ：45% ≈6：5。

知道甜味剂、酸味剂的复配比例后，还需要确定固体饮料中复配甜味剂和复配酸味剂的最佳添加量。

【实验探究2】

探究复配甜味剂添加量对多酚果蔬粉固体饮料感官品质的影响

称取7.60 g复配多酚果蔬粉、0.15 g维生素C、一定添加量的复配甜味剂于250 mL玻璃杯中，混合均匀，再用100 mL温开水冲调。按表3.1进行感官评价。评价结果填入表3.9中。

表3.9　复配甜味剂添加量[1]对多酚果蔬粉饮料的感官评分

实验序号	复配甜味剂添加量/%	感官评分/分
1	0.2	
2	0.3	
3	0.4	
4	0.5	
5	0.6	

[1]　设最终调配好的固体饮料质量为10.00 g，复配多酚果蔬粉质量为7.60 g（添加比例为76%）；维生素C质量为0.15 g（添加比例为1.5%）。复配甜味剂的添加量是指在10.00 g固体饮料中的质量分数，如复配甜味剂添加量为0.2%，对应添加质量为0.02 g。

问题与讨论：

1. 结合表3.9中的实验结果绘制复配甜味剂添加量与饮料感官评分二维坐标关系图，分析复配甜味剂对饮料感官评分的影响规律。

2. 为了使多酚果蔬粉固体饮料的感官评分达到最佳，你认为最佳的复配甜味剂添加量是多少？为什么？

实验研究表明：复配甜味剂添加量与饮料感官评分之间存在如图3.3所示的变化关系。根据变化曲线呈现的规律可以看出：复配甜味剂添加量在0.4%～0.6%时，多酚果蔬粉固体饮料的感官具有较高的评分，其中添加量为0.5%时感官评分最高。由此可见，复配甜味剂的最佳配方为 m（甜菊糖苷）: m（三氯蔗糖）= 3 : 2，最佳添加量为0.5%。

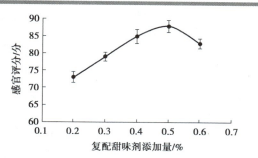

图3.3　复配甜味剂添加量对饮料感官品质的影响

【实验探究3】

探究复配酸味剂添加量对多酚果蔬粉固体饮料感官品质的影响

称取7.60 g复配果蔬粉、0.15 g维生素C、一定质的复配酸味剂于250 mL玻璃杯中，混合均匀，再用100 mL温开水冲调。按表3.6进行感官评分，将评分结果填入表3.10中。

表3.10　复配酸味剂添加量[1]对多酚果蔬粉饮料的感官评分

实验序号	复配酸味剂添加量/%	感官评分/分
1	6	
2	8	
3	10	
4	12	
5	14	

问题与讨论：

1. 结合表3.10中的实验结果绘制复配酸甜味剂添加量与饮料感官评分二维坐标关系图，分析复配酸味剂对饮料感官评分的影响规律。

2. 为了使多酚果蔬粉饮料的感官评分达到最佳，你认为最佳的复配酸味剂添加量是多少？为什么？

---

[1]　复配酸味剂添加量是指添加的复配酸味剂质量在10 g多酚果蔬粉饮料中所占的质量分数。如复配酸味剂的添加量为6%，则对应的添加质量为0.6 g。

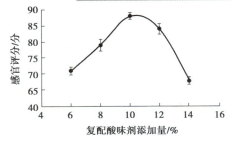

图 3.4　复配酸味剂添加量对饮料感官品质的影响

实验研究表明:复配酸味剂添加量与饮料感官评分之间存在如图 3.4 所示的变化关系。根据变化曲线呈现的规律可以看出:复配酸味剂添加量在 9% ~ 11% 时,多酚果蔬粉固体饮料的感官具有较高的评分,其中添加量为 10% 时感官评分最高。据此可知,复配酸味剂的最佳配方为 m(柠檬酸):m(酒石酸)= 55% :45% ≈6:5,最佳添加量为 10%。

活动 4　提升多酚果蔬粉固体饮料的稳定性

将配制固体饮料的基粉(葡萄粉、柑橘粉、蓝莓粉、绿茶粉)与酸味剂(柠檬酸、酒石酸)、甜味剂(甜菊糖苷、三氯蔗糖)按一定比例进行调配,得到的固体饮料往往稳定性较差。用温开水冲调时常常会出现固体饮料沉积在容器底部的现象。要解决固体饮料冲调时易沉积的问题,需要深入了解饮料的稳定性问题。

【交流研讨】

1. 影响多酚果蔬粉固体饮料稳定性的因素有哪些?它们是怎样影响的?
2. 要解决多酚果蔬粉固体饮料的稳定性问题,应该从哪几个方面着手?

稳定性是衡量固体饮料品质的一项重要指标。固体饮料的稳定性主要受浓度、粒度、pH 值、电解质以及微生物的影响,它们的影响规律如下。

(1)浓度。根据胶体的介稳定性理论,溶液中的胶体粒子间的相互作用主要是分子间作用力和带电性相同的双电层之间的静电斥力,当溶液中胶体粒子间的斥力位能绝对值大于引力位能绝对值时,溶液中的胶体就能够稳定存在。而胶体粒子间斥力和引力的大小与溶液中胶体粒子间的距离有关,而溶液中胶体粒子间的距离又与溶液中溶质浓度有关。通常情况下,溶质浓度越大,粒子间的距离越小。

(2)粒度。介质粒子的粒度越大,颗粒越大,颗粒在溶液中受到的重力越大。在冲调固体饮料时,如果颗粒受到的重力大于溶液对它的浮力,固体颗粒就会聚集沉淀。因此,固体饮料应具有合适的粒度。

(3)pH 值。溶液的 pH 值对蛋白质型固体饮料的稳定性具有重要影响,这种影响主要通过改变蛋白质的等电点来实现。当溶液的 pH 值越接近蛋白质的等电点时,蛋白质的溶解度就越小,蛋白质就容易聚集沉淀,固体饮料的稳定性就越差。当溶液的 pH 值与蛋白质的等电点相差较大时,蛋白质就能以离子形式存在于溶液中,就可以与其他粒子结合形成亲水性胶体,此时的溶液就稳定。

(4)电解质。在固体饮料中加入适量的电解质,能够增强蛋白质的亲水性和水化性,从而增加固体饮料的溶解性,达到提升固体饮料稳定性的目的。

(5)微生物。细菌、酵母、霉菌等微生物都可以引起固体饮料变质。当饮料密封不严或杀菌不彻底时,都可能引起微生物的生长、繁殖,使固体饮料冲调时浑浊,发生聚集沉淀,降低饮料的稳定性。

基于上述因素对固体饮料稳定性的影响,提高固体饮料的稳定性可以采取以下措施:

（1）通过高温灭菌和密封保存,控制微生物的生长、繁殖。

（2）冲调固体饮料时,加入温度合适的温开水并注意加水时的料水比,使固体饮料冲调时具有合适的饮料浓度。

（3）选择合适的稳定剂（或增稠剂）,增大冲调后所得溶液的黏度和密度,提升固体饮料颗粒在溶液中所受的浮力。一旦浮力和固体饮料颗粒所受的重力相等,固体饮料颗粒就能稳定地悬浮于溶液中。

（4）控制好溶液的酸度（即 pH 值）,使溶液的 pH 值远离蛋白质的等电性。这一措施可在前面提升多酚果蔬粉固体饮料的酸味过程中实现。

（5）在饮料的配方中加入一定量的电解质。

【方法导引】

固体饮料稳定性的测定方法

取一定质量的多酚果蔬粉固体饮料,溶于 100 mL 水中,然后加入稳定剂,混合后置于 60～80 ℃恒温水浴 30 min,待冷却至室温后均质 5 min,取 10 mL 样液置于 15 mL 离心管中,4 000 r/min 离心 15 min,弃去上层清液,倒置 30 min。用吸水纸吸去残留于离心管壁的液体,准确称取沉淀质量 M_2 g（精确到 0.001 g）,计算离心沉淀率。

$$沉淀率/\% = \frac{M_2（样品离心后沉淀质量,g）}{M_1（样品离心前质量,g）} \times 100\%$$

理论的推导离不开实验的论证。在完成对多酚果蔬粉固体饮料基料配方、风味物质（甜味剂、酸味剂）配方的优化之后,还需对饮料的稳定性和冲调特性进行实验研究。接下来,我们先探讨稳定剂对多酚果蔬粉固体饮料稳定性能的影响。

【材料分析】

某研究团队[1]考察了单硬脂酸甘油酯、β-环糊精、海藻酸钠 3 种稳定剂对固体饮料稳定性的单因素实验,得到了如图 3.5 所示的稳定剂添加量与沉淀率之间的变化图像。请结合图像分析:3 种稳定剂的最佳添加量分别是多少？为什么？

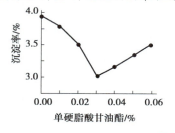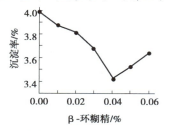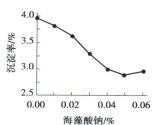

图 3.5　稳定剂添加量对沉淀率的影响

［1］　王元熠,陈国刚.红枣粉固体饮料配方的研制[J].食品研究与开发,2019,49(17):130-135.

　　从单硬脂酸甘油酯、β-环糊精、海藻酸钠等稳定剂对固体饮料沉淀率的影响来看，三种稳定剂添加量分别为0.03%、0.04%、0.05%时，固体饮料的沉淀率最低，说明此时固体饮料的稳定性最强。在饮料行业，饮料中添加的稳定剂并非是单一的，而是复配的，这是因为复配稳定剂对改善饮料的稳定性能往往优于单一稳定剂。因此，在单因素实验的基础上还需进行复配实验，寻求复配稳定剂对多酚果蔬粉固体饮料品质的影响。

【实验探究4】
探究单硬脂酸甘油酯、β-环糊精、海藻酸钠等稳定剂协同作用对多酚果蔬粉固体饮料稳定性的影响

原料或试剂：复配好的多酚果蔬粉、单硬脂酸甘油酯、β-环糊精、海藻酸钠、温开水等。
仪器：200 mL烧杯、离心机、离心试管、分析天平、吸水纸、玻璃棒等。
实验方案及实施过程：
第一步：设计复配稳定剂的因素水平表（表3.11）。

表3.11　复配稳定剂的因素水平表（%）

水平	因素		
	A.单硬脂酸甘油酯	B.β-环糊精	C.海藻酸钠
1	0.02	0.03	0.04
2	0.03	0.04	0.05
3	0.04	0.05	0.06

第二步：设计复配稳定剂的正交实验（表3.12）。

表3.12　复配稳定剂的正交实验组 $L_9(3^3)$

实验组	因素			沉淀率/%
	A	B	C	
1	1	1	1	
2	1	2	2	
3	1	3	3	
4	2	1	2	
5	2	2	3	
6	2	3	1	
7	3	1	3	
8	3	2	1	
9	3	3	2	
均值1				

续表

实验组	因素			沉淀率/%
	A	B	C	
均值2				
均值3				
极值 R				

第三步：分小组进行多酚果蔬粉固体饮料配制，并测定所得饮料的稳定性。具体操作如下：称取 5.00 g 事先复配好的多酚果蔬粉于烧杯中，加入 100 mL 温开水进行冲调。然后再分别加入一定量的单硬脂酸甘油酯、β-环糊精、海藻酸钠，搅拌均匀。然后测定所得的多酚果蔬粉固体饮料的沉淀率。测定结果记录在表 3.12 中。

第四步：进行数据统计分析。处理结果记录在表 3.12 中。

问题与讨论：

根据表 3.12 中的实验数据分析，复配稳定剂的最佳比例是多少？说明理由。

由实验可知，单硬脂酸甘油酯、β-环糊精、海藻酸钠构成的复配稳定剂，其最佳配比为 m（单硬脂酸甘油酯）:m（β-环糊精）:m（海藻酸钠）= 0.03% :0.04% :0.05% = 3 :4 :5。

活动5　探究各种因素协同作用对多酚果蔬粉固体饮料感官品质的影响

通过单因素实验和正交实验，得到了复配多酚果蔬粉、复配甜味剂、复配酸味剂、复配稳定剂等各类物质中各组分的配比。但这还不够，还需要确定各类复配物质的添加量才能形成多酚果蔬粉固体饮料的完整配方。接下来，将进一步探究复配果蔬粉添加量、复配甜味剂添加量、复配酸味剂添加量、复配稳定剂添加量 4 个因素协同作用对多酚果蔬粉固体饮料品质的影响，以完善多酚果蔬粉固体饮料的配方。

【实验探究5】

复配果蔬粉添加量、复配甜味剂添加量、复配酸味剂添加量、复配稳定剂添加量 4 个因素协同作用对多酚果蔬粉固体饮料品质的影响

原料或试剂：复配多酚果蔬粉、复配甜味剂、复配酸味剂、复配稳定剂、低聚麦芽糖、维生素 C 等。

仪器：JM-B5003 电子天平、饮料玻璃杯、金属饭勺等。

实验方案及实施过程：

第一步：设计优化多酚果蔬粉固体饮料的正交实验因素与水平（表 3.13）。

表 3.13　正交实验因素和水平

水平	因素			
	A. 复配果蔬粉/%	B. 复配甜味剂/%	C. 复配酸味剂/%	D. 复配稳定剂/%
1	74	0.4	9	1.0

续表

水平	因素			
	A.复配果蔬粉/%	B.复配甜味剂/%	C.复配酸味剂/%	D.复配稳定剂/%
2	76	0.5	10	1.2
3	78	0.6	11	1.4

第二步:设计正交实验组 $L_9(3^4)$(表3.14)。

表3.14 正交实验组及评分结果

实验组	因素				感官评分/分
	A	B	C	D	
1	1	1	1	1	
2	1	2	2	2	
3	1	3	3	3	
4	2	1	2	3	
5	2	2	3	1	
6	2	3	1	2	
7	3	1	3	2	
8	3	2	1	3	
9	3	3	2	1	
均值1					
均值2					
均值3					
极值 R					

第三步:分小组进行多酚果蔬粉固体饮料的配制实验。其中复配果蔬粉、复配甜味剂、复配酸味剂、复配稳定剂等用量按表3.14中的标准执行。另加低聚异麦芽糖10%、维生素C 1.3%。多酚果蔬粉固体饮料配制完成后用温开水按1:100的比例进行冲调,按表3.6的评分标准对冲兑后的饮料进行感官评分,评分结果记录在表3.14中。

第四步:进行数据处理。将处理结果记录在表3.14中。

问题与讨论:

1.复配果蔬粉、复配甜味剂、复配酸味剂、复配稳定剂等因素对多酚果蔬粉固体饮料口感的影响主次顺序是什么?做出该判断的依据是什么?

2.要使多酚果蔬粉固体饮料品质达到最佳,最优的实验条件组合是什么?由此得到的最佳配方工艺又是什么?

实验表明,复配果蔬粉、复配甜味剂、复配酸味剂、复配稳定剂等对多酚果蔬粉固体饮料品质影响的主次因素为:复配果蔬粉>复配甜味剂>复配酸味剂>复配稳定剂,最佳实验条件组合为 $A_2B_2C_3D_2$,由此推知多酚果蔬粉固体饮料的最佳配方工艺为复配果蔬粉76%、复配甜味剂0.5%、复配酸味剂11%、复配稳定剂1.2%、低聚异麦芽糖10%、维生素 C 1.3%。

任务 3　制作多酚果蔬粉固体饮料

通过前面的一系列实验活动和交流研讨活动,获得了多酚果蔬粉固体饮料的最佳配方。按此配方配制的饮料,感官品质如何? 只有通过实验来验证。本任务将通过动手制作多酚果蔬粉固体饮料和设计饮料包装两大活动,引导学生体验多酚果蔬粉固体饮料的制作工艺和包装设计,培养学生动脑、动手能力。

活动 1　动手制作多酚果蔬粉固体饮料并进行感官评价

【交流研讨】

在获得多酚果蔬粉固体饮料的配方前提下制作固体饮料,你将面临的困难是什么? 解决这类问题的任务类型属于何种类型?

在获得多酚果蔬粉固体饮料配方后,制作固体饮料还需要知道固体饮料的配制方法和基本步骤,设计出反映果蔬粉固体饮料特色的包装,这是动手制作多酚果蔬粉固体饮料需要解决的问题。明确多酚果蔬固体饮料配制的基本步骤和包装设计的相关要求之后,就可以动手制作多酚果蔬粉固体饮料了。

【拓宽视野】

果香型固体饮料配制的工业流程

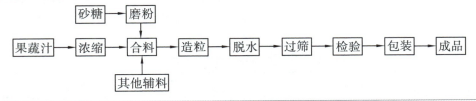

通过前面的学习可以知道,多酚果蔬粉固体饮料的配方如下:葡萄粉30%、柑橘粉20%、绿茶粉12%、蓝莓粉14%、甜菊糖苷0.3%、三氯蔗糖0.2%、柠檬酸6%、酒石酸5%、单硬脂酸甘油酯0.03%、β-环糊精0.04%、海藻酸钠0.05%、低聚异麦芽糖10%、维生素 C 1.3%。如何根据这个配方制备固体饮料呢?

【交流研讨】

根据已有常识,结合你的思考,设计多酚果蔬粉固体饮料的调配方案,在小组内进行交流,并说出方案中每一步操作的理由。

结合果香型固体饮料配制的工艺流程,可以得到多酚果蔬粉固体饮料的制作方案。调配的具体操作如下:

(1)将多酚果蔬粉固体饮料的基料、麦芽糊精、维生素 C 等严格按照比例加入 250 mL 的玻璃杯中,再加入一定量的水,并搅拌均匀。

(2)将甜味剂(甜菊糖苷、三氯蔗糖)粉碎成粒子直径 80 ~ 100 目,然后按比例加入 250 mL 的玻璃杯中,混合均匀。

(3)将酸味剂(柠檬酸、酒石酸)溶于适量的水中,然后向所得溶液中加入稳定剂(单硬脂酸甘油酯、β-环糊精、海藻酸钠),搅拌溶解。将溶解后的溶液一并加入 250 mL 的玻璃杯中,搅拌混合均匀。注意:整个过程的加水总量应控制在投料总量的 5% ~7% 。

【交流研讨】

调配好的多酚果蔬粉固体饮料应如何进行质量评价? 你的评价依据是什么?

如何评价固体饮料的质量,目前国家尚未出台统一的标准。结合普通饮料质量标准和果香型固体饮料的行业准则,多酚果蔬粉固体饮料的产品质量可从感官指标、理化指标和微生物指标 3 个维度进行评价。感官指标主要包括:

(1)色泽:具有相应鲜果的色泽,且均匀一致。

(2)杂质:无肉眼可见的外来物质。

(3)冲调剂:溶解快、透明清晰或均匀浑浊。

(4)香味:具有基质底料对应的果蔬应有的香气及滋味,无异味。

(5)形态:疏松状粉末,不结块、无颗粒,冲溶后呈浑浊或澄清液。从理化指标来看,具体要求如表 3.15 所示。从微生物指标来看,细菌总数≤1 000 个/g、大肠菌群≤30 个/g、不得检出致病菌。

表 3.15 　多酚果蔬粉固体饮料质量评价的理化指标

项目		水分	铅(以 Pb 计)/(mg·kg^{-1})	砷(以 As 计)/(mg·kg^{-1})	铜(以 Cu 计)/(mg·kg^{-1})	溶解时间/s	颗粒度/%	食品添加剂
指标	颗粒状	≤2	≤1.0	≤0.5	≤10	≤60	≥85	符合《食品安全家国标准　食品添加剂使用标准》(GB 2760—2014)的规定
	粉末状	≤5						

【动手实验】

按下列配方配制多酚果蔬粉固体饮料,并进行感官评价

葡萄粉30%、柑橘粉20%、绿茶粉12%、蓝莓粉14%、甜菊糖苷0.3%、三氯蔗糖0.2%、柠檬酸6%、酒石酸5%、单硬脂酸甘油酯0.03%、β-环糊精0.04%、海藻酸钠0.05%、低聚异麦芽糖10%、维生素C 1.3%。

按配方配制的多酚果蔬粉固体饮料具有以下特点:
(1)产品色泽鲜亮,深浅适宜;
(2)具有特有的清香味和淡淡的果香;
(3)口感舒适,酸甜可口,且质地均匀一致,溶解性较好;
(4)色、香、味俱佳。

在完成多酚果蔬粉固体饮料的研制之后,往往还需要对产品进行必要的包装和采取合适的保存方法。接下来,我们探讨多酚果蔬粉固体饮料的包装。

活动2　设计多酚果蔬粉固体饮料的包装

【交流研讨】

产品的核心卖点是什么?怎样用图案来表示?

产品的卖点就是该产品与其他产品相比的差异性价值,这种差异性来自两个方面:一是固体饮料本身,二是产品的包装设计。这两方面的内容都要从产品或品牌的情感利益出发,让情感利益触动消费者心理,成为购买产品的理由。从某种意义上讲,卖点就是促进消费者购买产品的"触点"。而消费者对产品的理解和认识,往往是通过产品的包装设计(即包装的器皿设计和视觉设计)来加以理解和认识的。如何让产品的卖点打动消费,就必须通过美妙的包装设计——标签和器皿来呈现。

【交流研讨】

在进行器皿设计与标签图案设计时,应遵循怎样的设计原则?

器皿设计包括造型设计、材质设计、开启方式设计。造型设计是指饮料瓶体的外观形态设计。美妙的瓶体造型设计是将饮料瓶当作一种艺术品,融入物理学、美学以及人机工程学的相关理论;设计器皿造型时应处理好对比与协调、对称与平衡、节奏与韵律、整体与局面、变化与统一、动感与静感的关系,使设计的饮料瓶造型具有和谐感。材质设计主要考虑的是环保与安全问题。目前常用的饮料包装材质主要为铝质金属材料(如易拉罐)、纸质、玻璃、塑料等,如何选择饮料的包装材质? 主要是根据饮料对材质的透气性需求。而开启方式的设计应符合国家相关规定,体现方便、合理、宜人化的特点。

标签设计,又称为视觉设计,包括图形设计、文字设计、色彩设计3个部分。图形设计中的图形元素是最直观、最清晰反映产品属性的元素,设计要做到简约、精致、恰到好处。文字设计在包装设计中主要起到承担信息传递的作用,通过文字排版和艺术处理来表达产品的属性和特点。色彩设计应注意色彩、色调、色度、饱和度、冷暖色等的合理搭配,运用得好就能给人以强烈的视觉感,打动消费者,从而产生购买行为。

在明确了饮料包装设计的基本要素及要求后,接下来就多酚果蔬粉固体饮料的包装进行自主设计。

【动手设计】

请根据你的想法和包装设计要求,给多酚果蔬粉固体饮料进行包装设计,绘制设计图,并说明设计理由。格式如下:

多酚果蔬粉固体饮料的包装

设计图:

设计要点说明:

包装设计的材质选用及理由:

【展示交流】

在小组展示固体饮料的包装设计,互相评价方案的优点和特点。

多酚果蔬粉固体饮料的包装设计是否科学、合理,主要从4个方面展开评价,即功能性、环保性、安全性和审美性。其中,功能性主要从保护饮料防变质、便于运输与储藏、识别与促进产品销售等方面进行评价。

【交流研讨】

在产品包装设计中应该如何将产品卖点与产品目标相匹配?

产品目标包括质量目标和销售目标人群。而产品卖点要解决的是消费者的需求问题。从消费者的视角来看,产品的包装设计需要将产品卖点和产品目标高度匹配。如何实现匹配? 一是要将产品的配方和营养成分、食用方法、保质期、贮藏方法、适用人群等项目内容融入视觉设计(即标签设计),让消费者明白产品的营养价值和目标人群。二是运用合适的视觉图案将饮料的基料以新鲜果实的形式呈现给消费者,让消费者明确该产品是绿色饮料。三是用鲜活的广告语反映该产品与众不同的特殊功能与特色营养价值。四是文字排版时注意运用多种手段凸显核心卖点的视觉效果等。

【交流研讨】

请围绕包装材料、容器、图案、宣传语等进行深入研讨,确定各项内容设计的要求和标准。

对饮料包装进行精细化设计时,务必考虑将消费者对饮料的认可心理、包装设计与产品卖点有机融合。而解决这一难题的基本思路就是对包装进行创新设计,而创新应体现情感化、系列化、差异化[1]。

饮料包装的情感化设计包括包装造型和包装视觉的情感化。美国心理学家、苹果公司先进技术组副总裁唐纳德·A.诺曼认为"产品真正的价值是可以满足人们的情感需要,真正的设计是要打动人,它要能传递感情、勾起回忆、给人惊喜。只有在产品、服务和用户之间建立起情感的纽带,通过互动影响了自我形象、满意度、记忆等,才能形成对品牌的认知,培养对品牌的忠诚度,品牌成了情感的代表或者载体"。可见情感化在饮料包装设计中的重要性。视觉情感化设计体现在趣味化设计、仿生设计、图案设计。趣味化设计要求采用夸张、拟人、比喻等手段,利用诙谐的语言设计,使包装设计具有趣味性和亲和力。仿生设计不仅可以让消费者感受到趣味性,而且更重要的是让饮料充满了生命力。图案设计需要通过图形表现力让瓶体具有良好的视觉效果。简而言之,情感化设计就是要让饮料活起来。

饮料包装的系列化设计是指在设计饮料包装时,对一些共性的包装设计特征进行系统化设计,呈现出一系列整体而又有变化的视觉形象,使其能够给消费者强大的视觉阵容。系列化设计要想吸引消费者,就要突出涂鸦插画图形元素和诙谐幽默,品牌一定要醒目等(图3.6、图3.7)。

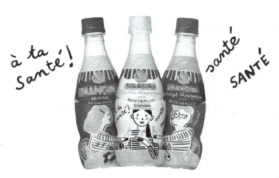
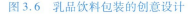

图3.6　乳品饮料包装的创意设计

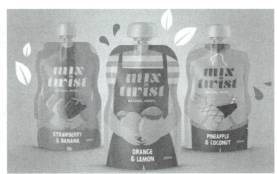

图3.7　果汁汽水包装的创意设计

饮料包装的差异化设计应以某一元素为突破口进行创意设计,使其与已有的饮料包装设计存在显著差异,其目的在于求新、求异、求变。

厘清了饮料包装设计的创新思路之后,接下来,将在原有多酚固体饮料包装设计的基础上进行再优化,再设计。

---

[1]　梁妍妍. 饮料包装设计创新途径探析[D].北京:北京印刷学院,2017.

【动手设计】以小组为单位,根据创新设计要求对事先设计好的产品包装进行再优化。

【交流展示】小组展示优化后的产品包装设计。

学习评价

【成果交流】

以决明子、荷叶、山楂、桑叶等为原料,其他原料自选。在家自制一种减肥降脂的固体饮料并设计好包装。两周后提交配制的固体饮料。

【活动评价】

1.项目通过设置【交流研讨】【市场调研】【资料卡片】等,了解学生的信息获取与整理能力、知识获取与问题解决能力。

2.项目通过设置【方法导引】,引导学生进行产品设计规划和饮料配方设计,从而了解学生运用方法论去解决现实问题的能力。

3.项目通过设置【动手实验】【实验探究】等,探索多酚果蔬粉固体饮料的优化策略,重在了解学生的动手操作能力、实验设计能力以及实验数据的分析、处理能力。

4.项目通过设置【动手设计】【交流研讨】【交流展示】等,探讨固体饮料的包装设计,旨在了解学生运用跨学科知识解决实际问题的能力。

【自我评价】

本项目通过对研制一款多酚果蔬粉固体饮料的探讨,重点发展学生模型认知与证据推理、科学探究与创新意识等方面的核心素养。评价要点如表3.16所示。

表3.16　关于发展学生模型认知与证据推理、科学探究与创新意识的评价要点

发展的核心素养		学业要求
证据推理与模型认知	能根据多酚果蔬粉固体饮料调配过程可能产生的麻烦着手设计方案、寻找实验证据、得出结论;能够根据解决产品设计类问题的一般思路去规划多酚果蔬粉固体饮料调配的任务要点并展开项目学习;能够基于饮料配方设计的基本原则对多酚果蔬粉固体饮料进行配方优化,获取最佳调配工艺	1.能根据解决产品设计类问题的一般思路和饮料配方设计的基本原则及其步骤,对多酚果蔬粉饮料的研制进行任务规划; 2.能基于实验法在科学研究中的意义研究多酚果蔬粉饮料配方的优化过程,并从中找到配方优化的实验证据,获得最佳饮料调配方案; 3.能通过饮料包装设计的探讨了解包装设计的基本原则、具体要求、评价方法,初会学会制作简易的、具有一定创新性的饮料包装
科学探究与创新意识	能够根据饮料配方优化的原则及操作步骤,设计多酚果蔬粉固体饮料的优化方案,并能通过实验法获取实验证据,得出结论;能够基于产品卖点与包装设计的融合创新,展开产品包装设计探讨,并能设计出具有一定创新的饮料包装	

项目4 酿造美味可口的功能性米酒

学习目标

1. 掌握米酒发酵的原理和能够自主酿造米酒,并通过米酒制作,了解微生物在传统发酵工业中的应用及重要意义。

2. 学生通过发现问题、寻找麻烦成因、提出解决策略、进行实验论证等系列活动,初步掌握产品从有到优的设计理念,形成产品设计类问题解决的一般思路和方法,并能运用解决产品设计类问题的一般思路去解决生活中遇到的现实问题。

3. 学生通过制作米酒和设计米酒包装,初步懂得如何将产品的卖点和包装设计进行融合,设计出有创意的包装,从而培养学生运用跨学科知识解决现实问题的能力。

项目导引

米酒作为一种传统的酒饮料,曾是古人祭祀天地、庆贺征战或农业丰收不可或缺食品。据《周礼·天官·酒正》中记载:"辩三酒之物,一曰事酒,二曰昔酒,三曰清酒。"如此的美酒佳肴,我们应该如何去酿造,让这一工艺得到传承和发展呢?

本项目将通过初步设计米酒酿造工艺、优化米酒酿造工艺和动手制作米酒三大任务,让学生掌握米酒的酿造原理,学会通过实验探究优化米酒酿造工艺条件,懂得如何结合米酒卖点进行合理的包装设计等,从而掌握解决产品设计类问题的一般思路。

【方法导引】

产品设计类问题解决的一般思路

解决产品设计类问题的一般思路	第一步:明确目标	第二步:概念设计	第三步:精细、具体设计	第四步:权衡、优化统整	第五步:循环、重复设计	第六步:反思、提炼问题解决的关键策略
任务规划要点						

任务1 初步设计米酒酿造工艺

米酒酿造过程是大米中的淀粉在酒曲中根霉菌等微生物产生的糖化酶作用下转化为葡

萄糖、蛋白质通过蛋白酶系转化为氨基酸、脂肪在脂肪酶作用下转化为甘油和脂肪酸[1]；酵母又将葡萄糖经糖酵解途径转化为酒精，如图4.1所示。大米经过糖化和发酵过程就会形成独特的米酒风味。

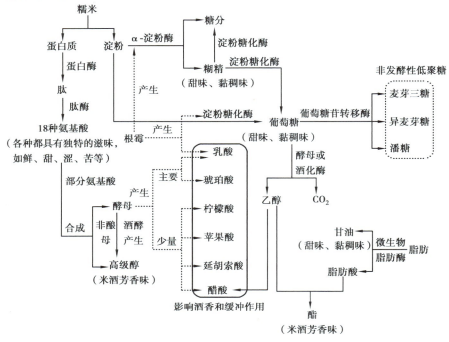

图4.1　米酒发酵涉及的原理及风味物质的产生过程

　　本任务将结合米酒酿造的基本原理，通过制作米酒酿造说明书、自酿米酒、设计米酒酿造流程等活动获取米酒酿造的基本流程。

活动1　调研米酒酿造文化，设计米酒酿造说明书

【市场调研】

1. 走近图书馆，查阅相关文献，了解我国米酒酿造的历史文化。

2. 分小组走近附近的超市，调查现有市售米酒的功能、主要成分及特点。

【交流研讨】

米酒的适用人群以及产品的功能、特点。

　　我国酿酒始于夏朝，历经商周、秦汉，距今已有6 000余年历史。酿酒均以果粮为原料，经蒸煮、加曲发酵、压榨出酒而制得。日本的清酒也源于中国。公元前1500年就有甲骨文记载祭祀用酒；公元前8世纪就出现诗人吟诗描绘醉酒的情景[2]；公元前1000年左右，我

---

[1]　程秀秀.黄酒组成成分与原料糯米营养成分的相关性研究[D].杭州:浙江农林大学,2014.

[2]　孙健.花卉米酒工艺及陈酿的研究[D].扬州:扬州大学,2013.

国就已掌握发酵酿酒技术,并使用经过浸泡、煮熟的谷物为原料,利用酒曲酿造较高酒精度的粮食酒。

　　米酒质地均匀、酒液清澈、醇香浓郁、柔和爽口,具有增强食欲、补养气血、健脾、益胃、解渴消暑、舒筋活血、祛风除湿、促进血液循环、润肤美白的功效;用于烹饪食品时,还有消除腥膻气味,增加醇香甜味,增强食欲的作用。因此,古诗盛赞米酒"曲米酿得春风生,琼浆玉液泛芳樽"。米酒不仅是一种健康饮品,为产妇提供滋补,还可以促进产妇产奶。

【交流研讨】

　　1.结合对米酒酿造文化的调研结果,请设计米酒酿造说明书,并将设计结果填写在下表中。

米酒酿造说明书
原料配方:
饮用方法:
储存方法:
酿造工艺流程:
注意事项:

　　2.在小组内相互评价,并在评价的基础上完善米酒酿造说明书。

　　米酒的品种繁多,既有直接用糯米酿造的米酒,也有在糯米中添加中药食同源类植物而酿造的米酒,如香蕉米酒、玉米米酒、花青素桑葚米酒、川明参糯米酒、雪梨汁米酒、柿子米酒、魔芋米酒等。不论是何种米酒的制作,其制作流程大致如图4.2所示。

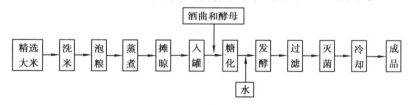

图4.2　米酒发酵工艺流程

在明确酿酒过程后,接下来进行自酿米酒。

活动2　自酿米酒

【交流研讨】

　　请利用糯米、酒曲和其他原料(自选)在家自制米酒,并记录下各步骤操作的要点。记录要点格式如下:

主要原料:×××(品牌名称)糯米××kg　×××(品种名称)酒曲 ××××(添加量)

各步操作要点:

说明:

【交流研讨】

1. 对所酿造的米酒品质进行评价。与其他同学的进行比较,看看谁酿造的米酒的品质较好?

2. 与市场上销售的米酒相比,自酿的米酒存在哪些缺陷?请设计方案加以解决。

自酿的米酒容易出现下列问题:(1)酸甜度不协调,发酸;(2)发苦;(3)变质、发黑;(4)酒味浓烈而不甜。

【交流研讨】

米酒在发酵过程中出现发酸、发苦、变质发黑以及酒味浓烈而不甜的原因是什么?请查阅相关资料加以说明。

米酒酿造出现的问题往往与操作不当有密切的关系。

米酒发酸是未控制好发酵时间的缘故。因为米酒发酵过程是酒曲中的根霉菌、酵母共同作用的过程。先是根霉菌产生的糖化酶将淀粉变成葡萄糖,酵母再将葡萄糖转化为乙醇,乙醇在产酸菌的作用下氧化成乙酸[1]。可见,发酵时间越长,产生的酸的量就越多,米酒就自然变酸了。

米酒发苦与米酒酿造过程感染杂菌有关。造成杂菌污染的原因可能是使用的器皿不干净,或有油污;也可能是发酵过程频繁打开容器导致。此外,糯米未蒸熟,淀粉未完全糊化,也给细菌滋生提供了条件。

米酒的变质、发苦也与杂菌污染有关。这种情况是由于米酒发酵前,糯米就被杂菌污染,导致酒曲中的根霉菌和酵母生长不活跃所致。

米酒酒味浓烈而不甜,可能有3个原因:一是发酵时间过长,糖几乎完全转化为乙醇;二是糖化过程不充分,受到抑制,使糯米中的淀粉不能够完全转化为葡萄糖,而糖化产生的有限葡萄糖转化为乙醇[2]。三是发酵过程条件控制不当。发酵醅装入量太多,密封发酵时,容器内空气量太少,影响根霉菌生长、繁殖并产酶,导致糖化无法彻底;同时,发酵温度过高,超过了根霉菌的最适温度,导致根霉菌活性不够而酵母仍然处于较高活性或存活状态。还与发酵时由于糖化时氧气的量少,根霉菌生长受限。

由此可见,在米酒酿造过程应做好以下工作:一是做好糖化前的准备,做到糯米浸泡、蒸

---

[1] 梁晓峰. 清爽型客家米酒新工艺研究[D].广州:仲恺农业工程学院,2015.

[2] 胡鹏飞. 燃料乙醇生产过程中半连续同步糖化发酵模拟与优化[D].天津:天津大学,2015.

煮达到质量标准;二是酿造过程严防杂菌污染;三是确保糯米中淀粉充分糖化;四是严格控制米酒的发酵温度和时间。

活动3　设计米酒酿造工艺流程

【交流研讨】

请借助互联网和所学知识,自主设计米酒的酿造工艺流程。然后在小组内交流,交流时重点介绍流程图的设计依据和操作注意事项。

根据自酿米酒时出现的问题及原理,在米酒酿造过程需要处理好以下问题:

(1)对蒸煮糯米及米酒发酵容器必须进行高温杀菌,防止杂菌污染。

(2)充分泡粮,做到轻搓而碎;

(3)严控糯米蒸煮时间,一般25 min左右,不能出现夹生或过熟。

(4)为了确保酒曲中根霉菌正常生长、繁殖,在糖化前需对蒸煮的米饭充分冷却到根霉菌生长的最适温度范围之内,并用凉开水淋洗、搅散米粒;糖化时应控制糖化温度在根霉菌产生的糖化酶活性温度范围之内,并控制好糖化时间。

(5)密封发酵时合理装粮,并控制好发酵温度和时间,确保根霉菌活性和酵母活性,使糖化彻底和酒精发酵正常进行。

(6)及时终止发酵。发酵完成后通过高温煮沸或蒸馏方式使酒体中的酶失活和杀菌,终止发酵。

基于上述要求,米酒自酿过程的流程设计如图4.3所示。

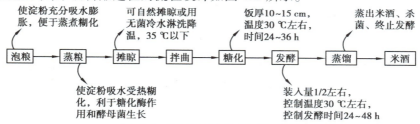

图4.3　米酒自酿过程的流程设计

接下来,将对米酒自酿流程中的工艺条件进行初步优化。

【拓宽视野】

扫描下面的二维码,了解米酒的感官评分标准体系及操作方法。

米酒的感官评分标准体系及操作方法

任务2 优化米酒酿造工艺

根据任务1得到如图4.3所示的米酒酿造流程只是一个初步方案,还有一些具体的工序有待优化和完善。接下来,将结合图4.3所示的酿造流程对原料米选择、甜酒曲的选择及其添加量、糖化与发酵时间等关键环节进行实验优化。

【资料卡片】

米酒的总酸、总糖、氨基态氮的检测方法

(一)总酸的测定

参照《黄酒》(GB/T 13662—2018)中的方法,吸取25 mL待测甜酒液于150 mL锥形瓶中,加入除去 CO_2 的蒸馏水25 mL,摇匀,加两滴酚酞指示剂。用0.1 mol/L NaOH标准溶液滴定至微红色,30 s内不褪色,记下此时所用标准碱液的体积 V_1 mL。用水代替试液做空白实验,此时所用的NaOH标准液体积为 V_2 mL。同一被测样品检测3次,取平均值[1]。总酸含量(以乙酸计)计算公式如下:

$$总酸含量(g/L) = 1\,000 \times \frac{c(NaOH) \times (V_1 - V_2) \times K \times F}{V(吸取的酒样体积,mL)}$$

式中,K 为酸的换算系数,按乙酸0.06换算,即消耗1 mol NaOH相当于0.06 g乙酸;若按乳酸计,K 则取0.09。F 为酒样稀释倍数。

(二)总糖的测定

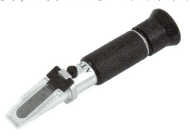

图4.4 手持式糖度计

采用手持式糖度计(图4.4)测定可溶性固形物,表征米酒的总糖含量。操作流程如下:(1)校正检测。用吸管将2~3滴纯净水滴于棱镜表面,轻轻盖上盖板,使溶液遍布表面,用螺丝刀调整螺母,使蓝白分界线对准0%的位置,校正完毕,打开盖板,用布把水擦拭干净。(2)试样糖度的检测。将待测液滴于棱镜表面,轻轻盖上盖板,避免产生气泡。将仪器对准光源或明亮处,转动目镜,调节手轮,使视场的蓝白分界线清晰,分界线的刻度值即为溶液的浓度值。(3)测试完成后,将棱镜擦拭干净,妥善干燥保存。

(三)氨基态氮的测定

参照《黄酒》(GB/T 13662—2018)中的方法:取10 mL酒样,置于150 mL烧杯中,加50 mL蒸馏水,开动磁力搅拌器,用0.1 mol/L NaOH标准液滴定至 pH=8.2。然后加入10 mL甲醛溶液,混匀。再用0.1 mol/L NaOH标准液滴定到 pH=9.2,记下此时消耗的NaOH溶液的体积 V_3 mL。再用蒸馏水代替酒样,重复上述操作,做空白实验,记录下用0.1 mol/L

---

[1] 吴进菊,陈开霜,吴国中,等.不同甜酒曲对甜酒酿品质和滋味的影响[J].中国酿造,2016,35(12):94-98.

60

NaOH 溶液滴至 pH=9.2 时所用的 NaOH 标准液的体积 V_4 mL。则酒样中氨基酸态氮的含量按下式计算:

$$氨基酸态氮含量(g/L) = \frac{c(NaOH) \times (V_3 - V_4) \times 0.014 \times F}{V(吸取的酒样体积,mL)}$$

式中,F 为酒样稀释倍数。

活动1　合理选择米酒原料

【实验探究】

探究原料种类对米酒滋味和品质的影响

将灿米、粳米、糯米经浸泡、蒸煮、摊晾等操作后,按 0.6% 的比例(质量比)添加安琪甜酒曲并混合均匀,同时按 1:1.5 的加水比加入冷开水,扒窝,于 30 ℃ 的恒温条件下糖化发酵 48 h。然后对米酒品质进行描述和感官评分。测定结果记录在表 4.1 中。

表 4.1　对不同原料米酿造的米酒进行评价

原料米	品质描述	感官评分
灿米		
粳米		
糯米		

【交流研讨】

根据评价结果,你认为什么样的大米适用于米酒的酿造? 已知灿米、粳米及糯米的主要成分对比如表 4.2 所示。

表 4.2　灿米、粳米及糯米的主要成分对比

大米品种	总淀粉/%	支链淀粉/%	直链淀粉/%	支/直比	蛋白质/%	脂肪/%
灿米	77.3	53.3~57.3	20~24	2.22~2.87	8.3	1.0
粳米	75.7	57.7~60.7	15~18	3.2~4.0	7.3	0.4
糯米	76.98	76.42	0.56	136.46	5.8	0.2

通过上述实验表明,支链淀粉含量越高的原料,在相同条件下酿造的米酒品质越佳。直链淀粉含量越高的原料,酿造的米酒酸味、涩味明显偏高。这是由于支链淀粉比直链淀粉的分子结构更加疏松、更容易浸渍和蒸煮、出饭率高等原因造成的。

可见,在米酒酿造的原料选择上,最适宜的原料为糯米。

活动2　探索甜酒曲对米酒品质的影响

甜酒曲作为米酒酿造不可缺少的发酵剂,其质量的高低会直接影响米酒的口感和品质。

因此,选择合适的甜酒曲是酿造米酒的关键所在。甜酒曲应选择什么品种呢? 接下来,我们将通过实验的方式来进行选择。

【实验探究】

探究不同甜酒曲对米酒品质的影响

提供的大米:糯米(市售)。

提供的甜酒曲:安琪甜酒曲、双龙甜酒曲、力克酒曲、蜜蜂甜酒曲、太白浓缩甜酒药、农家自酿糯米酒手工酒曲、川竹方形甜酒曲。

试剂:0.1 mol/L NaOH 标准液、酚酞试液。

仪器:糖度计、碱式滴定管、锥形瓶、25 mL 移液管。

操作过程:称取 1 000 g 糯米,按图 4.1 所示流程酿造米酒。按 0.6% 的比例分别添加安琪甜酒曲、双龙甜酒曲、力克酒曲、蜜蜂甜酒曲、太白浓缩甜酒药、农家自酿糯米酒手工酒曲、川竹方形甜酒曲,加料水比为 1∶1.5,在 30 ℃ 条件下进行米酒的糖化、发酵。每隔一天测定一次米酒中的总酸量和总糖度。将结果记录在表 4.3 中。

表 4.3　使用不同甜酒曲时米酒中的总酸、总糖度含量

甜酒曲品牌	总酸/$(g \cdot L^{-1})$	总糖度/%
安琪甜酒曲		
双龙甜酒曲		
力克酒曲		
蜜蜂甜酒曲		
太白浓缩甜酒药		
农家自酿糯米酒手工酒曲		
川竹方形甜酒曲		

【交流研讨】

根据实验数据,你认为选用什么样的甜酒曲酿造米酒最佳?

使用不同的甜酒曲酿造糯米米酒,糯米米酒中总酸、总糖度等随发酵时间的延长,其变化的规律也有所不同,得到的米酒,其口感和品质也有一些差异。根据不同群体对米酒口感的需求,在酿造米酒时可以选择不同的甜酒曲作为发酵剂。下面以安琪甜酒曲作为发酵剂,探讨酒曲添加量对米酒品质的影响。

【实验探究】

探究酒曲添加量对米酒品质的影响

称取 1 000 g 糯米,按图 4.1 所示流程自酿米酒,安琪甜酒曲添加量分别为 0.2%、

0.4%、0.6%、0.8%、1.0%,加料水比为1:1.5,在30 ℃条件下恒温糖化发酵48 h。测定不同酒曲添加量时米酒中酒精度、还原性糖含量、总酸含量、氨基酸态氮含量,同时对米酒的感官品质进行评价。

【交流研讨】

1.根据实验结果绘制不同酒曲添加量与米酒中酒精度、还原性糖含量、总酸含量以及氨基酸态氮含量的变化曲线,并根据曲线说明酒曲添加量对米酒品质的影响规律。

2.结合酒曲对米酒品质的影响规律和感官评价,你认为最佳的酒曲添加量是多少?判断的依据是什么?

安琪甜酒曲添加量对米酒中还原性糖、酒精度、总酸及氨基酸态氮的含量具有一定影响,如图4.5所示。由图4.5可知:还原性糖的含量、酒精度、总酸含量均随酒曲添加量的增加而呈现出先增大后减小的变化趋势,其中酒曲添加量为0.4%时,酒精度、总酸含量、还原性糖含量均达到最大,分别为5°(V/V)、6.3 g/L、5.0%。酒曲添加量大于0.6%后,还原性糖含量开始逐渐下降,大于0.8%时下降幅度较大。氨基酸态氮含量则随着酒曲添加量的增加而呈现先降低后增大的变化趋势,在酒曲添加量为0.8%时达到最低,出现上述变化趋势的原因是酒曲添加量增加,米酒中总蛋白酶的活性增大,导致米酒中含氮化合物增多。由于氨基酸态含量过高使米酒的苦涩味加重,综合考虑米酒口感,选择0.8%的酒曲添加量较为适宜。

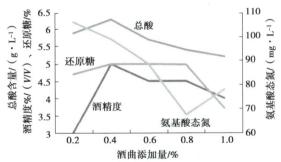

图4.5　酒曲添加量对米酒品质的影响

活动3　探索酵母用量对米酒品质的影响

在米酒发酵阶段,使酵母成为优势菌种,促进酒精发酵。往往在糯米中添加甜酒曲的同时添加一定量的酵母,优化米酒的发酵,以达到改善米酒风味的目的。但酵母添加量太多或太少,都会影响米酒的香味、酒精度及酸甜度。因此,选择合适的酵母添加量与甜酒曲添加量同等重要。

【实验探究】

探究酵母添加量对米酒品质的影响

称取1 000 g糯米,按图4.3所示流程自酿米酒,酒曲添加量为0.8%,酵母添加量分别为 0.2‰、0.4‰、0.6‰、0.8‰、1.0‰,加料水比为 1:1.5,在 30 ℃条件下恒温糖化发酵 48 h,并测定不同酵母添加量时米酒中酒精度、总酸含量、氨基酸态氮含量,并对糯米米酒的感官品质进行评价。

【交流研讨】

1. 根据实验结果绘制不同酵母添加量与米酒中酒精度、总酸含量以及氨基酸态氮含量的变化曲线,并根据曲线说明酵母添加量对米酒品质的影响规律。

2. 结合酵母对米酒品质的影响规律和感官评价,你认为最佳的酵母添加量是多少?判断的依据是什么?

酵母对米酒酒精度的影响变化曲线如图 4.6 所示。由图 4.6 可知:米酒中酒精度随酵母添加量的增加而呈现先增加后减少的变化趋势。酵母用量在 0.2‰~0.4‰时,酒精度增加速率较快;在 0.4‰~0.8‰时变化非常平缓,变化量几乎可以忽略不计;在 0.8‰~1.0‰时,酒精度反而下降,从米酒酒精度的角度来看,0.4‰的酵母添加量是适宜的。米酒中的总酸含量随着酵母添加量的增加而呈现先减小后增大的趋势,在 0.4‰~0.8‰的酵母菌添加量范围内,总酸含量变化不明显,从总酸含量的角度来看,选择 0.4‰的酵母添加量是可行。米酒中氨基酸态氮的含量会随着酵母添加量的增加而呈现下降趋势,这是由于酵母含量越高、酵母生长越旺盛,从而导致酵醪中含氮化合物增多的缘故。

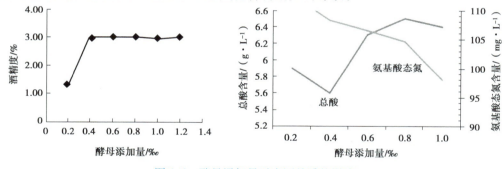

图 4.6　酵母添加量对米酒品质的影响

综合上述分析,结合感官评价,可选择 0.6‰的酵母添加量作为米酒酿造的最佳条件。

活动 4　探索糖化时间对米酒品质的影响

米酒糖化过程是酒曲中的根霉菌产生的糖化酶将淀粉转化为可发酵性糖的过程。如果时间过长或过短,都会影响淀粉的糖化程度,造成米酒的出酒率较低。糖化程度过低,淀粉糖化就不彻底;糖化程度太大,发酵时渗透压过高,则不利于酵母生长[1]。此外,酵母生长、

---

[1]　侯红萍,肖冬光.小曲酒生产中根霉曲培菌糖化过程动力学的研究[J].酿酒科技,1999(1):26-28.

繁殖需要一定的时间,糖度过高会引起杂菌繁殖、污染产酸菌,造成米酒产生尖酸感[1]。因此,淀粉的糖化过程必须适中,才不会影响米酒发酵过程的出酒率。该如何控制米酒的糖化过程呢?接下来,我们通过实验的方式来加以优化。

【实验探究】

探究糖化时间对米酒品质的影响

称取 1 000 g 糯米,按图 4.1 所示流程自酿米酒,酒曲添加量为 0.8%,酵母添加量为 0.6‰、1.0‰,加水比为 1:1.5,分别测定在 30 ℃下糖化 12 h、24 h、36 h、48 h、60 h、72 h 制得的米酒中还原性糖的含量。

【交流研讨】

1. 根据实验结果绘制不同糖化时间与米酒中还原性糖含量的变化曲线,并根据曲线说明糖化时间对米酒中还原性糖的影响规律,并加以解释说明。

2. 结合糖化时间对米酒中还原性糖的影响规律,你认为最佳的糖化时间是多少?判断的依据是什么?

米酒发酵前的糖化时间与米酒中还原性糖含量之间不具有线性关系,如图 4.7 所示。随着糖化时间的延长,米酒中还原性糖的含量总体呈现先增大后减小的变化趋势,在 48 h 时还原性糖含量达到最大值。其中在糖化 24 h 之前,还原性糖含量增长速度快;24 h 后增长速度非常缓慢;糖化 48 h 后还原性糖含量呈现下降趋势。由此可见,糖化时间控制在 24 ~ 48 h 即可。

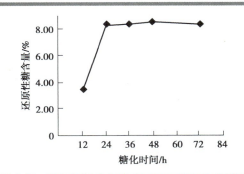

图 4.7　糖化时间对米酒中还原性糖含量的影响

活动 5　探索发酵时间对米酒品质的影响

发酵时间对米酒中的酒精度和总酸的影响较大。这是由于米酒在发酵过程中,葡萄糖首先在酒化酶的作用下转化为乙醇,然后再将乙醇转化为乙酸。米酒中酸度过大,不仅会影响酵母发酵,还会引起杂菌生长,影响酒的品质。

【实验探究】

探究发酵时间对米酒品质的影响

称取 1 000 g 糯米,按图 4.1 所示流程自酿米酒,酒曲添加量为 0.8%,酵母添加量为 0.6‰、1.0‰,加水比为 1:1.5,分别测定在 30 ℃下糖化发酵 24 h 后再发酵 12 h、24 h、36 h、48 h、

[1]　ORTEGA-HERAS M, GONZÁLEZ-SANJOSÉ M L, BELTRÁN-S. Aroma composition of wine studied by different extraction methods[J]. Analytica Chimica Acta, 2002, 458(1):85-93.

60 h、72 h 米酒中总酸、酒精度的含量。

【交流研讨】

1. 根据实验结果绘制不同发酵时间与米酒中酒精度、总酸含量的变化曲线,并根据曲线说明糖化时间对米酒中酒精度、总酸含量的影响规律,请加以解释说明。

2. 结合发酵时间对米酒中酒精度、总酸含量的影响规律,你认为最佳的发酵时间是多少? 判断的依据是什么?

发酵时间对酒精度、总酸的影响较大。随着发酵时间的延长,米酒中的酒精度呈现先增加后降低的变化趋势,在发酵 48 h 时酒精度达到最大值,其中在 24~48 h 酒精度增长缓慢、变化较小,如图 4.8 所示。而米酒中的总酸的变化趋势与酒精度变化基本相似,如图 4.9 所示。综上所述,发酵时间可控制在 36~48 h,最佳时间为 48 h。

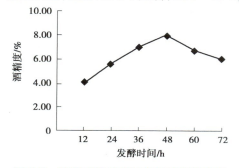

图 4.8　发酵时间对米酒中酒精度的影响　　　图 4.9　发酵时间对米酒中总酸含量的影响

综上所述,通过单因素实验获得的最佳实验条件是酒曲添加量为 0.8%、酵母添加量为 0.6‰、糖化时间 24~48 h、发酵时间 48 h。但是单因素实验所得的实验结果,并不能真正反映米酒发酵过程各个因素相互作用的结果。因此,我们还需要进一步探索酒曲添加量、酵母添加量、糖化时间、发酵时间等协同作用对米酒品质的影响。

【拓宽视野】

发酵过程中的控制因素

1. 发酵温度的控制。微生物生长都有其最适温度,不同类型微生物的最适温度不同。其中,嗜冷型微生物的最适温度为 0~26 ℃、嗜温型微生物的最适温度为 15~45 ℃、嗜热型微生物的最适温度为 37~65 ℃,嗜高温型微生物最适温度为 65 ℃以上。发酵时需要通过所用微生物的种类来控制其生长、繁殖温度。需要注意的是,温度对菌体的生产、产物合成的影响可能不同,即微生物的最适生长温度不一定是所需的代谢产物的最适温度。如谷氨酸产生菌的最适生长温度为 30~32 ℃,而产酸最适温度为 34~37 ℃;酵母最适发酵温度为 30 ℃,低于 10 ℃时仅能繁殖不能发酵,高于 40 ℃,酵母的生产能力就会受到抑制,甚至不能生存和发酵。

2. 酸度控制。不同微生物都有各自不同的适宜 pH。酵母的 pH 值为 3.8~6.0、细菌的

pH 值为 6.5 ~ 7.5、霉菌的 pH 值为 4.0 ~ 5.8、放线菌的 pH 值为 6.5 ~ 8.0。酸具有抑制微生物的作用,对绝大部分微生物而言,pH 低于 2 时,其生长受到抑制;也有少量耐酸型微生物可使 pH 升高。如霉菌耐酸、需氧,在生长时可消耗酸;酵母耐酸,使蛋白质水解产生氨基酸,也可以消耗酸。在发酵过程调控 pH 的方式通常有:通过向基础物料中添加缓冲剂调控 pH;根据发酵过程糖氮消耗所需补料调控 pH;利用酸味剂调节 pH;根据不同发酵阶段采用不同 pH。

3. 通气量(氧的供应)。根据微生物是需氧型还是厌氧型,来决定发酵过程是采用密封发酵还是敞开发酵。霉菌、醋酸杆菌是需氧菌,酵母是兼性厌氧菌,肉毒杆菌为专性厌氧菌。因此,发酵过程应根据引入的微生物类型,适当地提供或切断氧气以促进或抑制(发酵)菌的生长,使发酵向预期方向发展。

4. 补料的控制。发酵过程常常根据微生物生产代谢的规律采用"放料和补料"方式。当发酵到一定时间产生代谢产物后,少量、分批放出部分发酵液和补充部分新鲜营养液,起到控制抑制性底物浓度,防止基质浓度过大导致细胞死亡。适当补料操作能保证一定菌体的生产速度和效率,延长发酵产物生产周期,有利于提高产物产能,同时降低产品成本,但补料过程要注意不要受到杂菌污染。

活动6　探索不同因素协同作用对米酒品质的影响

【实验探究】
探究酒曲添加量、酵母添加量、糖化时间、发酵时间 4 个因素相互协同作用对米酒感官品质的影响

原料或试剂:糯米、安琪甜酒曲、安琪酿酒酵母等。

设备:便携式恒温发酵袋(箱)(可调节发酵温度)、米酒发酵罐(或 304 食品级不锈钢温控发酵桶)、蒸锅、饭甑子、纱布、水瓢等。

实施方案与步骤:

第一步:设计米酒品质的影响因素及水平(表4.4)。

表 4.4　影响米酒品质的因素及水平

水平	因素			
	A. 酒曲添加量/%	B. 酵母添加量/%	C. 糖化时间/h	D. 发酵时间/h
1	4	0.4	24	24
2	6	0.6	36	36
3	8	0.8	48	48

第二步:设计影响米酒品质的正交实验组(表4.5)。

表 4.5 　影响米酒品质的 $L_9(3^4)$ 正交实验组及数据处理

实验号	A	B	C	D	感官评分/分
1	1	1	1	1	89
2	1	2	2	2	82
3	1	3	3	3	80
4	2	1	2	3	78
5	2	2	3	1	80
6	2	3	1	2	82
7	3	1	3	2	83
8	3	2	1	3	90
9	3	3	2	1	80
均值1	83.667	83.333	87.000	83.667	
均值2	80.000	84.000	80.667	82.333	
均值3	85.000	81.333	81.000	82.667	
极值 R	5.000	2.667	6.333	1.334	

第三步:分小组按图 4.1 所示的流程进行酿酒实验。操作步骤如下:

(1)称取 1 000 g 糯米,用水清洗干净,并用水浸泡糯米 20 min。

(2)蒸饭。将泡好的大米放入饭甑子中铺平、蒸煮至饭粒开花。

(3)摊晾。将蒸好的糯米从饭甑子中倒出摊开,用冷开水浸没米饭 1 cm 左右并把饭打散,然后漏去水,冷却到 35 ℃ 以下。

(4)拌曲。将安琪甜酒曲和安琪酿酒酵母按特定添加量加入水瓢中,研碎,混合均匀。然后散在米饭上,拌匀。

(5)入罐糖化。将拌好曲的米饭装入洁净的恒温发酵箱或发酵桶中,占容器 1/2 多一点。刮平米饭,中间开个窝,然后盖上盖子,在 25 ~ 34 ℃ 糖化一定时间。

(6)发酵。糖化后加入一定的水,在 25 ~ 34 ℃ 条件下密封发酵指定时间。

(7)对发酵好的米酒进行感官评分。评分结果记录在表 4.5 中。

第四步:进行数据处理与分析。实验数据记录在表 4.5 中。

【交流研讨】

1.在酒曲添加量、酵母添加量、糖化时间、发酵时间 4 个因素中,对米酒感官品质影响的主次因素顺序是什么?

2.酿造米酒的最佳实验组合和工艺条件分别是什么?

根据极值 R 的大小,可以判断影响米酒感官品质的主次因素顺序依次为糖化时间>酒曲添加量>酵母用量>发酵时间。实验的最佳组合为 $A_3B_2C_1D_1$,即最佳米酒酿造工艺为酒曲添加量为 0.8%、酵母添加量为 0.6‰,糖化时间 24 h,发酵时间 24 h。

任务3　动手制作米酒

在获取酿造米酒的最佳工艺之后,接下来就可以酿造米酒和设计米酒包装了。

活动1　动手制作米酒并进行感官评价

【交流研讨】

在获得酿造米酒配方的前提下,要酿造米酒,你将面临的问题是什么?

在获得酿造米酒配方的前提下,还需要获取酿造米酒的基本步骤及注意事项,以及设计出反映米酒特色的包装,这些是动手酿造米酒时需要解决的问题。明确了需要解决的问题之后,就可以动手制作米酒了。

【拓宽视野】

酿造米酒的工艺流程

酿造米酒的工艺流程如图 4.10 所示。

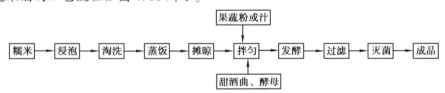

图4.10　酿造米酒的工艺流程

在实验室酿造米酒与工业上生产米酒具有很大的差异。那么,在实验室酿造米酒该如何操作呢?

【交流研讨】

请根据已有的生活经验,设计在实验室酿造米酒的流程图,并在小组内进行交流,相互评价。

设计的流程图:

设计的理由:

【展示成果】

各小组展示经研讨、完善后的实验室酿造米酒的流程图。

在实验室酿造米酒时,可以将工业上生产米酒的流程进行简化,最终形成如图4.11所示的酿造米酒流程。

泡粮、蒸饭 → 摊晾、拌曲 → 糖化、发酵 → 蒸馏 → 装瓶、贴标签

图4.11 实验室酿造米酒的流程图

在酿造米酒的过程中还需要注意以下问题:

(1)正确浸泡、蒸饭。糯米应当放在洁净、无污染的容器中浸泡,加水量超过糯米两指为宜。糯米泡至手轻搓即碎时,说明糯米米粒吸水已经涨好。然后将糯米放在有纱布的箅子上,均匀摊开,不宜太厚,上锅蒸煮,蒸熟即可。蒸煮时间不能太长,否则会造成米酒酿造失败。

(2)把控拌曲温度、合理施曲。将酒曲、酵母拌入米饭之前,必须将刚蒸熟的米饭降温至35 ℃以下。如果不作降温处理,直接拌曲,会导致酒曲和酵母中的微生物因温度过高而死亡,影响米酒发酵。

(3)控制好发酵温度和发酵时间。发酵过程应根据酒曲中的根霉菌和酵母的适宜生长环境、所产酶系的活性温度来确定发酵温度。通常情况下,发酵温度需控制在28～30 ℃,发酵时间大约2 d。

总体上讲,米酒发酵是否成功,应当明确"正确泡粮、蒸煮是前提,控制温度、合理施曲是关键,严控发酵温度和时间是保障"。

知道了实验室酿造米酒的流程和需要注意的问题之后,接下来需要关注的是如何对米酒进行感官评价。

【交流研讨】

请查询相关资料,了解米酒品质的评价指标,并绘制成思维导图,然后在小组内进行交流,形成米酒评价的基本方案。

糯米米酒的质量如何评价,虽然目前并没有具体的国家标准,但少数省市(如贵州、青岛等)却制定了相应的评价体系。根据《青岛春明调味品企业标准》(Q/CMTW0001S—2010),糯米酒的评价包括感官指标、理化指标和微生物指标3个维度。其中感官指标又分为5个二级维度,即色泽和外观,微黄色至深黄色,清亮透彻,有光泽,承诺包括容器底部有微量聚合物;香气,具有糯米酒特有的醇香,无异香;口味,醇厚甘甜、爽口、和谐纯正、无异味;风格,具有发酵型糯米酒特有风格;杂质,无肉眼可见的外来杂质。理化指标包含酒精度、总酸(以乳酸计)(≥3.0 g/L)、总糖(以葡萄糖计)(≥80.0 g/L)、氨基酸态氮(≥0.02 g/L)、无机砷含量(≤0.05 mg/L)、铅含量(≤0.5 mg/L)6个二级维度(指标)。微生物指标包括菌落总数(≤50 cfu/mL),大肠菌群(≤3 MPN/100 mL),致病菌(沙门氏菌、志贺氏菌、金黄色葡萄球菌)不得检出。

在确定了糯米米酒酿造的工艺流程和质量评价标准之后,就可以对自己酿造的米酒进行科学评价了。

【动手实验】

根据米酒酿造配方及发酵工艺条件酿造米酒,并对酿造的米酒进行感官评价。

实验原料:糯米 1 000 g、安琪甜酒曲添加量为 0.8%(8 g)、安琪酵母添加量为 0.6‰(0.6 g)。

发酵工艺:糖化时间 24 h、发酵时间 24 h。

【交流研讨】

请相互进行评价。

活动2　设计米酒的包装

【交流研讨】

什么是产品的核心卖点? 米酒的核心卖点包括哪些内容? 怎样用图案来表示米酒的核心卖点?

产品卖点是促使消费者购买产品的触点,也是与其他商品不同的差异性价值,表现为产品本身及其外在的包装设计。米酒的卖点应当包含两个方面的内涵:一是米酒本身的保健功能、品质及其适宜的消费群体(自饮、家庭聚会、亲友聚会等);二是融入米酒文化和现代审美观念的个性化、情感化、创新性的包装设计。这两方面的卖点都可以通过米酒的容器设计和标签设计来呈现。

【交流研讨】

在进行米酒器皿设计与标签图案设计时,应遵循什么样的设计原则?

米酒的包装材料设计是对包装容器(图 4.12)和构成产品包装的总称。米酒作为一种饮料、食品,包装材料的选择务必谨慎,应从食品安全和便于运输两个方面进行综合、权衡:一方面要考虑包装材料不能对米酒的品质产生负面影响,使用的材料必须符合"绿色化"要

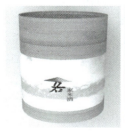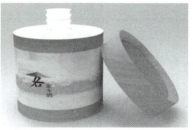

图 4.12　客家米酒的包装容器设计(竹制品)

求;另一方面要充分考虑在运输过程中,包装材料可以有效保护米酒不受外力破坏[1]。此外,材料成本、开启方便也是在包装设计时需要考虑的问题。

米酒的标签设计(又称为视觉设计)应包括文字设计、图形设计、色彩设计三大要素(图4.13、图4.14)。

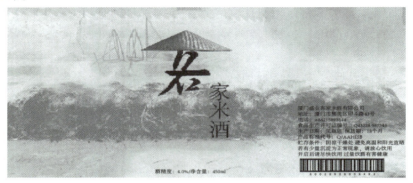

图 4.13　客家米酒的标签设计

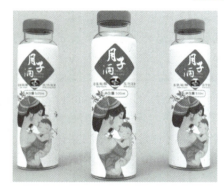

图 4.14　月子酒(即米酒)设计

文字设计要力求简洁,能够准确传达米酒这一商品所要表达的信息(如米酒的保健功能、原料表、保质期、食用方法等)即可。文字设计主要针对主体文体,运用历史悠久的书法元素来表达米酒深厚的文化内涵,能够给人一种韵律感、节奏感。

图形设计是标签设计的重要部分,它包括图案、形状、标识、符号等要素。设计过程中要体现米酒的地域文化特色、传统的酿酒文化,用简洁的符号化图案体现米酒文化的传承与创新,应体现设计者对产品的深层次理解与思考。切不可照抄照搬别人的设计图形。

色彩设计是给消费者的第一感觉或印象,在标签设计中占有主导地位。在米酒核心文字的设计上要做到醒目而花哨,尽可能体现大气、古朴、精致、恰到好处,增加包装设计的简洁性和透气感。此外,色彩设计时还应注意色彩、色调、色度、饱和度、冷暖色等的合理搭配。色彩设计好的米酒包装,能给人以强烈的视觉感,激起消费者的消费欲望,产生购买行为。

在明确了包装设计的基本要求之后,就可以设计米酒的包装了。

【动手设计】

请根据你的想法和包装设计要求,对米酒进行包装设计,绘制设计图,并说明设计理由。

---

[1]　王爽.“孝感米酒”包装设计探究与实践[D].武汉:湖北美术学院,2017.

米酒的包装设计图：

设计要点说明：

包装设计的材料选用及理由：

【交流展示】

小组展示产品的包装设计，互相评价方案的优点和特点。

米酒的包装设计是否优良，还应从表4.6所示的7个维度21个要素进行综合评价。

表4.6 米酒包装设计质量评价的7个维度21个要素

评价维度	使用性			美观性				经济性			环保性			安全性				社会性		文化性	
评价要素	易于操作	保护产品	方便携带、运输及陈列	视觉愉悦	造型优美	符合流行趋势	独特新颖	使用寿命	包装成本	工艺难度	回收与再利用	材料可降解	节约资源、能源	材料安全	结构安全	生产安全	性能规格明确	身份地位	设计道德	企业品牌文化	地方文化艺术

【交流研讨】

在米酒包装设计中应该如何将其卖点与产品目标相匹配？

产品的核心目标是产品的品质和销售群体。而产品的卖点是需要解决如何激发消费者的购买欲并产生购买行为。米酒包装设计需要将米酒独特的品质与激发消费者购买欲和主动购买的行为相结合、相匹配。米酒的核心目标与产品卖点如何匹配，关键在于：一是要将米酒配方和营养成分、食用方法、保质期、贮藏方法、适用人群等相关信息融入米酒的标签设计。二是采取简易而富有创意的视觉图案呈现米酒独特的属性。三是采取与众不同的、鲜活的广告用语反映米酒与众不同的特殊功能、特色营养价值。四是采用多样化的排版设计突显米酒的核心卖点。

【交流研讨】

请围绕米酒包装材料、容器、图案、宣传语等进行深入研讨，确定各项内容设计的要求和标准。

对米酒包装的各个细节或部分进行具体设计时,除考虑米酒的核心目标与米酒卖点的匹配外,还应体现米酒包装的创意,即从情感化、系列化、差异化的角度对米酒包装进行创新。包装材料的选择要考虑米酒的透气性需求和便于保存的需要,一般以玻璃材料作为米酒包装的容器。米酒容器的设计应避免与其他产品相同,要做到简易、创意特色、瓶盖易开启。图案设计除要融入米酒卖点、米酒配方、营养价值、保存期限和使用方法等文字要素外,还应采用拟人化的广告用语、合适的色调搭配、精美的排版工艺、形象的图表图形等手段,使米酒的包装设计体现系列化、独特化和情感化。广告用语要做到鲜活而真实、诙谐而幽默等。总的来说,米酒的包装设计就是要体现求新、求变、求异。

厘清了米酒包装的各部分设计要求之后,接下来,将原有的米酒包装设计进行再优化。

【动手设计】

以小组为单位,根据设计的具体要求对事先设计好的米酒包装进行再优化。

【交流展示】

在班级内展示优化后的米酒包装设计。

米酒包装设计的质量直接关系到米酒的销量。一个优秀的包装设计应当具有以下特点:

(1)美观、朴素、大方。良好的包装设计能够给人美好的视觉冲击。简单而朴素的视觉冲击能给人一种亲切的感觉。

(2)个性鲜明。包装设计需要融入产品的卖点,即产品自身与众不同的地方,它能够激发购买者的购买欲望。

(3)原创性。产品进入市场,能否立即让购买者产生共鸣,成为消费者喜爱的产品,关键在于包装设计的原创性。消费者都有"追新""求异"的想法。一个新产品上市,需要与众不同的创意包装设计。

(4)名副其实。产品的包装设计一定要和产品的固有属性紧密相连,包装设计中的元素必须与产品的属性紧密相关。如果包装设计与所属产品没有关联,张冠李戴,不伦不类,就会使产品失去市场。

(5)延展性。产品的包装设计不能仅停留在产品本身,还需要对产品质量进行延伸。为此,设计产品包装时需要综合考虑产品属性、产品情结等,使产品充满人情味和吸引力。

(6)科学使用包装材料,对产品品质加以保护,防止变质等。

【总结归纳】

通过对米酒酿造的体验与优化,总结提炼酿造米酒需要控制的核心条件和采取的关键方法。

米酒的酿造有两个关键环节:一是选择合适的甜酒曲;二是米酒的发酵。发酵过程需要控制好酒曲和酵母的添加量、糖化时间和发酵时间。只有严格控制米酒发酵的工艺条件，才能酿造出可口的米酒。

学习评价

【成果交流】

1. 梳理酿造米酒的基本流程及操作要点；梳理米酒包装设计的原则与思路。

2. 以枸杞、糯米为主要原料，选择合适的酒曲，在家自酿保健功能米酒。要求制得的米酒具有良好的感官评价。两周后提交产品。

【活动评价】

1. 项目通过设置【交流研讨】【市场调研】【实验探究】，促进学生主动思考，为项目活动提供向前推进的理论基础和实践基础，了解学生信息获取、资料整理、问题解决等方面的能力。

2. 项目通过设置【方法导引】【拓宽视野】【资料卡片】，了解学生运用方法论解决实际问题的能力，包括运用【方法导引】进行任务规划的理解力和执行力等。

3. 项目通过设置【实验探究】探究外界条件对米酒品质影响，了解学生实验探究能力、筛选关键变量、通过数据分析获取最佳米酒酿造工艺的能力。

4. 项目通过设置【总结归纳】，了解学生提炼酿造米酒的关键策略的能力。

【自我评价】

本项目通过酿造美味可口的功能性米酒的学习，重点发展学生模型认知与证据推理、科学探究与创新意识等方面的核心素养。评价要点如表4.7所示。

表4.7　关于发展学生模型认知与证据推理、科学探究与创新意识的评价要点

	发展的核心素养	学业要求
模型认知与证据推理	能基于解决产品设计类问题的一般思路对酿造米酒进行任务规划；能够结合米酒的感官评分标准对自制米酒的品质进行评价；能基于实验寻找实验证据，获得酿造米酒的最佳工艺条件	1. 能基于米酒的酿造工艺在家自酿品质优良的米酒，并体会微生物在米酒发酵过程中所起的作用 2. 能基于解决产品设计类问题的一般思路和解决麻烦类问题的一般思路，针对自酿米酒存在的问题进行任务规划，通过实验探究的方式逐步达成目标
科学探究与创新意识	能基于实验法探究米酒酿造工艺的最佳条件，并通过收集证据，基于实验事实得出结论，提出自己的看法；能够基于正交实验去筛选影响米酒品质的因素主次，获取关键变量和最佳工艺条件；能基于米酒卖点的包装设计探讨，掌握米酒包装设计的基本原则、设计理念与评价标准，并能设计出简单而富有创新理念的米酒包装	3. 能通过实验探究的方式探究甜酒曲、酵母用量、发酵工艺条件等对米酒品质的影响，寻找实验证据，获取相关的最佳工艺条件 4. 能基于米酒包装的基本原则、设计理念和评价标准，设计简单而富有创意的米酒包装

项目 5 自酿葡萄酒

学习目标

1.学生通过探讨控制葡萄酒中有害物质含量和防止葡萄酒氧化的措施,按照定义麻烦、寻找麻烦成因或影响因素、达到目标的思路展开项目学习,建立解决麻烦类问题的一般思路和方法。

2.学生通过葡萄酒风味调节和优化葡萄酒酿造工艺两大任务活动,认识到实验法在解决现实问题中的重要意义;同时,培养学生的实验探究能力和问题解决能力。

3.学生通过实验探究和交流研讨,培养了科学探究、证据推理、创新精神等核心素养。

项目导引

市场上销售的葡萄酒品种繁多,功能各异。分类标准不同,制得的葡萄酒所属类型不同(图5.1)。葡萄酒兼具"暖腰肾,驻容颜,耐寒"等功能(李时珍著《本草纲目》),这些功能与葡萄酒中含有的营养成分密不可分。葡萄酒中含有较多的花色苷、前花青素、单宁等酚类化合物,使葡萄酒具有保护血管、避免形成血栓和动脉硬化的功能;含有较高含量的白藜芦醇、单宁等多酚物质,具有较强的抗氧化性和抗自由基性能,能够消除活性氧,适量饮用葡萄酒可以降低脑血管疾病、心脏病、肺病、中风及癌症发生的风险。此外,葡萄酒中含有的各种色素、游离氨基酸、糖类物质、有机酸以及酯类物质、矿物质、维生素、甘油、乙醇等营养成分,也具有良好的保健功能。因此,适量饮用葡萄酒有助于消化、减肥、改善肠道功能、美容养颜等。鉴于葡萄酒的特有功能,在家自酿葡萄酒的民众也越来越多,但因饮用自酿葡萄酒而引发的食品安全事故也时有发生。

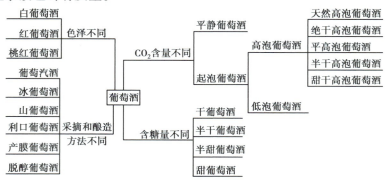

图 5.1 葡萄酒的常见分类

如何避免食用自酿葡萄酒而引发安全事故？本项目将通过自酿葡萄酒,探讨如何控制葡萄酒中的有害物质含量和优化葡萄酒酿造工艺,让葡萄酒爱好者懂得如何酿造安全、美味的葡萄酒。

【新闻回放】

饮用自酿葡萄酒有风险

2018年,湖南王女士在清理自制葡萄酒时,不料盛葡萄酒的玻璃瓶突然发生爆炸,将其双手炸成重伤。

2018年,马来西亚发生系列"毒酒"事件,造成至少37人死亡。

2020年,河南一家6口饮用自制的葡萄酒,出现不同程度呕吐并伴随浑身发冷等不良反应,聚餐后第三天送到医院就诊,其中5人出现重度肝损伤,肝脏开始出现衰竭,诊断结果为饮用自制葡萄酒造成甲醇中毒。

2020年,湖南一男子邀请朋友到家聚餐,在家饮用自酿葡萄酒后,均出现心跳加快、胸闷、视力模糊、全身发抖、嘴唇发紫等中毒症状,送医院就诊,经医生诊断为饮用自酿葡萄酒导致甲醇中毒。

【交流研讨】

1.请结合【新闻回放】中的相关信息进行思考:现在需要酿造一坛葡萄酒,在你自酿葡萄酒之前,你将面临的困难是什么? 解决这类困难的任务类型属于何种类型?

2.请根据解决麻烦类问题的一般思路,对自酿葡萄酒进行初步的任务规划,并将任务要点填写在下面【方法导引】中的空白处。

【方法导引】

解决麻烦类问题的一般思路

解决麻烦类问题的一般思路	第一步:定义麻烦	第二步:寻找影响因素	第三步:达成目标
任务规划要点			

酿造葡萄酒需要解决的麻烦是将甲醇和氨基甲酸乙酯的含量控制在食品级范围之内,以消除甲醇和氨基甲酸乙酯对人体健康的影响,防止葡萄酒变质并产生沉淀以获取优质葡萄酒,防止发酵坛内二氧化碳气体含量过高引起爆炸。在明确需要解决的麻烦之后,接下来将围绕需要解决的麻烦,寻找麻烦产生的原因或影响因素,通过实验探究达成目标。接下来,将逐一解决自酿葡萄酒时遇到的麻烦。

任务1　设计预防葡萄酒发酵装置发生爆炸

【交流研讨】

1.葡萄酒在密封发酵时,为什么会出现发酵装置发生爆炸的现象?

2.怎样设计发酵装置,才能避免发酵装置发生爆炸?

葡萄酒的酿造原理是葡萄糖在酵母的作用下生成乙醇和二氧化碳。随着葡萄酒发酵时间的延长,产生的二氧化碳气体逐渐增多,从而造成发酵装置内气体压强增大,气压一旦超过装置的承受能力,就会引起整个装置发生爆炸。

要避免发酵装置发生爆炸,就必须控制好发酵装置内的气压。为此,可以在葡萄酒发酵装置的密封盖上加装一个单向阀,既可使发酵装置内的二氧化碳气体能够自由逸出,又可避免空气通过单向阀进入发酵装置内。

任务2　控制葡萄酒中有害物质的含量和防止葡萄酒发生氧化

葡萄酒酿造过程中遇到的两个主要麻烦是产生的有害物质(甲醇和氨基甲酸乙酯)含量超标,危害人体健康和葡萄酒发生氧化变质而影响葡萄酒品质。如何在酿造过程中消除这两个麻烦所产生的危害,我们首先要厘清这两个麻烦形成的原因或影响因素,再依据一定的原理找到解决麻烦的措施,从而达成目标。接下来,寻找产生麻烦的原因。

> **【资料卡片】**
> 《GB/T 15037—2006　葡萄酒》规定葡萄酒的甲醇含量:白、桃红葡萄酒≤250 mg/L,红葡萄酒≤400 mg/L。

【交流研讨】

利用互联网检索葡萄酒酿造的相关知识,并讨论下列问题:

1. 葡萄酒中的甲醇和氨基甲酸乙酯是怎样产生的?用流程图表示其产生过程。
2. 葡萄酒变质和产生沉淀的原因是什么?阐述其理由。

葡萄酒、果酒中的甲醇并非伴随葡萄发酵形成的产物,而是由原料果胶质中所含有半乳糖醛酸的甲氧基($—OCH_3$)在果胶甲酯酶的作用下水解形成的[1]。其形成过程如图5.2所示。由此可见,控制原料中果胶含量和抑制果胶酶活性或使果胶酶活性钝化,是控制葡萄酒中甲醇含量的关键所在。

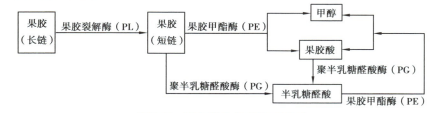

图5.2　甲醇的形成过程示意图

氨基甲酸乙酯(EC)又称尿烷、乌来糖、乌来坦、乌拉坦,分子式为$C_3H_7NO_2$,是发酵食品和酒精饮料(如葡萄酒、果酒、黄酒)在发酵或贮存过程伴随的产物[2],它的前体是尿素,而

---

[1]　陈祖满. 桑葚酒人工发酵过程中化学成分变化的研究[J]. 中国酿造,2010(8):139-141.

[2]　刘洋,李运奎,韩富亮,等.葡萄酒中氨基甲酸乙酯的研究进展[J].食品科学,2019,40(7):289-295.

尿素的来源途径却比较多。氨基甲酸乙酯的形成过程如图5.3所示。

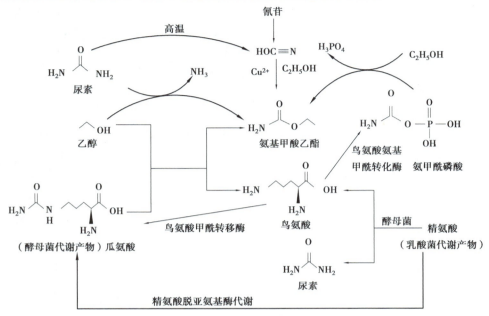

图5.3　氨基甲酸乙酯的形成过程示意图

由此可见,葡萄酒配制过程产生的有害物质甲醇、氨基甲酸乙酯,其形成过程都与葡萄所携带的微生物有着密切联系。

葡萄酒变质与沉淀物的产生,和发酵液中溶解氧的含量有着密切的联系。如果葡萄酒中溶解氧含量过高,溶解氧不仅可以将葡萄酒中的乙醇进一步氧化为乙酸而导致葡萄酒呈现酸味,而且还会在葡萄细胞内含有的多酚氧化酶的催化作用下将葡萄和葡萄汁中含有的多酚类物质氧化,使单酚变双酚、双酚变为醌,醌进一步发生复杂的化学反应生成黑色或褐色的沉积物,使白葡萄酒的颜色由禾秆黄色逐渐变成橙黄色、红葡萄酒由明亮的宝石红逐渐变为红中带棕。可见,溶解氧含量过高而导致的氧化作用是使葡萄酒变色、变味、产生沉淀的重要原因。

【方法导引】

寻找发酵食品中有害物质产生的影响因素,需结合其形成原理进行判断。寻找影响因素的过程可从以下3个维度展开:一是从降低或消除形成目标产物所需的起始原料(反应物)出发去寻找可操作性的措施。二是从控制反应条件和中间产物的含量出发,寻找能够抑制目标产物生成的外界条件。三是从消除目标产物或分离出目标产物的角度寻找可行性措

[1]　ROLFF M, SCHOTTENHEIM J, DECKER H, et al. Coppe-O$_2$ reactivity of tyrosinase models towards external mono-phenolic-substrates: molecular mechanism and comparison with the enzyme[J]. Chemical Society Reviews, 2011, 40(7): 4077-4098.

施。通过 3 个维度寻找影响因素是解决麻烦时最常用的方法之一。

在厘清葡萄发酵过程中有害物质产生和葡萄酒变质、沉淀的原因(形成原理)之后,接下来将结合有害物质产生和葡萄酒变质、沉淀的形成原理进一步探索其影响因素。

【头脑风暴】

1. 根据葡萄酒中甲醇、氨基甲酸乙酯的形成原理以及葡萄酒变质、沉淀的原理,分别推测影响甲醇、氨基甲酸乙酯含量和防止葡萄酒变质、沉淀的主要因素。阐明你推测的理由。

2. 对比分析外界条件对葡萄酒中甲醇、氨基甲酸乙酯含量及葡萄酒变质、沉淀的影响,指出哪些因素的影响具有一致性,哪些因素的影响又是不一致的?哪些因素只对某一要素产生影响?

3. 综合考虑葡萄酒变质、产生有害物质和沉淀的影响因素,怎样确定葡萄酒加工的优化条件?

基于葡萄酒中甲醇的形成原理,可以推知影响甲醇含量的主要因素包括[1]:

(1)原料的品质。应选择颗粒饱满、未出现破损或发霉的葡萄作为原料,如果葡萄受损,葡萄汁与果胶酶接触会增大果胶酶的活性,导致甲醇含量升高。

(2)葡萄中的果胶含量。葡萄中果胶含量越低,制得的葡萄酒中甲醇含量越低。因此,应选择果胶物质含量越低的葡萄或选择去皮的葡萄果肉作为酿造葡萄酒的原料。

(3)发酵前的处理方式——漂烫温度。在葡萄发酵前对葡萄进行高温漂烫 3 ~ 5 min,不仅可以杀死葡萄表面所携带的各种杂菌、酵母、乳酸菌等微生物,还可以使葡萄细胞内所含的果胶酶等生物蛋白酶失去活性,从而避免葡萄发酵时发生杂菌污染和产生大量的甲醇。为了使果胶酶失活和杀死微生物,漂烫处理时应用沸水对葡萄进行漂烫。

(4)发酵温度。果胶酶的活性随温度升高而呈现先增大后减小的趋势,在 55 ℃时果胶酶活性达到最大值,0 ~ 10 ℃时果胶酶活性较低,60 ~ 80 ℃时果胶酶活性迅速下降,80 ℃时保留酶活性为最大酶活性的 18.2%[2]。

(5)果胶酶活性抑制剂。在葡萄酒中添加果胶酶抑制剂,如酚酸(单宁、色素等),可以有效降低果胶酶的活性,减少葡萄酒中甲醇的含量。

(6)蒸馏。由于甲醇与乙醇沸点差异较大,对葡萄酒进行蒸馏时,先将蒸馏温度控制在 92 ~ 96 ℃以去除甲醇,然后再收集蒸馏酒液即可。

基于葡萄酒中氨基甲酸乙酯的形成机理,可推测 EC 含量的影响因素主要有[3]:

(1)葡萄和葡萄汁中氨基甲酸乙酯的前置物含量。葡萄酒中 EC 的含量与葡萄汁中前置物(尿素、瓜氨酸、精氨酸等)的浓度呈线性关系,而前置物的含量又与葡萄的成熟度呈正

[1] 于清琴,张颖超,王咏梅,等.葡萄酒及果露酒中的甲醇及降低措施[J].中外葡萄与葡萄酒,2019(4):64-67.

[2] 董文娟,杜金华,付元真.降低山楂酒中甲醇含量的研究[J].酿酒,2015,42(2):40-45.

[3] 刘洋,李运奎,韩富亮,等.葡萄酒中氨基甲酸乙酯的研究进展[J].食品科学,2019,40(7):289-295.

相关,故葡萄成熟度越低,前置物的含量越低,生成的 EC 含量就越低。因此,应选择成熟度比较适中的葡萄作为原料。

(2)浸渍时间。浸渍时间越长,葡萄酒中酚类物质及葡萄酒色素的含量越高,但葡萄酒中的 EC 含量也越高。

(3)发酵温度。采用较低温度发酵,使原料自带的酵母和乳酸菌活性处于较低状态,使乳酸菌通过精氨酸脱亚氨途径代谢产生的瓜氨酸、酿酒酵母代谢产生的精氨酸及其分泌的尿素等含量都比较低,从而降低葡萄酒中 EC 的含量。

(4)发酵时间。发酵时间越短,葡萄酒中生成的 EC 含量越低。此外,还可以通过发酵通风来加速尿素降解,达到降低 EC 含量的目的。

影响葡萄汁氧化的主要因素,主要有溶解氧和多酚氧化酶的活性。

(1)溶解氧。溶解氧能够氧化葡萄汁中含有的多酚类物质,使葡萄酒呈现氧化味和变色,如白葡萄酒由禾秆黄色转变为橙黄色,红葡萄酒由明亮的宝石红色转化为红中带棕色等。同时,还会促进酚类化合物如色素、丹宁和多糖的聚合沉淀,进一步影响葡萄酒的品质。

(2)多酚氧化酶。葡萄浆果中存在的天然多酚氧化酶主要有儿茶酚氧化酶、酪氨酸酶,当葡萄被灰霉菌污染时会在其表面产生漆酶。在有氧的条件下,多酚氧化酶的催化活性越高,葡萄汁中存在的多酚类物质被氧化的程度越大,葡萄酒变味、变质程度越大,葡萄酒中产生的沉淀物就越多。而影响多酚氧化酶活性的最主要因素是温度,多酚氧化酶的最佳活性温度是 30 ~ 50 ℃,超过 70 ℃ 就会使多酚氧化酶的活性丧失。

综上所述,为了控制葡萄酒中甲醇和氨基甲酸乙酯的含量和防止葡萄酒氧化变质,可从以下几个角度进行优化:

(1)原材料的优选:选择颗粒饱满、未破损的果胶含量较低、EC 前置物含量低的葡萄作原料。

(2)工艺条件进行优化:①对葡萄作高温(70 ~ 90 ℃)漂烫处理,时间为 3 ~ 5 min;②控制好浸渍时间;③采用低温发酵,温度控制在 0 ~ 20 ℃;④控制好浸渍液和发酵液中的溶解氧含量,使其只满足酵母生长繁殖的需要,但又尽可能避免葡萄汁中多酚类物质的氧化。

【头脑风暴】

1. 如何避免多酚类物质在浸渍和发酵过程被溶解氧所氧化,造成葡萄酒变质并产生沉淀? 谈谈你对此采取的基本措施。

2. 为了保障葡萄酒的正常发酵产生酒精,还要接种何种微生物?

---

[1]　LAGO L O, NICOLLI K P, MARQUES A B, et al. Influence of ripeness and maceration of the grapes on levels of furan and carbonyl compounds in wine: simultaneous quantitative determination and assessment of the exposure risk to these compounds[J]. Food Chemistry, 2017, 230(Sep. 1): 594-603.

[2]　于清琴,张颖超,陈万钧,等. 葡萄酒生产过程中的氧化与预防措施[J]. 中外葡萄与葡萄酒, 2017(3): 73-75.

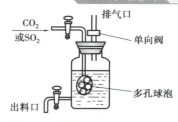

图5.4 葡萄酒浸汁和发酵装置

在有氧条件，为了防止葡萄汁的氧化，可以采取以下措施：

（1）隔绝空气进行葡萄汁的浸取和发酵（图5.4）。隔绝空气进行葡萄汁的浸取和发酵主要的操作方法：

①将葡萄浆果置于改装的葡萄汁发酵桶中密封浸汁，同时向发酵桶中通入 CO_2 或 N_2，排尽发酵桶内的空气和浸取汁中的溶解氧；发酵葡萄汁时也应采用同样的方法；

②采用玻璃材质的发酵桶，因为玻璃的透气性比 PET 瓶要差很多；

③使用天然软木塞密封发酵桶。

（2）抑制多酚氧化酶的活性。抑制多酚氧化酶活性的方法主要有：

①选择未破损的葡萄并在70 ℃以上的水中漂烫 3 min 以上（注：多酚氧化酶的耐热性差，在超过70 ℃温度环境下 3 min 就会失活）；

②控制好浸渍温度和发酵温度，将温度控制在 0～20℃ 或 70～90 ℃ 即可（注：多酚氧化酶的最适活性温度为 30～50 ℃）；

③添加多酚氧化酶活性抑制剂。研究表明 SO_2 能够与多酚氧化酶发生络合反应，使其活性钝化。与此同时，SO_2 还有极强的嗜氧性和抗氧化性，不仅能够将多酚类物质经氧化过程得到的半喹诺酮残基还原成多酚从而起到保护酚类物质的作用，而且还可以防止或抑制依赖氧气的微生物，如野生酵母、醋酸杆菌、乳酸菌。因此，在葡萄酒发酵时可通入适量的 SO_2。

由于在发酵前对葡萄进行了漂烫处理，已将葡萄表面的微生物杀死和各种生物酶活性钝化，因此，在葡萄酒发酵过程还需要接种适量的酵母以保证葡萄酒正常发酵产生乙醇。但接种酵母不宜太多，否则酵母代谢产生的精氨酸和尿素会使葡萄酒中的 EC 含量增加。

【总结概括】

请结合上述分析，总结概括控制葡萄酒中甲醇、氨基甲酸乙酯含量和防止葡萄酒氧化的关键策略。

通过【交流研讨】和【头脑风暴】的探讨和分析可知，要控制葡萄酒中的甲醇、氨基甲酸乙酯等有害物质含量和防止葡萄酒氧化，应采取的关键策略主要有：

［1］ RAPEANU G, van LOEY A, SMOUT C, et al. Biochemical characterization and process stability of polyphenoloxidase extracted from Victoria grape（Vitis vinifera ssp. Sativa）[J]. Food Chemistry, 2006, 94（2）: 253-261.

［2］ MAKHOTKINA O, KILMARTIN P A. Electrochemical oxidation of wine polyphenols in the presence of sulfur dioxide [J]. Journal of Agricultural & Food Chemistry, 2013, 61（23）: 5573-5581.

［3］ 侯曼美,李宗峰,唐晓辉,等. 葡萄酒溶解氧含量及其影响因素的研究进展[J]. 中外葡萄与葡萄酒, 2019（4）: 58-63.

（1）选择未破损的优质葡萄作原料，并通过高温（70～90 ℃）漂烫3～5 min，杀死细菌和使生物酶失活；

（2）向发酵装置中通入CO_2构造无氧环境，采取低温（0～20 ℃）或高温（70～90 ℃）浸渍，把控好浸渍时间；

（3）向发酵装置中通入适量的SO_2并接种酵母，控制发酵温度和发酵时间，进行葡萄酒发酵。

【资料卡片】

扫描下面的二维码，了解葡萄酒中甲醇、氨基甲酸乙酯、总酚含量的测定方法。

葡萄酒中甲醇含量的　　　葡萄酒中氨基甲酸乙酯　　　葡萄酒中总酚含量的
测定方法　　　　　　　　含量的测定方法　　　　　　　测定方法

任务3　调配葡萄酒的风味

在厘清控制葡萄酒中甲醇、氨基甲酸乙酯等有害物质含量的方法和防氧化措施之后，接下来让我们一道探讨葡萄酒风味的调配方法。

【交流研讨】

小华利用市场上购买的葡萄按精选、清洗晾干、去梗破碎、加蔗糖和酒曲、常温发酵等步骤自制葡萄酒。酿造一个月后饮用，发现葡萄酒酸涩感强烈、带有刺激性、甜味不足、粗糙，感官品质明显不如市场上销售的葡萄酒。请借助互联网查询葡萄酒风味的形成原因和需要注意的问题，然后结合下列问题展开讨论：

1. 小华酿造的葡萄酒为什么酸涩感强烈且带有刺激性？

2. 小华在葡萄酒发酵过程已经添加了蔗糖，为什么酿造出来的葡萄酒仍然甜味不足？

葡萄酒中主要固定含有两种有机酸：酒石酸和苹果酸。其中苹果酸酸味感很强，并带有强烈的刺激性气味；含有高浓度苹果酸的葡萄酒往往具有酸涩和粗糙的感觉。小华自酿的葡萄酒的酸涩感，显然是苹果酸浓度高所致；甜味不足则与蔗糖添加量太少有关。要想酿造出感官品质优良的葡萄酒应当在保持葡萄原有风味的基础上调整葡萄酒的酸度和甜度。

【交流研讨】

要酿造出品质优良的葡萄酒,除控制葡萄酒中有害物质的产生和确保酒精发酵外,还应采取什么手段来保障葡萄酒酸度和甜度适中、葡萄风味十足?

优质葡萄酒应当具有良好的感官品质和理化指标。从感官品质上讲,优质葡萄酒应具有果香优雅、回味长、酒体平衡(单宁、酸、酒)、单宁细腻紧致、香气浓郁复杂(不突出某一种)、特色鲜明的特点;从理化指标来看,优质葡萄酒颜色深且亮艳、酒精度较高、酸度适宜、甘油等含量高、酚类物质及矿物元素含量较丰富[1]。葡萄酒含有的糖类物质、醇类、有机酸以及酚类物质都有各自的风味,它们共同构成葡萄酒的酒体[2]。酒中大量的挥发性物质,如醇、酯、醛、缩醛、碳氢化合物等,都具有不同浓度、不同愉悦程度的香气[3]。葡萄酒中各成分之间的相互协调、相互平衡是葡萄酒保持优良品质的关键所在。葡萄酒中所含有成分,有的来自葡萄本身,如葡萄酒中含有的多酚类物质、色素、部分有机酸等;有的则来自酵母的生长、繁殖过程,如乙醇。

因此,要酿造出优质的葡萄酒,首先应确保葡萄中的功能性物质(如多酚类物质、色素、有机物、葡萄糖等)能够尽可能地进入葡萄酒中;其次是通过控制葡萄酒发酵的外界条件,实现发酵过程产生的乙醇和有机酸能够达到平衡;最后通过实验的方式优化葡萄酒的酸度和甜度。

【交流研讨】

先借助互联网检索葡萄酒发酵的相关知识,然后回答下列问题:

1. 要使葡萄中所含有的营养成分(含香发物质)尽可能地转移到葡萄酒中,应采取怎样的工艺条件才能实现?

2. 怎样控制外界条件才能实现葡萄酒酒体中的醇-酸平衡和调节葡萄酒的酸度、甜度?在满足接种的酿酒酵母和乳酸菌都能正常生长、繁殖的情况下,应如何选择葡萄汁主发酵的条件?

将葡萄中的营养物质尽可能转移到葡萄汁中,需要适宜的温度和浸渍时间。浸渍时的温度不同,所需的浸渍时间也有所不同。研究表明:浸渍温度太高,会使葡萄酒中的易挥发芳香物质出现损失,温度低于10 ℃,醇类、酚类及醛类等香气物质则难以浸出[4]。将浸渍温度控制在20～27 ℃时,有利于降低葡萄酒的酸度和形成香味物质,浸渍7 d可使葡萄中的

[1] 李记明,姜文广.优质干红葡萄酒中主要质量指标的研究[J].中外葡萄与葡萄酒,2018(6):18-24.
[2] 刘丽媛,苑伟,刘延琳.红葡萄酒中花色苷辅助成色作用的研究进展[J].中国农业科学,2010,43(12):2518-2526.
[3] 沈海月,范文来,徐岩,等.应用顶空固相微萃取分析四种红葡萄酒挥发性成分[J].酿酒,2008(2):71-74.
[4] 韦建忠.葡萄酒品质影响因素及发酵工艺[J].食品界,2019(4):163.

酚类物质含量及葡萄酒色素的浸取含量达到最高;浸取时间过长,反而会产生不易处理的副产物[1]。因此,只有控制好浸渍温度和时间,才有利于葡萄中糖类及功能性物质的浸出,从而提升葡萄酒的口感和香气。

对浸取得到的葡萄汁进行发酵,需要通过先后接种酵母、乳酸菌和控制好发酵条件,才能确保发酵得到的葡萄酒实现醇-酸平衡、酸度适中、甜味适中。对于葡萄酒的主发酵,从发酵过程来看,可划分为接种酿酒酵母进行酒精发酵和接种乳酸菌(常用酒酒球菌)进行的苹果酸-乳酸发酵两个过程;从发酵的阶段来看,可以划分为酒精发酵阶段及酒精发酵和苹果酸-乳酸发酵并行的阶段。无论是哪个过程还是哪个阶段的发酵,都需要考虑接种微生物的质量和控制发酵条件,其中控制发酵条件是为了更好地满足微生物(酿酒酵母、酒酒球菌)的生长、繁殖。

> **【资料卡片】**
>
> 优质酵母菌具有如下特点:①发酵能力强且发酵速度快,具有较好的耐酒精性,能够保障其产酒精能力。②具有较好的耐二氧化硫能力。③需要满足葡萄酒的生产要求,具有较高的发酵度。④在发酵过程中不会产生过多的副产物,以免对质量和纯度造成影响。⑤适应温度的能力强,在低温中能够发挥较好的发酵能力。

发酵过程需要控制的条件应包括:

(1)控制糖类物质添加量,为酿酒酵母和酒酒球菌(乳酸菌)的生长、繁殖提供营养物质,并调节葡萄酒的甜度。发酵汁中的葡萄糖可以被酿酒酵母或酒酒球菌(乳酸菌)转运到细胞中直接利用,而麦芽糖可以被酵母分泌的麦芽糖酶水解成葡萄糖,然后再被利用;但淀粉等多糖不能被酵母、酒酒球菌(乳酸菌)所利用[2]。因此,为了满足微生物的生长、繁殖,可向葡萄汁中添加单糖或低聚糖。

(2)控制好发酵装置的发酵醪装入量,为酿酒酵母的生长提供适宜的氧气。

(3)采用密封发酵,防止葡萄汁中的挥发性香气物质损失,保障酿酒酵母无氧呼吸产生酒精、酒酒球菌(乳酸菌)无氧呼吸使苹果酸变成乳酸。

(4)控制好发酵温度。酿酒酵母、酒酒球菌(乳酸菌)均属于中温菌,最适生长温度为分别为 25～30 ℃、20～30 ℃。其中低于 20 ℃时酿酒酵母生长缓慢,高于 40 ℃则会造成酵母大量死亡,高于 50 ℃时酵母则死亡殆尽。

(5)控制好发酵时的环境 pH。酿酒酵母、酒酒球菌都是嗜酸菌,最适 pH 分别为 4.0～6.5、4.8～5.5。其中酿酒酵母能在 pH=2.5～8.0 的环境中生长。当 pH 小于 2.5 时,酿酒酵母生长完全被抑制;当 pH 高于 9 时,酵母完全停止生长。

(6)控制好发酵中的酒精度等,以免浓度过高而影响酿酒酵母和酒酒球菌(乳酸菌)的正常生长、繁殖等。

综上所述,权衡葡萄酒发酵时风味物质的保留、酿酒酵母和酒酒球菌的正常生长与繁殖,葡萄酒酿造过程应控制的条件为:

---

[1] 李水彬,孙炜. 葡萄酒的酿造工艺及其保健作用[J]. 现代食品,2019(19):76-78.

[2] 雷雅男,谢东东,谢岩黎. 不同糖源对酵母生长及糖利用的影响[J]. 河南工业大学学报(自然科学版),2020,41(1):65-71.

（1）在 20 ~ 27 ℃浸渍 7 d 左右；

（2）控制蔗糖添加量，一般为 1.7 ~ 1.8 g/L；

（3）控制好酿酒酵母和酒酒球菌的接种时间差和接种量；

（4）控制好发酵液的装入量；

（5）发酵温度控制在 25 ~ 30 ℃；

（6）发酵液初始 pH 控制在 4.8 ~ 5.5。除上述条件外，还应控制好发酵的时间。

【总结归纳】

请总结葡萄酒酿造过程需要控制的外界条件。

葡萄酒酿造工艺流程如图 5.5 所示。

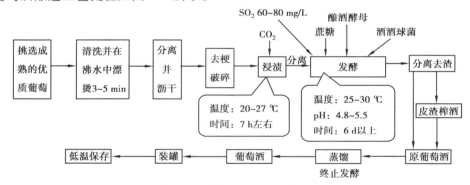

图 5.5　葡萄酒酿造工艺流程图

由图 5.5 中的信息可知，葡萄酒酿造整个过程需要控制的外界条件应包括浸渍温度与浸渍时间、SO_2 通入量、酿酒酵母与酒酒球菌的接种时间差、酿酒酵母与酒酒球菌的接种量、发酵温度、发酵时间及发酵时的初始 pH 等。

【拓宽视野】

扫描下面的二维码，了解葡萄酒中酒精含量的测定方法。

葡萄酒中酒精含量的测定方法

任务4　优化葡萄酒酿造的工艺条件

为了探究浸渍温度与时间、SO_2通入量、酿酒酵母与酒酒球菌接种时间差、发酵液装入量、发酵温度等因素协同作用对葡萄酒品质的影响，可以通过正交实验设计或响应面设计实验来完成。接下来，我们通过正交实验设计来探讨上述因素协同作用对葡萄酒的影响，以获取酿造葡萄酒的最佳加工工艺。

【实验探究】

探究浸渍温度与时间、SO_2通入量、酿酒酵母与酒酒球菌接种时间差、发酵液装入量、发酵温度等因素协同作用对葡萄酒品质的影响。

原料与试剂：葡萄、装有CO_2的气囊、装有SO_2的气囊、蔗糖、酿酒酵母、酒酒球菌、75~90 ℃热水、温开水。

器材与设备：便携式发酵箱（图5.6）、葡萄酒酿造容器。

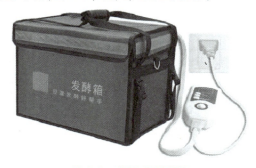

图5.6　便携式发酵箱

实施方案与实施过程

第一步：设计葡萄酒酿造的正交实验因素水平表（表5.1）。

表5.1　葡萄酒酿造的正交实验因素与水平

水平	A 浸渍 温度/℃	B 浸渍 时间/d	C SO_2 添加量 /(mg·L^{-1})	D 蔗糖 添加量 /(g·L^{-1})	E 酿酒 酵母接 种量/%	F 接种 时间间 隔/d	G 酒酒 球菌接 种量%	H 发酵 温度 /℃	I 发酵 时间/d
1	26	4	60	17.0	4	4	8	25	14
2	27	5	70	17.5	6	6	10	27	16
3	28	6	80	18	8	8	12	29	18

第二步：设计葡萄酒酿造的$L_{27}(3^9)$正交实验设计与结果处理（表5.2）。

表 5.2　葡萄酒酿造的 $L_{27}(3^9)$ 正交实验设计与结果处理

实验组	因素									甲醇含量	氨基甲酸乙酯含量	感官评分
	A	B	C	D	E	F	G	H	I			
1	1	1	1	1	1	1	1	1	1			
2	1	1	2	3	3	1	3	1	2			
3	1	1	3	2	2	1	2	1	3			
4	1	2	1	2	3	3	3	3	1			
5	1	2	2	1	2	3	2	3	2			
6	1	2	3	3	1	3	1	3	3			
7	1	3	1	3	2	2	2	2	1			
8	1	3	2	2	1	2	1	2	2			
9	1	3	3	1	3	2	3	2	3			
10	2	1	1	3	1	2	3	3	3			
11	2	1	2	2	3	2	2	3	1			
12	2	1	3	1	2	2	1	3	2			
13	2	2	1	1	3	1	2	2	3			
14	2	2	2	3	2	1	1	2	1			
15	2	2	3	2	1	1	3	2	2			
16	2	3	1	2	2	3	1	1	3			
17	2	3	2	1	1	3	3	1	1			
18	2	3	3	3	3	3	2	1	2			
19	3	1	1	2	1	3	2	2	2			
20	3	1	2	1	3	3	1	2	3			
21	3	1	3	3	2	3	3	2	1			
22	3	2	1	3	3	2	1	1	2			
23	3	2	2	2	2	2	3	1	3			
24	3	2	3	1	1	2	2	1	1			
25	3	3	1	1	2	1	3	3	2			
26	3	3	2	3	1	1	2	3	3			
27	3	3	3	2	3	1	1	3	1			

续表

实验组		因素									甲醇含量	氨基甲酸乙酯含量	感官评分
		A	B	C	D	E	F	G	H	I			
甲醇	均值1												
	均值2												
	均值3												
	极值R												
氨基甲酸乙酯	均值1												
	均值2												
	均值3												
	极值R												

第三步：分小组酿造葡萄酒。酿造步骤如下：

（1）称取一定量的葡萄，用淡盐水清洗干净后再用75～90 ℃的热水漂烫3～5 min，然后取出沥干，如图5.7所示。

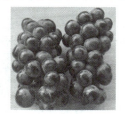
①选择无损坏的优质葡萄

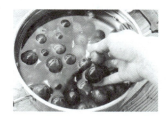
②清洗干净葡萄

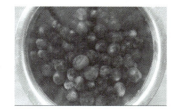
③75～90 ℃热水漂烫3～5 min

图5.7　葡萄浸渍前的预处理

（2）将葡萄放入2 L玻璃发酵瓶后用手捏碎，装入量为发酵瓶的75%～80%。然后向发酵瓶内通入CO_2气体，将发酵装置内的空气排尽。关闭活塞K_1、K_2，取下发酵瓶，放入便携式恒温发酵箱中进行恒温(温度控制在25～30 ℃)浸渍，如图5.8所示。

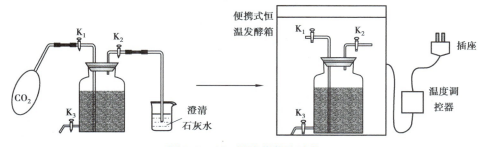

图5.8　CO_2浸渍葡萄汁过程

（3）浸渍结束后将发酵瓶从便携式恒温箱中取出，打开瓶塞，向发酵瓶中加入一定量的蔗糖、酿酒酵母、SO_2。用新的瓶塞密封后移入便携式恒温发酵箱中发酵。发酵一段时间后，再向发酵瓶内接种酒酒球菌（乳酸菌），盖好瓶塞后继续恒温发酵，直至发酵结束，如图5.9所示。

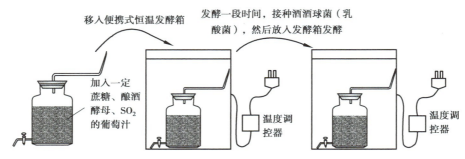

图5.9　葡萄汁发酵操作过程

（4）发酵结束后，将发酵中的葡萄酒进行过滤，收集滤液（原葡萄酒）和滤渣，对滤渣进行压榨，压榨得到的酒液并入原葡萄酒。然后将得到的原葡萄酒进行高温蒸馏，收集葡萄酒，即得葡萄酒成品（也可以直接将原葡萄酒在80 ℃以上的恒温箱中放置10 min以上，仍可终止葡萄酒发酵）。

（5）测定酿造葡萄酒中甲醇、氨基甲酸乙酯的含量，并对葡萄酒进行感官评分，将测定和评分结果记录在表5.2中。葡萄酒感官评分标准见表5.3。

表5.3　葡萄酒感官评分标准

项目		总分/分			
外观	澄清度(5分)	晶亮(5分)	清澈(4分)	无光泽(3分)	浑浊(2分)
	颜色(10分)	紫红(10分)	宝石红(8分)	砖红(6分)	棕红(4分)
香气	香气品质(5分)	纯正(5分)	模糊(4分)	变质(3分)	其他(2分)
	浓郁度(10分)	馥郁(10分)	中强(8分)	中(6分)	弱(4分)
	香气描述(20分)				
结构	酸度(5分)	高(5分)	中高(4分)	中(3分)	低(2分)
	酒体(15分)	高(15分)	中高(13分)	中(10分)	低(5分)
	平衡性(20分)	好(20分)	良好(15分)	中(10分)	差(5分)
	余味(10分)	长(10分)	中长(8分)	中(6分)	短(4分)

第四步：将数据处理结果填入表5.2中。

问题与讨论：

1.浸渍温度、浸渍时间、SO_2添加量、蔗糖添加量、酿酒酵母接种量、酒酒球菌接种量、两种微生物接种时间间隔、发酵温度、发酵时间等因素对葡萄酒中甲醇、氨基甲酸乙酯的含量影响的主次顺序分别是什么？

2.根据实验数据，要获得最佳的葡萄酒品质，最佳的实验条件组合是什么？最佳的酿造条件是什么?

　　实验研究表明:影响葡萄酒中甲醇含量的主次因素顺序是＿＿＿＿＿＿＿(用 A、B、C、D、E、F、G、H、I 表示),影响甲醇含量的实验条件组合是＿＿＿＿＿＿＿＿,由此可以确定,控制葡萄酒中甲醇含量的最佳工艺条件是在＿＿＿＿℃下浸渍＿＿＿＿h、SO₂ 添加量为＿＿＿＿、蔗糖添加量为＿＿＿＿、酿酒酵母接种量为＿＿＿＿、酒酒球菌接种量为＿＿＿＿、两种微生物接种间隔为＿＿＿＿d、在＿＿＿＿℃下发酵＿＿＿＿d;影响葡萄酒中氨基甲酸乙酯含量的主次因素顺序是＿＿＿＿(用 A、B、C、D、E、F、G、H、I 表示),影响氨基甲酸乙酯含量的实验条件组合是＿＿＿＿＿,由此可以确定,控制葡萄酒中甲醇含量的最佳工艺条件是在＿＿＿＿℃下浸渍＿＿＿＿h、SO₂ 添加量为＿＿＿＿、蔗糖添加量为＿＿＿＿、酿酒酵母接种量为＿＿＿＿、酒酒球菌接种量为10%、两种微生物接种间隔为＿＿＿＿d、在＿＿＿℃下发酵＿＿＿＿d;结合感官评分,可以确定最终的实验条件组合为＿＿＿＿,即最佳工艺条件为＿＿＿＿℃下浸渍＿＿＿＿h、SO₂ 添加量为＿＿＿＿、蔗糖添加量为＿＿＿＿、酿酒酵母接种量为＿＿＿＿、酒酒球菌接种量为10%、两种微生物接种间隔为 4 d、在＿＿＿＿℃下发酵＿＿＿＿d。

【总结提炼】

请归纳出葡萄酒酿造过程的关键策略。

学习评价

【成果交流】

以桑葚为主要原料,根据葡萄酒酿造的一般思路和方法,在家自酿桑葚酒。将自酿的桑葚酒与同学进行分享,并相互评价,看谁酿造的桑葚酒感官评分最高。

【活动评价】

1.项目通过设置【交流研讨】【头脑风暴】等,引导学生主动思考,并了解学生信息获取、整理与归纳、分析问题与解决问题的能力。

2.项目通过设计【方法导引】【资料卡片】等,了解学生运用解决麻烦类问题的一般思路进行任务规划和解决实际问题的能力。

3.项目通过设计【实验探究】探究外界条件对葡萄酒品质的影响,了解学生实验设计能力、根据实验数据筛选关键变量的能力,着重考查学生实验创新与科学探究精神。

4.项目通过设计【总结提炼】,了解学生对问题解决过程关键策略的提炼能力。

【自我评价】

本项目通过酿造葡萄酒的探讨,重点发展学生模型认知与证据推理、科学探究与创新意识、科学态度与社会责任等方面的核心素养。评价要素见表5.4。

表 5.4　关于发展学生模型认知与证据推理、科学探究与创新意识、科学态度与社会责任的评价要素

	发展的核心素养	学业要求
模型认知与证据推理	能基于解决麻烦类问题的一般思路对酿造葡萄酒进行任务规划;能根据葡萄酒中甲醇、氨基甲酸乙酯的形成原理,寻找甲醇、氨基甲酸乙酯形成的影响因素,推断控制葡萄酒中有害物质产生的措施;能基于葡萄酒发酵过程微生物生长繁殖的适宜条件寻找葡萄酒的发酵条件,并通过实验寻找证据,得出结论	1. 能运用化学用语正确表达葡萄酒酿造的基本原理,体会微生物在葡萄糖发酵中所起的作用 2. 能基于解决麻烦类问题的一般思路,对酿造葡萄酒进行任务规划,并按照"定义麻烦—寻找影响因素—达成目标"的思路体会控制葡萄酒有害物质(甲醇、氨基甲酸乙酯)含量的解决过程 3. 能基于微生物在发酵工业中所起的作用预测葡萄酒发酵的工艺条件,并能通过正交实验寻找证据,筛选信息并得出结论
科学探究与创新意识	能基于控制葡萄酒中甲醇、氨基甲酸乙酯含量的关键措施,设计正交实验,并通过正交实验寻找控制葡萄酒中有害物质产生的关键证据,得出结论	
科学态度与社会责任	具有安全意识,逐步养成严谨的科学态度。能通过该项目的学习,掌握葡萄酒酿造工艺,并将其传承不去	

项目6 酿造高粱呷酒

学习目标

1. 能够运用化学方程式正确表达高粱呷酒的酿造原理,知道酒曲在高粱呷酒酿造过程中所起的作用。

2. 能够利用实验数据分析或实验探究等手段对高粱呷酒核心工序的工艺条件进行优化,认识实验法在解决产品设计类问题中的应用及重要意义。

3. 学生通过高粱呷酒原酒的获取,掌握物质分离的基本思路和分离方法选择的依据。能够使用蒸馏装置获取原酒。

项目导引

呷酒又称哂酒,是我国的非物质文化遗产。据《后汉书》《华阳国志》《齐民要术》等古籍记载,呷酒最早始于我国秦汉前的车骑城(今四川渠县土溪城坝村)人所建的宕国,他们发明并酿造了醇和怡畅的呷酒(图6.1)。呷酒至今已有4 000多年的历史。呷酒作为一种糯高粱酒,具有低酒精度、味道香醇甘甜、营养丰富的特点。饮用呷酒后能起到舒筋活血、消暑止渴之功效,且男女老少皆

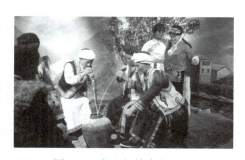

图6.1 古人畅饮高粱呷酒

宜。如何传承呷酒这一文化瑰宝,领略传统酿造工业的魅力,让呷酒走向千家万户呢?

本项目通过酿造高粱呷酒让学生认识传统呷酒的酿造方法,动手制作高粱呷酒,并对传统酿造工艺进行优化,发扬和传承呷酒生产工艺,从而培养学生的问题解决能力和产品设计能力。

【交流研讨】

1. 现需要酿造一批高粱呷酒。如果你是一名酿酒师,在酿造高粱呷酒之前,需要解决的问题是什么?解决这类问题属于何种任务类型?

2. 请根据解决产品设计类问题的一般思路,对酿造高粱呷酒进行初步的任务规划,将规划要点填写在下面方法导引中相应的空白处。

【方法导引】

产品设计类问题解决的一般思路

解决产品设计类问题的一般思路	第一步：明确目标	第二步：拆解目标、分析要素	第三步：设计概念	第四步：精细、具体设计	第五步：权衡、优化统整	第六步：循环、重复设计	第七步：提炼问题解决的关键策略
任务规划要点							

要实现优质高粱呷酒的酿造这一项目目标,需要解决3大问题:首先是认识传统的高粱呷酒酿造工艺及原理;其次是针对传统呷酒酿造工艺中可能出现的问题进行不断优化,从而形成呷酒的酿造新工艺;最后是如何从制得的高粱呷酒中获取原酒和勾兑酒等。解决上述问题的任务类型属于产品设计类任务。接下来,我们就按照问题解决的先后顺序,逐一展开呷酒酿造的研究工作。

任务1　体验传统高粱呷酒的酿造过程

高粱呷酒酿造的主要原料是高粱。高粱在古代又称为"黍",各地对高粱的俗称也有所不同,如把高粱称为"打蓿""苜蓿""芦蓿"等。用高粱酿造呷酒的历史也比较悠久,在我国古籍《齐民要术》中就有所记载。除此之外,北宋田锡所著《曲本草》、南京吴悮所著《丹房须知》、张世南所著《游宦纪闻》中均有关于酿制高粱白酒的蒸馏器和蒸馏技术的记载。可见,高粱酿酒业是中华民族宝贵的文化遗产和物质财富。

活动1　调研我国古代的酿造工艺

【资料卡片】

《齐民要术》与我国传统酿造技术

《齐民要术》是由北魏农学家贾思勰编著的一部专门记载古代劳动人民农牧业生产经验、食品加工与保存等方面的综合性农学著作,被誉为中国古代农业百科全书。在《齐民要术》中的酒篇章详细记载了北朝北魏之前中国的酿酒模式与酿酒工艺,包括如何制曲、用曲、酿酒等。其记载的酿酒技术与现代的酿酒技术极其相似。

在"造神曲并酒第六十四造酒法"中提及浸曲时间由季节所决定,通常为"冬十日,春七日,候曲发气香沫起便酿。隆冬寒厉,虽日茹瓮,曲汁既冻,临下酿时,宜漉出冻凌,于釜中融之,取液而已,不得令热。凌液尽还泻着瓮中,然后下黍,不尔则伤冷"。可见,当时人们对微生物和酶的认识已相当精细,对发酵酿酒时间把握之准确。

在"笨曲饼酒第六十六食经"中明确阐明了酒与曲的关系、酿酒时节、工具及米与曲的配比。文中指出"作白醪酒法，生秫米一石，方曲二斤，细锉，以泉水渍曲，密盖。再宿，曲浮，起。炊米三斗投之，使和调。盖满五日乃好。酒甘如乳。九月半后可作也"。

【交流研讨】

阅读"资料卡片"内容或通过网络、图书馆资料室查阅我国古代酿造工艺的相关资料，结合有机化学知识，进行小组讨论：在用粮食酿酒时有机物是如何进行转化的？古人在酿造时通常从哪些视角来调控物质的转化？

我国最早是以发霉的谷物为引子催化蒸熟或磨碎的谷物而酿造制酒的。这里所说的"发霉谷物"就是最早的"酒曲"。古人巧妙地利用发酵的化学原理：谷物发芽或发霉时滋生发霉菌、曲霉菌、根霉菌、酵母等细菌，其中发霉菌、曲霉菌、根霉菌均为糖化菌，会分泌出糖化酶，淀粉[分子式为$(C_6H_{10}O_5)_n$]在糖化酶的作用下会生成麦芽糖，麦芽糖再在麦芽糖酶的作用下水解成葡萄糖（分子式为$C_6H_{12}O_6$），葡萄糖在酒化酶（由酵母分泌）的作用下再转化为酒精（即乙醇，分子式为C_2H_5OH）。转化过程可表示为：

$$淀粉 \xrightarrow[\text{霉曲}]{\text{糖化酶}} 葡萄糖 \xrightarrow[\text{酵母}]{\text{酒化酶}} 乙醇$$

谷物还可以用来酿醋。醋酸的酿造过程是利用醋酸杆菌将制得的乙醇氧化成乙酸。反应原理可以表示为：

$$C_2H_5OH + O_2 \xrightarrow[\text{醋酸杆菌}]{\text{酶}} CH_3COOH + H_2O$$

事实上利用谷物酿造酿酒或酿醋的过程，除发生上述的转化关系外，还存在其他有机物发生相应的酶的催化转化过程，如在酶的作用下将丁醇氧化成丁酸、葡萄糖氧化成葡萄酸；谷物中的脂肪在脂肪酶的作用下水解成高级脂肪酸和甘油；谷物中的蛋白质在蛋白酶的作用水解成各种氨基酸；各种醇与酸相互发生酯化反应生成具有芳香味的酯等。基于上述原因，使制得的酒或醋营养丰富、香味宜人。

【资料卡片】

酒曲和药曲

酒曲有大曲、小曲和麸曲之分。大曲是采用小麦、大麦、豌豆等为原料，压制成砖状的曲胚，让自然界各种微生物在上面生长而制成，大曲含有根霉菌、曲霉菌、毛霉菌、酵母、乳酸菌等，主要用于蒸馏酒酿造。小曲则是以米糠、大米为原料制成，里面含有根霉菌、毛霉菌、酵母等，主要用于黄酒和小曲白酒的酿造。而麸曲则以麸皮为原料，蒸熟后接入纯种曲霉或其他霉菌，人工培育而成，可用于代替某些大曲或小曲。如果制曲过程中加入药食同源的药材得到的酒曲，则称为"药曲"或"酒药""酒饼"。酒曲和药曲中的微生物产酶及代谢产物如图6.2所示。

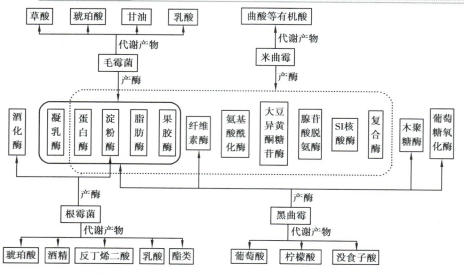

图6.2　酒曲和药曲中的微生物产酶及代谢产物情况

随着人们对谷物酿造过程的反应原理的认识越来越深入，通过对传统酿造工艺的不断优化、发展，形成了现代酿造技术，能够生产出品种更丰富、口感更佳的各类发酵食品。

活动2　自制高粱呷酒

高粱呷酒是以高粱为主要原料，在酒曲的作用下经酿造而制得的。其酿造过程所涉及的主要反应原理与传统米酒的酿造具有相似之处，即高粱中的淀粉在酒曲中的糖化菌作用下先水解转化为麦芽糖、葡萄糖，然后在酒曲中的酵母作用下将葡萄糖转化为乙醇等。接下来，我们将通过查阅文献来制订设计方案，并酿造高粱呷酒。

【交流研讨】

以小组为单位，借助互联网查阅高粱呷酒的生产方法及步骤，研讨并制订酿造高粱呷酒的方案。在教师的指导下，利用课余时间在实验室或家中酿造高粱呷酒，利用酒精计测定高粱呷酒的酒精度，做好实验记录，概括酿造高粱呷酒过程中影响其口味的关键因素。

传统高粱呷酒的酿造是一个复杂的工艺，其酿造的技巧，古人将其归纳为"精选优质红高粱，浸泡翻淘呈白黄；去水三天沸煮蒸，八成熟后起锅凉；发酵下药用秘方，瓷坛密封耐贮藏，年限越久越幽香"。

【交流研讨】

某小组同学按照表6.1所示的步骤酿造高粱呷酒，收集相关数据绘制了如图6.3所示的实验图。

表 6.1　高粱呷酒的酿造步骤

步骤1:选粮、泡粮	选择颗粒饱满、均匀、色泽橙红的红高粱为原料,并用清水浸泡 24 h,使之充分吸水发涨。浸泡时要注意定时换水、翻动
步骤2:煮粮	将浸过的高粱放入大锅内煮沸至七分熟,不能太生也不能太熟,否则影响蒸煮
步骤3:蒸煮	将煮过的高粱置于大锅内的木蒸笼里,高温蒸熟
步骤4:散热	将蒸熟的高粱倒入备好的大簸箕中,让高粱自行散热,并不断地用长竹筷拨翻,使之散热均匀
步骤5:放酒曲	待高粱散热完毕后,将酒曲压成粉末,均匀地撒在高粱中拌匀
步骤6:发酵	将拌好酒曲的高粱置于发酵坛中密封发酵 24 h
步骤7:贮藏	待热气散发完毕,将发酵的高粱装入洗净晾干的罐子或坛子里,坛口用大叶子盖实,再拌泥巴糊住坛口,置于阴凉处贮藏,时间一般为 40 d
步骤8:分装	将酿成的呷酒从大坛子里分装到小罐中,密封、贴标签,便可以销售了(家庭酿造不需要此步骤)

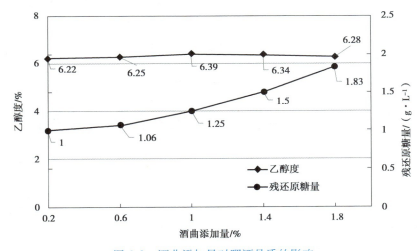

图 6.3　酒曲添加量对呷酒品质的影响

（1）从数据变化可以看出:随着酒曲接种量的增加,高粱呷酒的酒精度呈现先升高后降低的变化趋势,残还原糖总体呈现上升趋势。请分析出现上述变化趋势的原因或依据。

（2）若要酿造感官品质更好的高粱呷酒,在呷酒酿造的过程中还应该注意哪些具体操作? 控制好哪些条件? 请结合自己所在小组的酿造过程谈谈对上述问题的见解。

基于化学视角,酿造高粱呷酒的核心工序就是高粱发酵过程,而高粱的发酵过程从本质上讲就是高粱中含有的糖类物质(即淀粉)在微生物的作用下发生复杂的化学反应,最终形成酒精。要使发酵过程和形成的呷酒达到理想状态,就必须控制好反应条件。利用高粱酿造呷酒,选择优质的高粱作原料只是酿造的基础,而最为关键的反应条件是酒曲和温度。酒曲相当于是高粱酿造呷酒的催化剂,催化剂的用量及其与反应物(即高粱)的接触面积的大小都会影响反应的速率。高粱呷酒酿造过程中酒曲的添加量一般为0.6%,因为在该条件下,高粱呷酒中的酒精度适中、残还原糖含量较低。酒曲中的酶(生物催化剂)的活性受温度影响较大,温度过低,不利于酒曲中的酶催化淀粉转化为酒精;温度过高会导致酒曲中的酶失去催化活性,影响反应的发生。为了使酒曲中的酶能够发挥最佳的催化效果,发酵温度一般控制在 25 ~ 35 ℃。此外,还需要控制的反应条件有原料预处理时的浸泡温度、浸泡时间、蒸煮时间和发酵时的装载量、发酵时间、料水比等,以防对酿造呷酒不利。高粱发酵时还需将酒曲与蒸煮好的高粱充分混合均匀,促使反应充分进行,保证发酵过程中淀粉能够有效地转化为酒精和二氧化碳。

任务2　优化高粱呷酒的生产工艺

【信息检索】

请借助互联网查阅高粱呷酒的酿造工艺流程,并根据自己的查询结果绘制出相应的流程图。同时在小组内进行展示交流,完善高粱呷酒的酿造流程。

高粱呷酒的酿造工艺流程如图6.4所示。

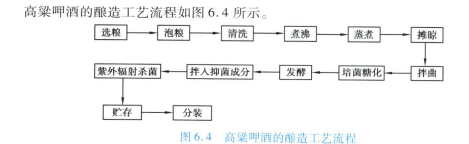

图6.4　高粱呷酒的酿造工艺流程

【交流研讨】

根据酿造高粱呷酒的工艺流程,可以将酿造过程划分为几个关键环节?

酿造优质的高粱呷酒,需要控制好3个关键环节:一是选择优良的原料和酒曲。只有优质的原料和酒曲才能酿造优质的高粱呷酒。二是对高粱进行科学、合理的预处理,预处理包括泡粮、煮粮、蒸粮3道工序。预处理不当,会影响高粱中淀粉糊化和呷酒的发酵过程。三是呷酒的发酵。优化每一个关键环节,获取最佳的工艺条件,会对提升高粱呷酒的品质产生积极的影响。

活动1 正确选择原料和酒曲

"高粱酿酒香、玉米酿酒甜、小麦酿酒糙、大米酿酒净、大麦酿酒冲。"[1]不同的酿酒原料会酿出不同品质的酒。要酿造优质的高粱呷酒,该如何选择原料呢?

【交流研讨】

请根据表6.2中的数据信息讨论:什么样的高粱才能酿造出感官品质优良的白酒?为什么?

表6.2　几种不同糯高粱主要成分含量及酿酒时的出酒率、感官评分比较

品种	水分/%	粗淀粉(绝干)/%	单宁/%	粗蛋白/%	支链淀粉占比/%	带壳粒%	出酒率/%	酒的感官评分/分
两糯1号	13.3	77.5	2.31	10.1	100	4.10	62.08	92
兴湘粱2号	12.7	73.8	1.22	9.3	100	4.93	60.77	91.0
辽粘3号	13.8	77.1	1.50	8.4	100	7.80	64.34	91.3
晋糯3号	13.0	80.1	0.80	9.7	98.80	0.05	62.59	90.5
京都5号	13.1	76.7	1.00	10.0	97.24	0.41	61.12	90.0
红糯5号	13.8	72.8	1.92	10.5	100	0.60	59.86	90.0
辽粘6号	13.4	78.5	0.70	9.9	97.8	0.14	62.52	89.5
红茅6号	13.0	74.6	2.60	10.3	100	3.40	59.07	89.0
糯枣6号	12.6	77.5	2.31	10.1	100	1.20	58.74	88.8
红糯13号	15.3	77.8	2.67	8.8	100	1.43	60.01	91.5
红糯16号	13.4	74.9	2.40	8.9	98.8	1.60	59.04	91.5
红糯19号	13.2	77.4	0.50	10.5	97.19	0.19	63.81	89.3
红糯25号	13.7	77.3	0.60	11.6	97.29	0.07	61.26	90.6

注:表中数据来自《不同品种糯高粱酿造小曲清香型白酒差异研究》(2020-12-09)。

不同品种高粱的组成成分和理化性质差异对高粱呷酒的出酒率和感官品质有重要影响。从出酒率来看,高粱中粗淀粉含量并不是出酒率高低的直接影响因素,但与支链淀粉占比存在一定的相关性。高粱中淀粉含量越高,支链淀粉的占比越高,产酒量越高。从酒体的感官品质来看,酒体的感官品质还与高粱自身含有的蛋白质、脂肪、单宁、纤维素和半纤维素等成分的含量有着密切的联系。蛋白质在蛋白酶作用下水解产生的氨基酸,不但可以为酒曲中的微生物生长提供营养,还能够在酵母的作用下转化为高级醇(杂醇油)。如果高粱中

[1] 焦少杰,王黎明,姜艳喜,等.高粱与固态白酒关系的研究综述[J].酿酒,2015,42(1):13-16.

所含的蛋白质含量过高,则会使酒体中的高级醇含量过高,不但起不到增香作用,反而使酒体出现"怪、臭、闷"的味道。高粱中的脂肪在脂肪酶的作用下会转化为高级脂肪酸,使酒体酸化[1];脂肪的含量越高,酒体酸化的程度就越大。单宁在单宁酶的作用下虽然会生成没食子酸和葡萄糖,但它还具有收敛性,可以使蛋白质发生凝聚而沉淀,使酒体变浑浊,给高粱酒的生香发酵过程带来负面影响,显然单宁的含量也不宜过高。

综上所述,用于酿酒的优质高粱应具有以下特点:

(1)高淀粉含量,且支链淀粉含量越高越好,甚至达到100%。

(2)蛋白质、脂肪、单宁的含量要适中。这也是选择酿酒高粱的依据所在。

酿造优质高粱呷酒,除需要优质高粱外,还需要接种合适的酒曲。

【交流研讨】

1.市场上销售的酒曲有哪些类型?各有何用途?

2.酿造高粱呷酒,应选择什么样的酒曲?

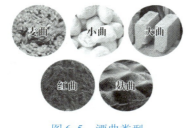

图6.5 酒曲类型

根据酒曲中所含培养基和微生物的种类不同,市场上销售的酒曲主要有大曲、小曲、红曲、麦曲、麸曲等几种类型(图6.5)。不同类型的酒曲适用范围不同。大曲与小曲相比,大曲中微生物的含量较高,对酒体的增香功能更强,故大曲常用于酿造高端白酒,如茅台、剑南春、五粮液等。麦曲酿酒存在原料用量大、产酒酒精度低的特点,导致其使用范围比较有限,主要用于黄酒的酿造。麸曲是以含酵母为主的酒曲,具有酿酒速度快的特点,不过酿造的白酒不及小曲、大曲的感官品质。红曲主要用于酿造具有保健功能的红酒。酿酒时选择什么样的酒曲,应根据所酿酒的特性来决定。通常情况下,酿造高粱呷酒使用大曲。

确定了酿造高粱呷酒使用的原料和大曲后,接下来的工作就是对原料进行预处理。原材料的预处理主要包括对高粱进行浸泡(俗称泡粮)和蒸煮。泡粮的效果取决于高粱的吸水量,高粱吸水量的高低又会影响高粱的蒸煮效果,最终影响高粱呷酒的发酵过程和呷酒的品质。因此,对高粱进行必要的预处理,是酿造优质高粱呷酒的前提和基础。接下来,分别对泡粮和蒸煮两道工序进行优化。

活动2 筛选泡粮的最佳条件

泡粮作为呷酒酿造的一道重要工序,其目的在于使高粱中的淀粉充分吸水、膨胀,以便于蒸煮高粱时淀粉能够充分糊化,防止出现硬心。充分糊化的高粱是高粱进行后续发酵的前提。泡粮还可以去除高粱中的部分单宁和减少杂菌对后续发酵的影响。为了达成泡粮目

---

[1] 寿伟国.高粱传统酿酒技术[J].现代农业科技,2015(6):273-274.

标,工业上生产高粱呷酒时往往采用高温泡粮,并控制好泡粮时间和粮面水位高度。泡粮的最佳标准是手捻即成粉,无黏性。如果出现黏性,说明泡粮过度。接下来,通过实验探究的方式选择泡粮的最佳条件。

【实验探究1】

取5 g红高粱置于250 mL刻度烧杯中,并加入一定量的水进行浸泡。然后将烧杯置于恒温磁力搅拌器上。设置好加热温度、搅拌时间。分别考查泡粮温度(70 ℃、75 ℃、80 ℃)、泡粮时间(8 h、10 h、12 h)、粮面水位高度(10 cm、15 cm、20 cm)对高粱含水量的影响。实验结果分别记录在表6.3中。

表6.3　泡粮条件对高粱吸水量的影响(单因素实验)

序号	泡粮温度/℃	泡粮时间/h	粮面水位高度/cm	高粱吸水量/%
1	70	10	15	
2	75	10	15	
3	80	10	15	
4	75	10	15	
5	75	15	15	
6	75	20	15	
7	75	15	10	
8	75	15	15	
9	75	15	20	

高粱吸水量的计算公式为:

$$高粱吸水量(\%) = \frac{吸水后的高粱质量(g) - 干燥的高粱质量(g)}{干燥的高粱质量(g)} \times 100\%$$

【交流研讨】

1.泡粮温度、泡粮时间与粮面水位高度对高粱吸水量有何影响?

2.在现有实验条件下,最佳的泡粮温度、泡粮时间、粮面水位高度分别是多少?

在其他条件不变的情况下,高粱的吸水量随着泡粮温度的升高、泡粮时间的延长、粮面水位高度的升高而逐渐增大;泡粮温度越高、泡粮时间越长、粮面水位越高,高粱吸水量越大。当泡粮温度为80 ℃、泡粮时间为12 h、粮面水位高度为20 cm时,高粱吸水量可达45%以上。

单因素实验在研究多因素对高粱吸水量的影响存在缺陷,不能够完全反映泡粮温度、泡粮时间及粮面水位高度3个因素协同作用对高粱吸水量的影响。因此,还需要通过正交实验来研讨上述3个因素协同作用对高粱吸水量的影响。

【实验探究2】

实验目的:探究泡粮温度、泡粮时间、粮面水位高度3个因素对高粱吸水量的协同影响。

材料:糯高粱、蒸馏水。

器材:恒温振荡水浴锅(可调节温度、时间、振荡频率)、直尺、电光分析天平。

实验方案及实施过程:

第一步:设计影响高粱吸水量的正交因素与水平(表6.4)。

表6.4 影响高粱吸水量的正交因素与水平表

水平	因素		
	A.泡粮温度/℃	B.泡粮时间/h	C.粮面水位高度/cm
1	70	10	10
2	75	11	15
3	80	12	20

第二步:设计影响高粱吸水量的正交实验组$L_9(3^4)$(表6.5)。

表6.5 影响高粱吸水量的正交因素实验$L_9(3^4)$正交设计及数据处理

序数	A	B	C	高粱吸水量/%
1	1	1	1	
2	1	2	2	
3	1	3	3	
4	2	1	2	
5	2	2	3	
6	2	3	1	
7	3	1	3	
8	3	2	1	
9	3	3	2	
均值1				
均值2				
均值3				
极值R				

第三步:分小组按表中的实验条件进行实验。操作步骤为:称取5.00 g高粱放入恒温振荡水浴锅中进行浸泡,并设置好温度和时间,振荡频率为200 r/min。实验中所需温度、时间和粮面水位高度,均按表中设置条件进行。最后测定高粱的吸水量,将测定结果填写在表6.5中。

第四步:实验数据的处理,处理结果填写在表6.5中。

问题与讨论:

1. 在泡粮温度、泡粮时间、粮面水位高度等3个影响因素中,对高粱吸水量影响的主次顺序如何? 判断的理由是什么?

2. 当高粱吸水量达到理想状态时的实验最佳组合是什么? 由此确定的最佳泡粮工艺条件又是什么?

依据极值 R 的大小,可以判断影响高粱吸水量的主次因素依次为粮面水位高度>泡粮温度>泡粮时间。当高粱吸水量达到60%时,实验条件最佳组合为 $A_3B_3C_3$,由此推知泡粮最佳工艺为:在80 ℃的热水中泡粮12 h,且粮面水位高度20 cm。

【资料卡片】

蒸煮后高粱的感官评分标准见表6.6。

表6.6　蒸煮后高粱的感官评分标准[1]（总分20分）

项目	评分标准	分数/分	项目	评分标准	分数/分
透过率 (5分)	无白芯	5	开口率 (5分)	全开口	5
	白芯面积≤5%	3		开口率>80%	3
	白芯面积≤50%	1		开口率>50%	2
				开口率>20%	1
黏性 (5分)	不黏手	4～5	色泽 (5分)	深红	5
	有黏性,基本不黏手	3		暗红	4
	有黏性,黏手	2		轻微褪色	3
	有黏性,颗粒无法分离	1		严重褪色	1

活动3　筛选最佳煮粮、蒸粮的工艺条件

煮粮和蒸粮的目的是将浸泡后的高粱蒸熟、蒸透,以便于高粱的发酵。煮粮温度的高低、煮粮时间的长短、蒸粮时间的长短,都会影响高粱的蒸煮效果,即煮熟后高粱的感官品质。

【实验探究3】

实验3-1:探索煮粮温度对煮熟后高粱感官评分的影响

将恒温振荡水浴锅的参数设置为:振荡频率100 r/min、时间60 min、温度70 ℃。向恒温

[1]　祝贺,杨涛,杨玉蓉,等.正交试验优化酿酒高粱振荡蒸煮工艺[J].中国酿造,2019,38(9):91-95.

振荡水浴锅中加入 100 mL 水和 16.00 g 浸泡好的高粱。接通电源,启动恒温振荡水浴锅。煮粮结束后,取出高粱,倒入蒸锅中,蒸煮 60 min 后停火,从蒸锅上方泼洒冷水,再复蒸 20 min。高粱蒸煮结束后,按表 6.6 中的评分标准对煮熟后的高粱进行感官评分。然后将恒温振荡水浴锅的温度参数分别设置为 80 ℃、90 ℃、100 ℃,重复上述操作。最后将熟高粱的感官评分记录在表 6.7 中。

表 6.7　不同煮粮温度对蒸煮后高粱感官评分的影响

煮粮温度/℃	70	80	90	100
感官评分/分				

实验 3-2:探索煮粮时间对煮熟后高粱感官评分的影响

将恒温振荡水浴锅的参数设置为:振荡频率 100 r/min、温度 90 ℃、时间 60 min。向恒温振荡水浴锅中加入 100 mL 水和 16.00 g 浸泡好的高粱。接通电源,启动恒温振荡水浴锅。煮粮结束后,取出高粱,倒入蒸锅中,蒸煮 60 min 后停火,从蒸锅上方泼洒冷水,再复蒸 20 min。高粱蒸煮结束后,按表 6.6 中的评分标准对煮熟后的高粱进行感官评分。然后将恒温振荡水浴锅的时间参数分别设置为 30 min、40 min、50 min、60 min,重复上述操作。最后将熟高粱的感官评分记录在表 6.8 中。

表 6.8　不同煮粮时间对蒸煮后高粱感官评分的影响

煮粮时间/min	20	30	40	50	60
感官评分/分					

实验 3-3:探索振荡频率对煮熟后高粱感官评分的影响

将恒温振荡水浴锅的参数设置为:振荡频率 100 r/min、温度 90 ℃、时间 60 min。向恒温振荡水浴锅中加入 100 mL 水和 16.00 g 浸泡好的高粱。接通电源,启动恒温振荡水浴锅。煮粮结束后,取出高粱,倒入蒸锅中,蒸煮 60 min 后停火,从蒸锅上方泼洒冷水,再复蒸 20 min。高粱蒸煮结束后,按表 6.6 中的评分标准对煮熟后的高粱进行感官评分。然后将恒温振荡水浴锅振荡频率参数分别设置为 150 r/min、200 r/min、250 r/min,重复上述操作。最后将熟高粱的感官评分记录在表 6.9 中。

表 6.9　不同振荡频率对蒸煮后高粱感官评分的影响

振荡频率/(r · min⁻¹)	100	150	200	250
感官评分/分				

实验 3-4:探索蒸粮时间对煮熟后高粱感官评分的影响

将恒温振荡水浴锅的参数设置为:振荡频率 100 r/min、温度 90 ℃、时间 60 min。向恒温振荡水浴锅中加入 100 mL 水和 16.00 g 浸泡好的高粱。接通电源,启动恒温振荡水浴锅。煮粮结束后,取出高粱,倒入蒸锅中,蒸煮 60 min 后停火,从蒸锅上方泼洒冷

20 min。高粱蒸煮结束后,按表6.6中的评分标准对煮熟后的高粱进行感官评分。然后将蒸粮时间分别控制为90 min、120 min、150 min,重复上述操作。最后将熟高粱的感官评分记录在表6.10中。

表6.10　不同蒸粮时间对蒸煮后高粱品质的影响

蒸粮时间/min	60	90	120	150
感官评分/分				

问题与讨论:

1. 煮粮温度、煮粮时间、振荡频率、蒸粮时间对蒸煮后高粱的感官评分有何影响?

2. 根据实验3.1—实验3.4的实验数据分析,你认为最佳的煮粮、蒸粮工艺条件是什么?

　　研究表明:单因素实验条件下的最佳煮粮、蒸粮工艺条件为振荡频率100 r/min、在90 ℃条件下煮粮60 min,然后蒸粮60 min、复蒸20 min。接下来,以此为基础,通过正交实验探究振荡频率、煮粮时间、蒸粮时间、蒸粮时间等4个因素协同作用对煮熟后高粱品质的影响,以确定最终的煮粮、蒸粮工艺条件。

【实验探究4】

实验目的:探究蒸煮温度、蒸煮时间、振荡频率、蒸粮时间等因素对蒸煮后高粱感官评分的协同影响。

材料:浸泡好的糯高粱。

器材:恒温振荡水浴锅(需设置温度、时间、振荡频率)、大烧杯、蒸锅、电磁炉。

实验方案过程及设计:

第一步:设计影响煮熟后高粱感官评分的正交因素与水平(表6.11)。

表6.11　影响高粱蒸煮质量的正交因素与水平表

水平	因素			
	A 蒸煮温度/℃	B 蒸煮时间/min	C 振荡频率/(r·min⁻¹)	D 煮粮时间/min
1	80	50	100	50
2	90	60	200	60
3	100	70	300	70

第二步:设计影响煮熟后高粱感官评分的$L_9(3^4)$正交实验组及其数据处理(表6.12)。

表6.12　影响高粱蒸煮质量的$L_9(3^4)$正交实验组及其数据处理

实验编号	A	B	C	D	感官评分/分
1	1	1	1	1	
2	1	2	2	2	

续表

实验编号	A	B	C	D	感官评分/分
3	1	3	3	3	
4	2	1	2	3	
5	2	2	3	1	
6	2	3	1	2	
7	3	1	3	2	
8	3	2	1	3	
9	3	3	2	1	
感官评分	均值1				
	均值2				
	均值3				
	极值 R				

第三步:分小组按表6.12中设置的条件进行高粱蒸煮。操作步骤为:称取16.00 g糯高粱,在80 ℃热水中浸泡12 h,并保持粮面水位高度20 cm。然后将浸泡好的糯高粱倒入事先盛有100 mL蒸馏水的恒温振荡水浴锅中煮至七八分熟。然后将高粱从恒温振荡水浴锅中取出,去水,并将高粱倒入蒸锅中蒸煮一段时间。蒸煮停火后,从蒸锅上方泼洒冷水,复蒸20 min。蒸粮结束后按表6.6的评分标准对煮熟后的高粱进行感官评分,并将评分结果记入表6.12中。

第四步:对实验数据进行处理,并将处理结果填入表6.12中。

问题与讨论:

1. 在煮粮温度、煮粮时间、振荡频率、蒸粮时间4个因素中,对蒸煮后高粱的感官评分影响的主次顺序如何?判断的依据何在?

2. 影响蒸煮后高粱感官评分的最佳实验组合是什么?由此得出的最佳蒸煮工艺条件又是什么?

从感官评分的极值 R 大小可知:影响因素的主次顺序为煮粮温度>煮粮时间>振荡频率>蒸粮时间。最优的高粱蒸煮实验组合为 $A_2B_2C_1D_1$,即在90 ℃条件下煮粮60 min、振荡频率为100 r/min、蒸粮60 min、复蒸20 min。

活动4 利用正交实验探索高粱呷酒的最佳发酵工艺

高粱发酵是呷酒酿造最为核心的工序,它包括酒精发酵和生香发酵两个过程。酒精发酵过程可表示为:糊化的支链淀粉 $\xrightarrow{\text{淀粉酶}}$ 短链糊精 $\xrightarrow{\text{糖化酶}}$ 葡萄糖等单糖 $\xrightarrow[\text{(酵母)}]{\text{酒化酶}}$ 乙醇。而生香发酵过程则是指基质体系中的淀粉、蛋白质、脂肪、单宁、生物素、纤维素、半纤维素等成分在酒曲中微生物(如根霉菌、曲霉菌、毛霉菌)及其产生的酶系(糖化淀粉酶、蛋白酶、脂肪酶、单宁酶、纤维素酶、酒化酶等)作用下,经历复杂的生化演化、代谢积淀形成品类繁多的醇类、酸类、酯类、醛类、酮类、酚类、吡嗪、呋喃、萜烯、脂肽等有机物[1];这一过程所涉及的转化关系如图6.6所示。此外,高粱中的糖类物质及其水解产生的葡萄糖还可以为根霉菌、曲霉菌、毛霉菌的生长繁殖提供营养,蛋白质的水解产物——小分子肽和氨基酸则可为酵母的生长提供养分。由此可见,无论是酒精发酵还是生香发酵,都离不开微生物的作用。

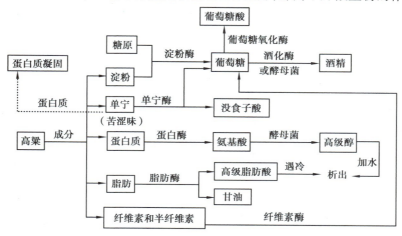

图6.6　高粱生香发酵时各组成成分转化过程

【动手实验】

某化学兴趣小组利用课余时间在教师的指导下按照高粱呷酒的制作流程进行呷酒的制作,并探究配糟量、酒曲添加量、发酵时间等对呷酒中酒精度的影响。采集相关数据并绘制出如图6.7所示的酒精度随配糟量、酒曲添加量、发酵时间等的变化趋势图。

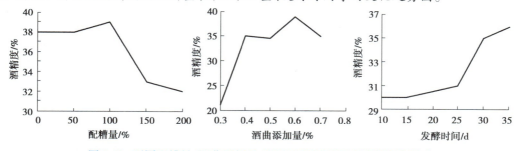

图6.7　不同配糟量、酒曲添加量、发酵时间对呷酒中酒精度的影响

根据图6.7中呈现的呷酒酒精度变化趋势,你认为高粱呷酒的发酵工艺条件应如何选择? 选择的依据是什么?

[1]　许德富,张宿义,杨平,等.中国白酒的高品质发展趋势[J].酿酒,2019,46(1):17-20.

单因素实验获得的高粱呷酒发酵工艺条件并不能反映配糟量、酒曲添加量、发酵时间3个因素对高粱呷酒中酒精度高低的协同影响。因此，要获取呷酒发酵的最佳工艺，还需要借助正交实验或响应面试验设计。接下来，我们通过正交试验来解决呷酒的最佳发酵条件。

【实验探究5】

试剂：糯高粱、酒曲(香曲)、酿酒酵母、配糟、冷开水。

器材：恒温水浴锅(可调节温度、时间、振荡频率)、电子天平、蒸锅、电磁炉、酒精度测定仪、便携式恒温发酵箱、发酵陶瓷罐。

实验方案设计与实验：

第一步：设计呷酒发酵条件的正交因素与水平(表6.13)。

表 6.13　呷酒发酵条件的正交因素与水平

水平	因　素			
	A.配糟量/%	B.酒曲添加量/%	C.发酵时间/d	D.料水比/(g·mL^{-1})
1	0	0.4	25	1:1.5
2	50	0.5	30	1:2.0
3	100	0.6	35	1:2.5

第二步：设计影响呷酒发酵条件的正交实验组 $L_9(3^4)$ 及结果与分析(表6.14)。

表 6.14　影响呷酒品质的发酵条件正交实验组 $L_9(3^4)$ 及结果与分析

序号		A	B	C	D	酒精度/%	感官评分/分
1		1	1	1	1		
2		1	2	2	2		
3		1	3	3	3		
4		2	1	3	2		
5		2	2	1	3		
6		2	3	2	1		
7		3	1	2	3		
8		3	2	3	1		
9		3	3	1	2		
酒精度	均值1						
	均值2						
	均值3						
	均值4						

续表

	序号	A	B	C	D	酒精度/%	感官评分/分
感官评分	均值1						
	均值2						
	均值3						
	均值4						

第三步:严格按照表6.14中设置的条件进行高粱发酵(分小组)。操作过程如下:将蒸熟后的高粱摊开、降温冷却至室温,然后加入一定量的配糟和酒曲(即香曲),拌匀后再收拢成堆。把拌匀后的高粱装入发酵陶瓷罐中,做成凹窝状,并留有一定空间。接着,把发酵陶瓷罐放入温度设置为32 ℃便携式恒温发酵箱中进行培菌糖化48 h,然后加入原料干质量若干倍的水。温度由32 ℃调至28 ℃,按100 mL/kg的标准接种酿酒酵母后用保鲜膜将发酵陶瓷罐密封后进行主发酵,发酵时间为5 d以上,直至残还原糖降至1 g/L以下。再将温度由28 ℃调到20 ℃,继续发酵15 d以上(后发酵),总发酵时间为表6.14中的设置时间。呷酒发酵结束后,利用酒精度测定仪测定呷酒中的酒精度和感官评分,评分标准如表6.15所示,并将测定结果记录在表6.14中。

表6.15　呷酒的感官评分标准[1]

感官指标	评分标准	总分/分
色泽	橙红色、悦目协调、有光泽	10
澄清度	澄清、透明、无沉淀物、无悬浮物	10
香气	酒香浓郁、和谐纯正、无异香、无霉味	25
滋味	酒体丰满、醇厚协调、回味绵延、无异味	40
风格	有本品固有的清雅、醇和风格特征	15

第四步:进行数据处理,并将处理结果填入表6.14中。

问题与讨论:

1.在配糟量、酒曲添加量、发酵时间、料水比4个因素中,影响高粱呷酒中酒精度的主次因素分别是什么? 判断的依据又是什么?

2.呷酒发酵的最佳实验组合是什么? 由此推知,最佳高粱呷酒的发酵工艺又是什么? 判断的理由是什么?

[1]　明红梅,陈蒙恩,周健,等.呷酒酿造新工艺[J].江苏农业科学,2015,43(8):260-264.

研究结果表明:影响高粱呷酒中酒精度的主次因素依次为料水比>酒曲添加量>配糟量>发酵时间。从生产周期和成本考虑,最佳的实验组合为 $A_3B_3C_2D_1$,即最佳发酵工艺条件为配糟量100%、酒曲添加量0.6%、发酵时间30 d、料水比1:1.5(g/mL)。

【总结归纳】

根据对高粱呷酒酿造工艺优化过程的探讨,总结归纳高粱呷酒酿造的关键策略。

高粱呷酒的品质主要取决于选粮、泡粮、煮粮、蒸粮、发酵等工序条件的控制。这些工序所涉及的工艺条件只要控制得当,就能产出优质的高粱呷酒。高粱呷酒的酿造过程及其核心工序需要控制的条件如图6.8所示。

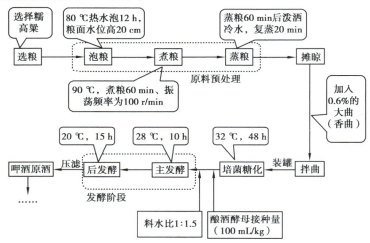

图6.8　高粱呷酒的酿造过程及其核心工序需要控制的条件

【迁移应用】

请根据酿造高粱呷酒的一般思路和方法,设计酿造红薯酒的酿造方案,并指出酿造过程的关键环节及注意事项。

任务3　从高粱呷酒的酒醅中获取呷酒原酒

高粱经过主发酵、后发酵后得到的混合物,称为酒醅。如何实现酒醅中的高粱固体残留物和液态的呷酒原酒的分离,获得高粱呷酒? 这是一个物质分离类任务。

活动1　从高粱呷酒的酒醅中获取呷酒原酒粗产品

【方法导引】

从混合体系中分离出产品,首先应明确混合体系中存在的组分及其性质;然后根据组分的性质差异,将需要的组分转化为与其他组分不能完全自动混合的状态;最后选择合适的分离方法和仪器进行分离以获取所需要的成分。

【交流研讨】

酒醅的主要成分有哪些? 它们以什么样的形态存在?

酒醅是指经过充分发酵得到的高粱。它主要由液态的呷酒原酒和发酵后的高粱固态残渣组成。原酒一部分游离于固体残渣之外,一部分浸入固体残渣之中。酒醅中原酒的成分比较复杂,大部分来自酒精发酵所产生的醇类、醛类、羧酸类、酯类等物质。少量的来自酒曲(或香曲)中的根霉菌所产生的酶系和酵母在发酵过程中所产生的代谢产物。要获得高粱呷酒原酒,需要分离出酒醅中游离的液态呷酒原酒和存在高粱固体残渣中的呷酒原酒。

【交流研讨】

根据酒醅中的物质状态,原酒与高粱固体残渣是否构成了不能完全自动混合的两种状态? 如果没有,怎样才能使其转化为不能完全自动混合的两种状态?

酒赔中存在两种状态的物质,一种是以液态存在的呷酒原酒,另一种是以固体存在的经充分发酵后的高粱固体残渣。呷酒原酒与固体残渣构成了液-固不能完全自动混合的状态,满足物质分离的前提条件。但是呷酒原酒有一部分渗透进入了固体残渣内部,不能实现其与固体残渣的自动分离。

【交流研讨】

要将渗透进入高粱固体残渣中的呷酒原酒与固体残渣分离,应怎样操作才能实现? 请设计实验方案并进行实验论证。

酒醅中原酒与固体残渣分离可以采取挤压过滤的方式来进行。操作过程如下:在304不锈钢盆中放置好配套的304不锈钢沥水筛,然后在沥水筛上放置一层薄纱布,将酒醅直接倒入纱布中。扎紧纱布口,用洁净的金属勺挤压纱布,使原酒从纱布中滤出。挤压过程中要做到边加少量水边挤压,重复几次即可。

【拓宽视野】

扫描下面二维码,了解酒醅中原酒成分的性质与酒体感官品质的关系。

酒醅中原酒成分的性质与酒体感官品质的关系

活动2 从呷酒原酒粗产品中获取烧酒

呷酒原酒中含有碳原子不同或官能团不同的各种有机物。其中,有的有机物对人体有害,如甲醛等;有的则会影响酒体的感官品质或呷酒的质量等。为此,人们根据高粱呷酒原酒中各组分的沸点差异,采用蒸馏的方式来获取烧酒,即除去有害物质而获得的蒸馏酒。

【信息检索】

俗话说"酒生香源于发酵,提香则源于蒸馏"。蒸馏高粱呷酒原酒获取烧酒在酿酒行业是一个非常重要的环节。请借助互联网,查询蒸馏酒的相关操作及注意事项,并将其绘制成思维导图。

【展示交流】

在小组内展示蒸馏高粱呷酒的思维导图,阐述蒸馏呷酒收集烧酒的基本原则及对原则的理解。

将酒醅入甑后,用小火蒸馏(温度不超90 ℃,热而不沸)可去除呷酒中的杂质而获得烧酒。收集烧酒时一般遵循"去头掐尾""留前去后"的原则。所谓"去头"是指去除蒸馏温度达到85 ℃之前的馏出液(酒头),约占出酒总量的5%,以避免沸点较低的具有刺激性气味的乙醛、杂醇等物质进入原酒中,出现怪味;"留前"是指收集在85~90 ℃的馏出液(原酒),约占出酒总量的55%,其酒精度在60°左右,称为正段酒或原酒;"掐尾"和"去后"就是掐掉在90~100 ℃的馏出液(尾酒),约占出酒总量的40%,其酒精度低于40°,需要重新蒸馏。经过"去头掐尾""留前去后"得到的原酒,酒精度通常在60°以上。

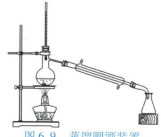

图6.9 蒸馏呷酒装置

【动手实验】

从市场上购置一坛高粱呷酒,并通过压滤方法获取呷酒原酒粗产品,然后按照"去头掐尾""留前去后"的原则收集纯正的呷酒原酒。蒸馏装置如图6.9所示。收集酒头、原酒、尾酒,分别观察其气味和状态,并用酒精度测试仪测定酒中的酒精度和进行感官评价,并与蒸馏前的高粱呷酒进行对比,看看哪一段的蒸馏酒品质更佳。

接下来,让我们一起来总结、归纳从酒醅中获取呷酒的关键策略。

【总结概括】

请结合任务3对酒醅中获取呷酒原酒的探讨,总结提炼从酒醅中获取呷酒原酒(烧酒)的关键性策略。

从酒醅中获取呷酒原酒分为两个阶段,即通过挤压过滤(压滤)的分离方法获取呷酒原酒粗产品和通过蒸馏粗产品收集呷酒原酒。在蒸馏粗产品时,一定要注意控制蒸馏时的升温速度,不宜过快,否则会造成部分原酒进入头酒之中,造成产品损失。同时,收集的尾酒也不能直接与原酒混合进行勾兑,否则也会影响呷酒原酒的品质。如果要收集尾酒中的乙醇,还需要进行二次蒸馏。

【资料卡片】

勾兑酒

俗话说"好酒都是勾兑出来的"。为了获得美味的酒精度适度的美酒,工业上将获得的高粱呷酒用纯净水进行勾兑。通过加水勾兑而得到的酒称为勾兑酒。在勾兑酒时需要注意两点:一是勾兑水不能够使用矿泉水或开水,否则会造成酒体混浊。二是勾兑酒的酒精度不得低于50度,否则会使酒体中难溶于水的有机物以沉淀析出,导致后续陈酒时出现寡淡和变酸。

学习评价

【成果交流】

写一篇"由高粱到美酒"的小论文,1 000字左右。

【活动评价】

1.项目通过设置【信息检索】【交流研讨】【展示交流】【资料卡片】【拓宽视野】等,引导学生主动思考,为问题解决提供必需的理论基础和实践基础,从而了解学生的信息检索与整理概括能力、知识获取与问题解决能力。

2.项目通过设置【方法导引】【资料卡片】等引导学生对高粱呷酒的酿造进行任务规划、对产品进行感官评价以及选择合适的方法获取高粱呷酒原酒,从而了解学生运用科学的研究方法和产品设计理念进行产品设计规划的能力、运用高粱呷酒感官评价标准对产品品质进行综合评价的能力及运用方法论解决实际问题的能力。

3.项目通过设置【动手实验】【实验探究】,了解学生的动手操作能力和进行实验探究的能力。同时,了解学生的数据分析、处理能力。

4.项目通过设置【总结归纳】【总结概括】【迁移应用】等,了解学生对问题解决过程关键策略的提炼能力。

【自我评价】

本项目通过高粱呷酒的探讨,重点发展学生宏观辨识与微观探析、模型认知与论证推理、科学探究与创新意识、科学态度与社会责任等方面的核心素养。评价要点如表 6.16 所示。

表 6.16　关于发展学生宏观辨识与微观探析、模型认知与证据推理、科学探究与创新意识、科学态度与社会责任的评价要点

发展的核心素养		学业要求
宏观辨识与微观探析	能够运用化学方程式表示古代粮食酿酒的化学反应原理	1. 能基于古代酿造技术认识现代酿酒技术的酿造原理与古法具有相似之处,并能运用化学方程式表征粮食酿酒的变化过程 2. 能基于解决产品设计类问题的一般思路,对酿造高粱呷酒进行任务规划;能针对酿造高粱呷酒的关键工序进行条件优化,寻找关键的实验证据,得出结论 3. 能基于利用正交实验探索配糟量、酒曲添加量、发酵时间和料水比等因素协同作用对高粱呷酒品质的影响,掌握正交实验的因素与水平、正交实验组的设计方法,通过数据分析学会判断影响因素主次并获取最佳发酵工艺的方法 4. 能运用蒸馏原理从酒醅中提取原酒
模型认知与证据推理	能够根据解决产品设计类问题的一般思路对酿造高粱呷酒进行任务规划	
科学探究与创新意识	能基于高粱呷酒酿造工艺的关键工序,从影响高粱呷酒品质的视角探究各个工序的最佳操作,并通过正交实验确定整个高粱呷酒酿造的最佳发酵工艺;能利用蒸馏原理从高粱呷酒的酒醅中获取原酒	
科学态度与社会责任	体会传统酿造技术——高粱呷酒中蕴含的科学知识和原理,体会人对微生物发酵本质的认识	

学习目标

1.学生通过制作营养、健康、安全的豆浆和设计黄花菜加工指南等项目任务的学习,初步掌握解决麻烦类问题的一般思路,并能够运用解决麻烦类问题的一般思路去解决现实生活中的同类问题。

2.根据结构决定性质的思想,能从官能团的视角预测有机物的性质,并提出消除食物中含有天然毒素的措施或食材加工工艺。能够运用研究物质性质的一般程序去认识食材中天然毒素的性质,从而培养学生在模型认知与证据推理、实验探究与科学创新等方面的素养。

3.学生通过设计正交实验探索消除豆浆和黄花菜中的天然毒素的最佳工艺,初步学会正交因素与水平设计、正交实验组设计的方法以及实验数据的处理等,真正掌握通过对比分析的方式筛选关键变量、获取最佳烹饪工艺的技巧;促进学生动手能力和高阶思维能力的发展,落实"科学探究与创新能力"素养的培养。

项目导引

近年来,因食入含有植物性天然毒素引发的食源性中毒事件主要包括以下几种情况:(1)因食入未煮熟的豆浆而引起的中毒事件;(2)因食入未煮熟的豆角引起的中毒事件;(3)因食入发芽的马铃薯引起的中毒事件;(4)因食入未熟的黄花菜、十字花科蔬菜等引发的食物中毒事件等。每一次食源性中毒事件的发生,都会引发社会的普遍关注。通过合理的烹饪、加工方式消除植物性天然毒素,避免食物中毒,成了人们追求健康生活的一种时尚。

怎样才能消除植物性食材中含有的天然毒素?本项目将通过学会制作豆浆和设计黄花菜加工指南,体验植物性天然毒素的消除方法和懂得如何进行食材加工。

任务 1 　制作营养安全的豆浆

豆浆是一种传统美食,在预防心血管类慢性疾病、糖尿病、某些癌症等方面都有独特的功效。古籍中记载豆浆能"利水下气、制诸风热、解诸毒""长肌肤、益颜色、填骨髓、加气力、补虚能食"。可见,豆浆是一种营养功能强大的保健食品。正因为如此,豆浆成了人们青睐的常见食物。但是,因豆浆加工方式不当而引发的中毒也时有发生。如何加工才能确保豆浆安全?本任务将通过定义豆浆加工遇到的麻烦、寻找豆浆中毒的原因、探寻清除豆浆中毒素的措施和探究豆浆制作的最佳工艺等项目活动,让你学会豆浆加工并掌握消除植物性天然毒素的方法。

【交流研讨】

1. 豆浆作为日常生活中的一种保健性食物。你认为在豆浆制作过程中应当关注的核心问题是什么？制作豆浆属于何种任务类型？

2. 请结合解决麻烦类问题的一般思路,合理规划任务,并将要点填写在【方法导引】中相应的空白处。

【方法导引】

解决麻烦类问题的一般思路

解决麻烦类问题的一般思路	第一步:定义麻烦	第二步:寻找形成原因或影响因素	第三步:达成目标
任务规划要点			

接下来,我们根据解决麻烦类问题的一般思路对豆浆加工进行任务规划。

活动1 定义豆浆加工时遇到的麻烦

【材料分析】

信息1:2014年,某小学14名学生出现恶心、腹痛等消化道症状,送医院救治。后经专家诊断为食用生豆浆引起的食物中毒。

信息2:据人民日报2018年12月31日报道,食用处于"假沸"状态的豆浆并不安全,容易引起中毒事件。中毒物质来自"毒"豆浆中的细胞凝集素、皂素、胰蛋白酶抑制剂。

根据上述信息思考:制作豆浆时需要解决的麻烦是什么?

制作豆浆时应将豆浆煮熟,要将生豆浆中含有的细胞凝集素、皂素、胰蛋白酶抑制剂等有害物质彻底消除,避免有毒物质引起食物中毒。这是制作豆浆时需要解决的麻烦。在明确需要解决的麻烦后,接下来就应该去寻找形成麻烦的原因,探寻消除麻烦的影响因素或措施,筛选影响麻烦的关键变量并通过实验探究的方式获取消除有害物质的最佳条件,从而达成目标。

活动2 寻找未熟豆浆中毒的原因

【信息检索】

请借助互联网、图书馆或资料室等资源,查找生豆浆中毒原理,并绘制思维导图。

【展示交流】

在小组内展示生豆浆中的有害物质及中毒原理,并通过自评和互评,完善对生豆浆中毒原理的认识。

大豆是生产豆浆的原料,除含有丰富的植物蛋白、淀粉、脂肪、膳食纤维外,还含有胰蛋白酶抑制剂、单宁、植酸、类黄酮、草酸、大豆凝集素（SBA）等抗营养物质。这些抗营养物质能够在一定程度上阻碍营养物质的吸收，如植酸和胰蛋白酶抑制剂会干扰铁、锌等矿物质和蛋白质的吸收[1]；单宁会妨碍铁的吸收；SBA能够促进红血球凝集，刺激消化道；适量的皂苷具有抗疲劳、抗衰老的功能，但皂苷作为一种溶血剂，也可以刺激胃肠黏膜，引起恶心、呕吐、腹症等中毒症状，严重者可引起脱水和电解质紊乱等。当豆浆中含有过量的皂苷、胰蛋白酶抑制剂或凝集素时，就会引起生豆浆中毒。

活动3　探寻消除生豆浆中天然毒素的措施

【理论预测】

请根据生豆浆中含有的有毒有害物质的结构预测这些物质可能具有的理化性质。

提示：(1)胰蛋白酶抑制剂是一种抑制胰蛋白酶活性的可溶性多肽或蛋白；大豆凝集素是由植物细胞分泌或合成的能够与糖结合的一种可溶性蛋白质；皂素是由皂苷、糖、糖醛酸或其他有机酸所组成的一类复杂化合物，一般溶于水且易溶于热水。

(2)植酸、单宁、类黄酮的结构简式或结构单元骨架如图7.1—图7.3所示。

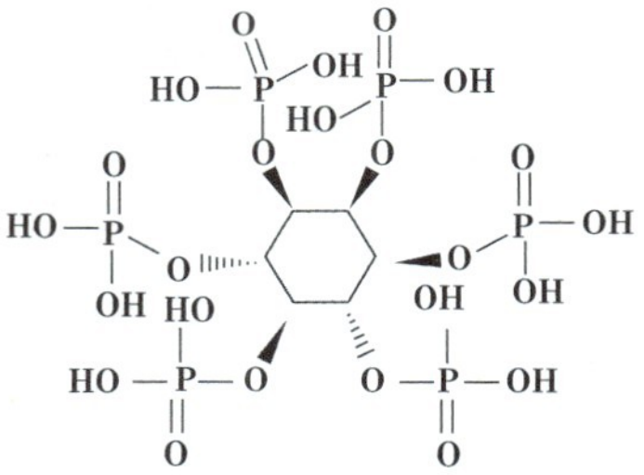

图7.1　植酸的结构简式

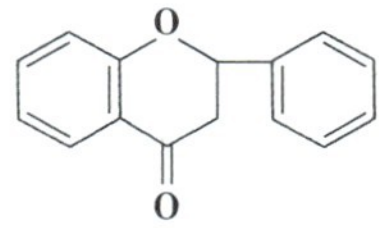

图7.2　类黄酮的基本骨架 C6—C3—C6
（注：只要含有类黄酮基本骨架的物质都属于黄酮类化合物）

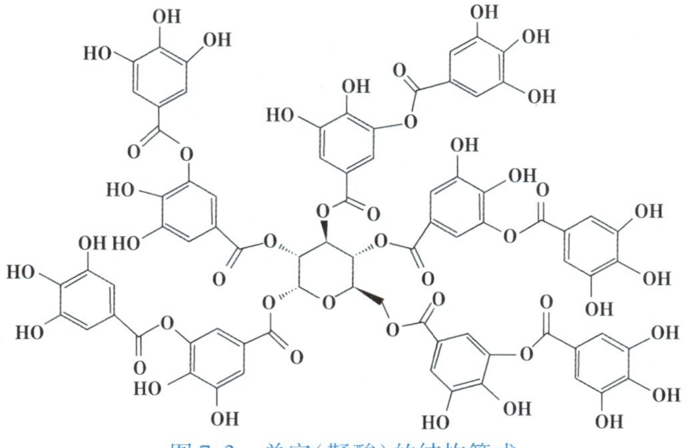

图7.3　单宁(鞣酸)的结构简式

[1]　高峰.发芽豆打豆浆更营养[J].江苏卫生保健,2019,21(9):46.

【方法导引】

从官能团的视角预测有机物的理化性质

根据有机物中含有的官能团可以预测有机物可能具有的理化性质。

对于物理性质的预测,主要是对水溶性的预测,预测时首先观察有机物的结构中是否存在能够与水形成氢键的官能团,如羟基(—OH)、氨基(—NH$_2$)、醛基(—CHO)等,这些官能团与水形成分子间氢键可以增大其在水中的溶解度。含有上述官能团的小分子有机物一般易溶于水,如含碳原子数较少的醇类物质、醛类物质、羧酸类物质及氨基酸等。

预测化学性质时,首先观察有机物的结构并找出其含有的官能团。然后结合已有化学知识预测各个官能团可能具有的化学性质。最后将各个官能团具有的化学性质进行加合就得到该有机物具有的化学性质。如醚键(C—O—C)在酸性条件下不稳定,会使醚键中的碳氧单键断裂形成新的物质;但在中性或碱性条件醚键能够稳定存在。又如,酯基、肽键能够在酸性、碱性条件下发生水解等。需要注意的是 α—H 可与重键发生加成反应,也可以发生氧化反应,具体情况要具体分析。

生豆浆中的有害物质主要来自大豆本身。而大豆中含有的有害物质主要是胰蛋白酶抑制剂、植酸、单宁、草酸、类黄酮等抗营养物质。其中,植酸、单宁中存在多个羟基,胰蛋白酶抑制剂(属于蛋白质)中存在氨基(—NH$_2$)、羧基(—COOH),它们均因含有能与水形成分子间氢键的官能团而具有一定的水溶性;当分子中含有能与水分子形成分子间氢键的官能团(—OH、—NH$_2$)数目越多,其水溶性越大。植酸中含有磷酸酯结构,单宁中含有酯基结构,胰蛋白酶抑制剂、大豆凝集素含有肽键结构,它们均能在一定条件下(酸性、碱性、酶等作催化剂)发生水解,生成非抗营养物质;类黄酮类物质因含有醚键,在酸性条件下也可以水解生成具有一定水溶性的物质。

【交流研讨】

根据大豆中天然毒素的理化性质,要消除豆浆中含有的天然毒素,应采取哪些措施?

由于大豆中含有的大豆凝集素、胰蛋白酶抑制剂、皂素、植酸、单宁等物质都具有一定的水溶性,并可以发生水解;而且这些物质的水溶性和水解程度均随温度的升高而增大。因此,为了消除豆浆中的天然毒素,可以采取以下措施:

(1)对大豆进行高温浸泡,以降低大豆中含有的天然毒素。为了避免大豆中的可溶性蛋白浸出,应控制好浸泡温度、浸泡时间和浸泡介质的酸碱性。

(2)对大豆进行粉碎,增大大豆与水的接触面积。

(3)对制得的生豆浆进行高温加热,使胰蛋白酶抑制剂、大豆凝集素、皂素等天然毒素充分水解,转变成无毒物质。由于胰蛋白酶抑制剂、凝集素、皂素的耐热性较强,需要较高的温度才能彻底水解。因此,消除豆浆中的天然毒素应严格控制好豆浆的加热温度。

活动4　探究制作豆浆的最佳工艺条件

豆浆的制作过程可以划分为两个环节,即泡豆和制浆。制浆过程包括打浆、滤浆和煮浆三道工序,其中打浆时直接使用家用豆浆机打浆,滤浆时选择一定孔径的纱布过滤。接下来,探讨大豆浸泡介质和浸泡工艺对豆浆品质的影响。

【材料分析】

材料1:某研究团队用优质大豆为原料研究不同大豆浸泡介质对豆浆中抗营养物质及营养品质的影响,设置的工艺条件为浸泡温度25 ℃,浸泡时间16 h,豆:浸泡介质比为1:4,介质浓度均为0.45%。测定结果见表7.1。

表7.1　不同浸泡介质对豆浆中抗营养物质含量及营养品质的影响[1]

项目	对照(未浸泡)	水	NaHCO₃	柠檬酸
胰蛋白酶抑制剂/(TIU·mg^{-1})	67.18	33.83	32.38	39.83
单宁/(mg·kg^{-1})	98.63	213.62	216.64	190.61
植酸/(mg·mL^{-1})	15.31	5.33	4.65	3.46
蛋白质/(g·kg^{-1})	27.41	30.20	29.80	26.62
可溶性固形物/%	6.79	5.33	5.17	4.37

注:表中数据为测定结果的平均值。

材料2:某研究团队以NaHCO₃溶液为大豆浸泡介质,研究大豆在不同浸泡时间、不同浸泡温度对豆浆中抗营养物质含量和营养品质的影响。结果如表7.2、表7.3所示。

表7.2　不同浸泡时间对经NaHCO₃浸泡处理豆浆中抗营养物质含量及品质的影响

项目	8 h	12 h	16 h	20 h	24 h
胰蛋白酶抑制剂/(TIU·mg^{-1})	36.86	34.33	32.48	31.69	35.69
单宁/(mg·kg^{-1})	168.74	170.8	216.59	192.53	170.81
植酸/(mg·mL^{-1})	4.37	5.40	5.53	5.46	5.49
蛋白质/(g·kg^{-1})	26.96	27.75	29.75	28.83	26.72
可溶性固形物/%	7.23	6.93	5.17	4.27	4.70
亮度值 L*	79.99	77.76	82.77	81.85	82.78

表7.3　不同浸泡温度对经NaHCO₃浸泡处理豆浆中抗营养物质含量及品质的影响

项目	5 ℃	15 ℃	25 ℃	35 ℃	45 ℃
胰蛋白酶抑制剂/(TIU·mg^{-1})	32.07	33.07	32.38	34.68	33.72
单宁/(mg·kg^{-1})	194.38	198.87	204.43	202.52	200.54

---

[1]　谷春梅,姜雷,于寒松.浸泡介质及浸泡条件对豆浆中抗营养因子及品质的影响[J].大豆科学,2019,38(3):434-442.

续表

项目	5 ℃	15 ℃	25 ℃	35 ℃	45 ℃
植酸/($mg \cdot mL^{-1}$)	3.80	3.71	4.75	3.03	4.31
蛋白质/($g \cdot kg^{-1}$)	23.24	25.43	29.47	27.44	21.73
可溶性固形物/%	7.57	7.17	5.33	4.27	4.43
亮度值$L*$	76.65	77.69	78.08	80.82	80.60

问题与讨论：

请结合表7.1—表7.3的数据分析：你认为大豆的最佳浸泡工艺条件是什么？

影响大豆中抗营养物质去除效果的因素主要有浸泡介质、浸泡温度和浸泡时间。从浸泡介质来看，选用0.45%的$NaHCO_3$溶液作为浸泡介质去除大豆中的抗营养物质的效果，要比用水或0.45%的柠檬酸溶液作浸泡介质好。从浸泡温度来看，在0.45%的$NaHCO_3$溶液浸泡介质中，随着温度的升高，大豆中胰蛋白酶抑制剂含量在35 ℃前呈上下波动，35 ℃时达到最大，超过35 ℃又开始下降。大豆中单宁的含量随着温度的升高而呈现小幅度上升，但变化不显著。植酸含量随着温度的升高而呈现显著变化，25 ℃时植酸含量达到最大值，而在高温或低温条件下浸泡，其含量均低于25 ℃时的含量。大豆中的豆浆蛋白含量受温度影响较为显著，总体呈现先增加后降低的变化趋势，35 ℃时达到最大，温度达到或超过45 ℃时蛋白含量又会显著下降。综合各项指标变化，最终选择大豆的浸泡温度为25 ℃。从浸泡时间来看，随着时间的延长，胰蛋白酶抑制剂含量整体呈现下降趋势，植酸含量不断增长，而单宁含量却呈现先升后降的趋势；胰蛋白酶抑制剂含量在20 h达到最低，单宁含量最大出现在16 h；豆浆中的蛋白质含量呈现先增加后下降，16 h出现最大值。综合考虑，大豆的浸泡时间选择16 h。综上所述，大豆的最佳浸泡工艺是：在25 ℃的0.45% $NaHCO_3$溶液中浸泡16 h。

单因素实验获取的大豆浸泡条件并不能完全反映浸泡温度、浸泡介质浓度、浸泡时间等因素协同作用对去除大豆中抗营养物质的影响。因此，接下来通过正交实验探究浸泡温度、浸泡介质浓度、浸泡时间对大豆中胰蛋白酶抑制剂含量的协同影响。

【实验探究】

探究浸泡介质、浸泡温度、浸泡时间等因素协同作用对消除豆浆中天然毒素的影响

原料：黄豆。

试剂：0.40% $NaHCO_3$溶液、0.45% $NaHCO_3$溶液、0.50% $NaHCO_3$溶液。

器材：家用豆浆机、恒温水浴锅、不锈钢碗。

实验方案及实施：

第一步：设计消除豆浆中天然毒素的因素与水平（表7.4）。

表7.4　消除豆浆中天然毒素的因素与水平

水平	A. NaHCO₃溶液/%	B. 浸泡温度/℃	C. 浸泡时间/h
1	0.4	15	12
2	0.45	20	16
3	0.5	25	20

第二步:设计消除豆浆中天然毒素的 $L_9(3^4)$ 正交实验组(表7.5)。

表7.5　消除豆浆中天然毒素的 $L_9(3^4)$ 正交实验组及实验数据处理

实验组	因素			胰蛋白酶抑制剂含量/(TIU·mg⁻¹)	植酸含量/(mg·mL⁻¹)	单宁含量/(mg·kg⁻¹)
	A	B	C			
1	1	1	1			
2	1	2	2			
3	1	3	3			
4	2	1	2			
5	2	2	3			
6	2	3	1			
7	3	1	3			
8	3	2	1			
9	3	3	2			
胰蛋白酶抑制剂含量	均值1					
	均值2					
	均值3					
	极值 R					
植酸含量	均值1					
	均值2					
	均值3					
	极值 R					
单宁含量	均值1					
	均值2					
	均值3					
	极值 R					

第三步:分小组制作豆浆。操作过程:

（1）称取 10 g 去除死豆和其他杂质的黄豆，然后倒入不锈钢碗中。

（2）按料水比（g:mL）= 1:2 向不锈钢碗中加入一定质量分数的 $NaHCO_3$ 溶液。接着将不锈钢碗放入恒温水浴锅中，使大豆浸泡液的温度达到指定温度。

（3）将浸泡好的大豆放入豆浆机中打浆。

（4）测定生豆浆中胰蛋白酶抑制剂、植酸、皂素等的含量，测定结果记录在表 7.5 中。整个过程需要控制的条件严格按照表 7.5 中的标准执行。

第四步：对实验测定的数据进行处理，处理结果一并记录在表 7.5 中。

问题与讨论：

1. 在浸泡介质（$NaHCO_3$ 溶液）浓度、浸泡温度、浸泡时间 3 个影响因素中，影响豆浆中天然毒素（胰蛋白酶抑制剂、皂素、植酸）消除效果的主次顺序是什么？判断的依据是什么？

2. 消除豆浆中天然毒素的最佳实验组合是什么？由此得出的消除豆浆中天然毒素的最佳工艺条件又是什么？请对结论进行合理解释。

不同浸泡工艺对大豆中抗营养物质（胰蛋白酶抑制剂、植酸、单宁）的去除效果略有差异。但大量的实验事实表明，大豆的最佳浸泡工艺为：浸泡介质为 0.50% 的 $NaHCO_3$ 溶液、浸泡温度为 15 ℃、浸泡时间为 12 h。

【动手实验】

将打好的生豆浆用纱布过滤，并将滤液倒入锅中。将豆浆加热煮沸（温度达到 95 ℃及以上）5 min 左右。然后取样，测定胰蛋白酶抑制剂、植酸、单宁的含量。重复操作 2~3 次。

在煮豆浆的过程中会观察到下列现象：煮浆温度达到 80 ℃时，豆浆中开始出现少量气泡；随着温度的逐渐升高，豆浆中的白色泡沫逐渐增加；温度达到 85~93 ℃时，豆浆中产生大量的白色泡沫。这种现象称为假沸，此时豆浆中的有害物质并未完全受到破坏，一旦食用这样的豆浆就会造成食物中毒。只有当煮浆达到 95 ℃以上并持续 5 min 以上，才能彻底破坏豆浆中的有害物质并提升豆浆的品质。因此，煮豆浆时最好选用恒温加热锅（可控温控时）并将温度调至 95 ℃或以上，时间控制在 5 min 及其以上即可。

【总结概括】

请结合豆浆最佳加工工艺的探索过程，总结并概括消除大豆中天然毒素的烹饪方法。

消除豆浆中的有害物质并获得安全营养的豆浆，需要控制好浸泡工艺和煮浆温度。在浸泡时应选用 0.50% $NaHCO_3$ 溶液作浸泡介质，并置于 15 ℃的水中浸泡 12 h，浸泡大豆的料水比控制在 1:2，这样可以最大限度地去除大豆中含有的胰蛋白酶抑制剂等有害物质。在煮浆过程中需要控制好煮浆温度和煮浆时间，煮浆温度应控制在 95 ℃以上，煮浆时间不得低于 5 min，方可彻底破坏生豆浆中含有的胰蛋白酶抑制剂并得到煮熟的、安全的、营养的豆浆。

【迁移应用】

请依据豆浆加工的一般思路,设计四季豆豆浆的加工方法。

【拓宽视野】

扫描以下二维码,了解养生豆浆的制作方法。

养生豆浆的制作方法

任务2　设计黄花菜的加工指南

黄花菜属于百合目草本植物,又名金针菜、忘忧草。它富含胡萝卜素、卵磷脂、蛋白质、糖类物质、脂肪、维生素、矿物质即膳食纤维等。除上述成分外,还含有秋水仙碱(又名秋水仙素)。秋水仙碱具有抗肿瘤、抗炎、抗纤维化等功效,同时还是治疗痛风、家族性地中海热等疾病的常用药物。但是,食物中含有的秋水仙碱含量超标也会引起食物中毒,出现中毒症状。

如何科学加工黄花菜,让人们吃上健康、安全的黄花菜?本任务将通过设计黄花菜加工指南,让你懂得黄花菜如何进行烹饪才能避免秋水仙碱中毒。

【交流研讨】

请根据解决麻烦类问题的一般思路,对黄花菜加工进行初步的任务规划,并将规划要点填写在表7.6中。

表7.6　预防黄花菜中毒的任务规划

解决麻烦类问题的一般思路	第一步:定义麻烦	第二步:寻找形成原因或影响因素	第三步:达成目标
任务规划要点			

避免黄花菜中含有的秋水仙碱引发食物中毒是对黄花菜进行加工时需要解决的麻烦。解决这类问题的任务类型属于解决麻烦类问题。在明确需要解决的麻烦之后,接下来就该去寻找秋水仙碱中毒的原因或影响因素,找到消除秋水仙碱中毒的方法或措施,从而达成目标。

活动1　寻找秋水仙碱引起食物中毒的原因

【信息检索】

请借助互联网、图书馆或资料室,查询黄花菜的主要成分和有害物质,并找到黄花菜引起中毒的原因或作用机制。

【展示交流】

在小组内交流黄花菜引起食物中毒的作用机制,并吸取小组内其他成员的意见,完善秋水仙碱中毒的作用机理。

秋水仙碱是一种白色或淡黄色的粉末状或针状晶体[1]。秋水仙碱进入人体后引发的中毒机制可表述如下:

(1)人体摄入秋水仙碱后,秋水仙碱进入血红蛋白的中央空腔,通过分子间作用力(范德华力)与血红蛋白结合形成稳定的复合物并使血红蛋白的结构变得更加紧密,从而驱动血红蛋白二级结构中的 α-螺旋、β-转角、弯曲、无规则卷曲等结构的构象发生改变[2]。

(2)秋水仙碱进入细胞内,还可以与细胞中的微管蛋白黏合,阻止微管的聚合作用,进而抑制纺锤体的形成和阻止有丝分裂[3]。因此,秋水仙碱最容易影响有丝分裂旺盛、细胞代谢快的器官,如肝脏及肝毛囊、胃肠道、骨髓,导致肝细胞脂肪变性、脾脏的白髓破裂、红髓充血等[4]。

(3)秋水仙碱进入人体后经胃肠道迅速吸收,并在人体体温条件下发生代谢分解,生成羟基双秋水仙碱或氧化成毒性更强的二秋水仙碱,主要通过胆汁和粪便排泄,但肝肠循环会使羟基秋水仙碱或二秋水仙碱与胃肠道黏膜反复接触,血药水平可再度升高,从而出现恶心、呕吐、腹痛、腹泻等中毒症状[5]。从秋水仙碱引发的中毒机制来看,秋水仙碱在体内的代谢产物,是引发人体食物中毒最重要的原因。

为了消除食物含有的秋水仙碱对人体的危害,我们有必要去认识和了解秋水仙碱的性质,及其转化为毒性更强的代谢产物的原因。

[1] 杜忠彩,苏媛,刘玉,等.成功救治超致死剂量秋水仙碱中毒1例并文献复习[J].精准医学杂志,2019,34(6):547-549.

[2] 庾浔,何光莲,胡瑞桦,等.光谱学结合分子动力学研究秋水仙碱与血红蛋白之间相互作用机制[J].化学研究与应用,2018,30(10):1662-1667.

[3] AMROLLAHI-SHARIFABADI M S A, AMROLLAHI-SHARIFABADI M, et al. Fatal colchicine poisoning by accidental ingestion of Colchicum persicum: a case report[J]. The American Journal of Forensic Medicine and Pathology,2013,34(4):295-298.

[4] 周晓辉,闫冰,潘士勇,等.软肝灵对肝纤维化小鼠肝组织病理学及抗脂质过氧化作用的影响[J].东南国防医药,2012,14(4):297-300.

[5] 杜文秀,任艺,李亮,等.大剂量秋水仙碱中毒病例报道及文献回顾[J].东南国防医药,2019,21(2):202-204.

活动2　从官能团的视角预测秋水仙碱可能的化学性质

【交流研讨】
请根据秋水仙碱的结构预测秋水仙碱具有的化学性质。

秋水仙碱含有醚键（C—O—C）、碳碳双键、羰基、酰胺键（或肽键）等官能团，还存在 α—H（—CH$_3$）。它们具有的部分化学性质如图7.4所示。

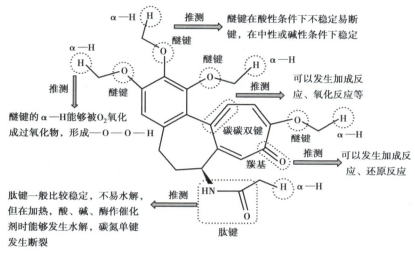

图7.4　根据秋水仙碱含有的官能团和活泼氢预测其化学性质

（1）醚基在碱性、中性条件下能够稳定存在，但在酸性条件下发生取代反应。如：

醚基上的 α—H 还可以被氧气缓慢氧化成过氧键（—O—O—H）。如：

（2）碳碳双键的化学性质主要表现为加成反应、加聚反应和氧化反应。①能够被酸性 $KMnO_4$ 溶液、O_3、Zn、H_2O 等氧化生成醛、酮或羧酸等；②能够与 H_2、X_2（卤素单质）、HX（氢卤酸）、HXO（次卤酸）、H_2O 等发生加成反应，也能与活泼氢（如—NH_2、—OH、—$C\equiv CH$、α—H 等）发生加成反应；③能够发生加聚反应。

（3）羰基能够与活泼氢发生加成反应。

（4）酰胺基（或肽键）的化学性质主要表现为水解反应（或取代反应），其水解比酯基要难得多。在常温下，酰胺基很稳定，难水解。但在加热条件下，酰胺基在酸、碱或酶作催化剂的条件下会发生水解，将酰胺基转化为羧基和氨基。

综上所述，秋水仙碱具有易氧化、易加成、可水解的性质。

【交流研讨】

秋水仙碱进入人体后可能发生的反应有哪些？

秋水仙碱进入人体后，可能发生的化学反应有氧化反应和水解反应。秋水仙碱能够与血液中的氧气发生缓慢氧化生成毒性更强的二秋水仙碱；也可以在体温条件下，在胃酸或某种酶的催化作用下发生水解产生乙酸。

活动 3　实验论证消除秋水仙碱中毒的可能措施

根据秋水仙碱的理化性质推测消除黄花菜中秋水仙碱可以采取的措施：

（1）用水浸泡黄花菜，使秋水仙碱溶解在水中而被除去，因为秋水仙碱在 20 ℃ 的溶解度为 45 g/L H_2O，溶解度较大。

（2）在水中加入抗氧化剂，避免秋水仙碱被氧化成毒性更强的二秋水仙碱。为此，可以向黄花菜中加入维生素 C 等抗氧化性物质。

（3）在浸泡黄花菜时，向水中加入一定量的白醋，使秋水仙碱发生水解，避免秋水仙碱发生氧化。

（4）控制好浸泡黄花菜的水温。因为秋水仙碱的溶解度随温度的升高而降低。

由此可见，消除黄花菜中秋水仙碱可以通过漂洗的方式，但漂洗的效果受漂洗介质的性质和漂洗液的温度、漂洗时间等因素影响。接下来，通过实验的方式来探究黄花菜中秋水仙碱的消除方法。

【动手实验】

取新采收的大小相同的黄花菜 3 朵，分别置于不同漂洗介质、不同温度的漂洗液漂洗 30 min，然后测定漂洗介质中秋水仙碱的含量。实验结果记录在表 7.7 中。

表7.7　不同漂洗介质、不同温度对去除黄花菜中秋水仙碱的效果比较

温度/℃	10	15	20	25
自来水				
0.3% 白醋溶液				
0.3% 维生素溶液				

问题与思考：

1. 漂洗介质的性质、漂洗液的温度对秋水仙碱的去除效果有何影响？为什么？

2. 要使黄花菜中的秋水仙碱达到理想效果,应选择什么样的漂洗条件？

研究表明：漂洗介质不同,黄花菜中的秋水仙碱的去除效果不同,但都能将秋水仙碱的含量控制在允许范围之内。在同一漂洗介质中,温度对秋水仙碱的去除效果影响较大;漂洗介质的温度越高,秋水仙碱的去除效果差。考虑到家中漂洗黄花菜的便捷,使用 20 ℃以下的冷水对黄花菜漂洗 30 min,可以达到去除黄花菜中的秋水仙碱的目的。

学习评价

【成果交流】

制作一份关于植物性天然毒素消除的食物烹饪指南。

【活动评价】

1. 项目通过设置【交流研讨】【信息检索】【展示交流】【材料分析】【拓宽视野】【理论预测】等,引导学生主动思考和获取有效信息,为项目活动的不断推进提供翔实的素材或依据,从而了解学生的信息检索与获取能力、问题解决能力等。

2. 项目通过设置【方法导引】,引导学生利用解决麻烦类问题的一般思路进行制作豆浆和黄花菜加工的任务规划,以了解学生运用方法论解决实际问题的理解力和执行力等。

3. 项目通过设置【实验探究】探究外界条件对食材加工过程中天然毒素消除的协同影响,了解学生的实验设计能力、数据采集与分析能力。

4. 项目通过设置【总结概括】,了解学生对问题解决过程关键策略的提炼能力。

【自我评价】

本项目通过制作豆浆和设计黄花菜加工指南两大任务的探讨,重点发展学生模型认知与证据推理、科学探究与创新意识等方面的核心素养。评价要点如表7.8所示。

表7.8 关于发展学生模型认知与证据推理、科学探究与创新意识的评价要点

	发展的核心素养	学业要求
模型认知与证据推理	能够根据解决麻烦类问题的一般思路分别对制作营养安全的豆浆、黄花菜加工进行任务规划。能够从有机物官能团的视角预测植物性天然毒素具有的理化性质,并结合理化性质设计实验,寻找实验证据,得出消除植物性天然毒素的措施或食材加工工艺	1.能基于解决麻烦类问题的一般思路对消除植物性天然毒素进行任务规划 2.能从官能团的视角预测植物性天然毒素的理化性质,并根据理化性质找到解决麻烦类问题的可能措施,通过实验寻找实验证据,得出结论
科学探究与创新意识	能基于结构决定性质的原理对消除植物性天然毒素的措施进行预测,并通过实验探究消除食材中含有的天然毒素的工艺条件,找到实验证据,得出结论	

项目8 设计控制有害物质产生的食品加工与烹饪指南

学习目标

1. 学生通过设计控制腌制泡菜和油炸食品中有害物质的烹饪指南,掌握解决麻烦类问题的一般思路和方法,培养学生运用所学化学知识、生物知识以及科学的实验方法展开综合项目研究的能力,并初步培养学生的生命观念、科学意识、社会责任感。

2. 学生通过寻找腌制泡菜中亚硝酸盐的形成原因和影响因素,了解微生物发酵技术在生活中的应用,懂得如何借助微生物的适宜的生长条件去控制腌制食品的发酵过程。通过油炸食品中丙烯酰胺、苯并(a)芘的形成机理,探寻降低油炸食品中丙酰丙胺、苯并(a)芘含量的条件或影响因素,并通过对比分析、筛选关键变量,最终确定需要控制的油炸条件,掌握解决麻烦时寻找影响因素、关键变量的方法、要领。发展学生科学探究与创新能力的核心素养。

3. 学生通过正交实验探索控制腌制泡菜中亚硝酸盐含量和控制油炸食品中丙烯酰胺、苯并(a)芘含量的最佳条件,掌握探索不同影响因素协同作用对控制有害物质含量的影响设计方法;学会通过权衡、优化统整,确定外界条件影响的主次关系和最佳食品加工工艺条件。促进发展学生动手能力和高级思维能力的培养。

项目导引

本项目通过设计腌制泡菜指南和煎炸、油炸食品烹饪指南,让学生学会定义麻烦、寻找产生麻烦的原因或影响因素,筛选关键变量,通过实验探究的方法探索关键变量对消除麻烦的协同影响。学生通过上述系列活动,真正掌握如何通过实践活动消除食品加工或烹饪时遇到的麻烦;懂得如何通过正交实验去获取食品加工或烹饪的最佳工艺。

任务1　设计泡菜腌制指南

泡菜是中国民间的一种常见腌制食品,常见的萝卜、白菜、黄瓜、甘蓝、菜豆等都可以用作泡菜的原料。泡菜不仅可以开胃爽口,成为餐桌上的一道美食,而且具有特殊的药用价值。泡菜中富含的乳酸,能够刺激消化腺分泌消化液,促进食物消化;泡菜中含有的益生菌,可抑制肠道中的致病菌,增加人体免疫能力;泡菜中含有的乳酸菌,还具有防止细胞老化、预防便秘、抗肿瘤、降胆固醇等功效。营养丰富的泡菜究竟是怎样腌制出来的呢?

本任务以设计腌制泡菜指南为目标,通过寻找泡菜中亚硝酸盐的形成机制和影响因素、筛选关键变量、探究各关键变量对控制泡菜中亚硝酸盐含量的协同影响等系列活动,让学生掌握解决麻烦类问题的一般思路,培养学生的问题解决能力和实验探究能力、科学态度和社会责任等。

【方法导引】

解决麻烦类问题的一般思路:首先是定义麻烦,找到麻烦及其产生的危害;其次是寻找麻烦产生的原因或影响因素;最后,达成目标。

活动1 定义腌制泡菜遇到的麻烦

【材料分析】

事件1:2021年,王先生在春节家庭聚餐时,将自家腌制的泡菜给5岁的小孩食用。小孩食用后出现嘴唇发紫、呕吐等食物中毒症状,立即被送到附近的医院就医。经医生诊断,小孩系食用自家腌制泡菜导致的亚硝酸盐中毒。

事件2:2021年,李先生一家在食用两周前腌制的泡菜后,均出现身体不适。其中食入泡菜最多的李先生4 h后出现头晕、呕吐、胸闷、气喘、呼吸困难等症状,立即被送到医院抢救,经诊断,患者为典型的亚硝酸盐中毒,中毒的原因就是那盘自制的泡菜。

【交流研讨】

1.结合新闻事件,你认为腌制泡菜需要解决的麻烦是什么? 解决这类问题的任务类型属于何种类型? 在小组内进行交流,完善。

2.请根据解决麻烦类问题的一般思路,对腌制泡菜进行初步的任务规划。将你设计的规划要点与小组其他同学进行分享,同时通过小组内互评,完善任务规划要点。

泡菜是否存在安全质量问题,关键在于腌制的泡菜中亚硝酸盐含量是否超标。因此,控制泡菜中的亚硝酸盐含量,使其达到国家质量标准,以避免其危害人体健康,这是腌制泡菜过程需要解决的麻烦。在明确了腌制泡菜所要解决的麻烦之后,接下来,就应该去寻找产生麻烦的原因或形成机理,寻找并筛选影响麻烦产生的关键变量,探究不同关键变量协同作用对控制泡菜中亚硝酸盐含量的影响,最终达成目标。

活动2 寻找泡菜中亚硝酸盐的形成原因

【交流研讨】

请利用互联网、图书馆或资料室,检索"泡菜中的亚硝酸盐"的相关知识,了解亚硝酸盐的形成原因等内容,并绘制泡菜中亚硝酸盐形成的思维导图。然后回答下列问题:

1.泡菜中氮元素的主要来源是什么? 氮元素在植物体内是如何进行迁移的?

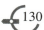

2.泡菜中亚硝酸盐是怎样产生的？亚硝酸盐在泡菜中的消长主要与哪些微生物有关？

蔬菜中的氮元素主要来自生长过程中所施加的氮肥,其存在形式主要是硝酸盐、亚硝酸盐和有机氮。这些氮肥通过一系列复杂的物理、化学反应最终转化为 NH_3 或 NH_4^+ (图8.1),被植物吸收。吸收进入植物体内的氨态氮与光合作用产生的糖类物质作用生成氨基酸、核酸,进而合成蛋白质。氮元素在植物体内的迁移过程中,一旦出现气候干燥、光照不充分、大量施肥等环境因素,就会出现合成蛋白质受阻,导致 NO_3^-、NO_2^- 滞留植物体内。

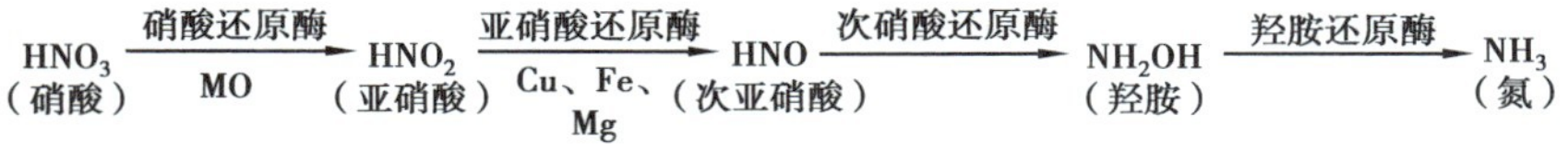

$$HNO_3（硝酸）\xrightarrow[MO]{硝酸还原酶} HNO_2（亚硝酸）\xrightarrow[\substack{Cu、Fe、\\Mg}]{亚硝酸还原酶} HNO（次硝酸）\xrightarrow{次硝酸还原酶} NH_2OH（羟胺）\xrightarrow{羟胺还原酶} NH_3（氨）$$

图 8.1　硝酸转化为氨的过程

蔬菜中的亚硝酸盐含量的消长与蔬菜表面含有的杂菌和乳酸菌等有密切的关系。蔬菜表面附着的杂菌(如真菌、肠杆菌科细菌、假单胞菌属、黄杆菌属等)能够产生硝酸还原酶,在硝酸还原酶的作用下,蔬菜中含有的硝酸盐就会转化为亚硝酸盐[1],这是造成蔬菜体内亚硝酸累积的重要原因。而蔬菜表面附着的乳酸菌(包括植物乳杆菌、短乳杆菌、干酪乳杆菌等)是降低亚硝酸盐的最理想菌种。它能够代谢产生乳酸、亚硝酸盐还原酶和细菌素等,生成的乳酸能够降低泡菜环境的 pH 值,使亚硝酸盐分解,作用的方程式为: $CH_3CHOHCOOH+NO_2^-=CH_3CHOHCOO^-+HNO_2$、$3HNO_2=H^++NO_3^-+2NO+H_2O$;亚硝酸还原酶对亚硝酸盐的降解有两种可能的途径[2]:一是通过硝酸呼吸途径将亚硝酸盐还原成 NO;二是通过异化硝酸途径将亚硝酸盐还原成 NH_3。乳酸代谢产生的细菌素是一种核糖体合成的多肽或蛋白质分子,它对泡菜中亚硝酸盐含量的抑制是通过抑制杂菌生长(包括使杂菌的细胞死亡、阻碍杂菌细胞分裂、使杂菌的细胞壁损伤等)来实现的[3]。

【交流研讨】

要想控制蔬菜中亚硝酸盐的含量,应如何着手解决？

基于蔬菜中亚硝酸盐消长的原因,可从两个方面着手控制亚硝酸盐的含量:一是让杂菌成为劣势菌,控制杂菌产生硝酸还原酶,使亚硝酸盐的生成量达到最低极限;二是让乳酸菌成为优势菌,使其尽可能代谢产生乳酸、亚硝酸盐还原酶和细菌素,最大限度地分解亚硝酸盐。只有这样,才能最大限度地控制蔬菜中亚硝酸盐的含量。

---

[1]　燕平梅,王炫月,赵文婧.泡菜中亚硝酸盐形成、还原相关微生物的研究[J].中国调味品,2020,45(9):77-80,94.

[2]　李凤姿.接种乳酸杆菌及盐对东北酸菜发酵效果的影响研究[D].哈尔滨:东北林业大学,2019.

[3]　Fang F,Feng T T,Du G C,et al.Evaluation of the impact on food safety of a Lactobacillus coryniformis strain from pickled vegetables with degradation activity against nitrite and other undesirable compounds[J]. Food Additives and Contaminants Part A-Chemistry Analysis Control Exposure and Risk Assessment,2016,33(4):623-630.

活动3 寻找影响泡菜中亚硝酸盐含量变化的因素

【交流研讨】

请利用互联网、图书馆或资料室,检索"影响泡菜中亚硝酸盐含量变化的因素",了解影响泡菜中亚硝酸盐含量变化的主要因素,绘制思维导图。然后回答下列问题:

1. 泡菜中亚硝酸盐含量变化与泡菜原料中含有的杂菌和乳酸菌有关。影响杂菌和乳酸菌生长的主要因素有哪些? 举例说明。

2. 列表比较影响杂菌和乳酸菌生长的影响因素,指出它们对泡菜中亚硝酸盐含量变化的影响规律。指出哪些因素对泡菜中亚硝酸盐含量变化的影响是一致的,哪些又是不一致的。影响杂菌和乳酸菌生长的外界条件如表8.1所示。

表8.1 影响杂菌和乳酸菌生长的外界条件

影响因素	杂菌	乳酸菌	采取的发酵措施
氧气	杂菌为好氧菌,在有氧环境下,有利于杂菌生长产生硝酸还原酶,使蔬菜中的亚硝酸盐含量增加	乳酸菌为厌氧菌,无氧环境有利于乳酸菌的生长和代谢,也就有利于降低蔬菜中亚硝酸盐含量	密封发酵
环境温度			
pH 值			
食盐浓度			
蔗糖添加量			
……			

注:采取的发酵措施主要从有利于降低泡菜中亚硝酸盐含量的视角提出。

【方法导引】

使杂菌变成劣势菌、乳酸菌变成优势菌的方法就是找到影响杂菌和乳酸菌适宜的生长条件。把杂菌变成劣势菌,只需把腌制泡菜的条件控制在其适宜生长条件之外即可;将乳酸菌变成优势菌,只需把腌制泡菜的条件控制在乳酸菌最适宜的生长、繁殖条件即可。

蔬菜中杂菌和乳酸菌的生长受氧气、环境温度、环境 pH、食盐浓度等因素影响。在泡菜腌制过程中,要使杂菌变成劣势菌、乳酸菌变成优势菌,可以采取以下措施:

(1)密封发酵。因为杂菌为好氧菌、乳酸菌为厌氧菌。

(2)腌制泡菜前对泡菜进行漂烫,并在腌制时接种乳酸菌。杂菌和乳酸菌都属于嗜温菌,适宜生长温度在 $20 \sim 45 \, ℃$。一般细菌的最高温度为 $80 \sim 95 \, ℃$。用高于 $95 \, ℃$ 的沸水漂烫,可以杀死蔬菜附带的杂菌和乳酸菌。漂烫杀菌可以避免泡菜腌制时杂菌生长产生硝酸还原酶,使硝酸盐变为亚硝酸盐;由于漂烫时乳酸菌也被杀死,为了保证泡菜腌制过程正常发酵,此时必须接种乳酸菌。

(3)发酵温度控制在 25~35 ℃。在一定温度范围内,酶活和细菌生长情况、泡菜的硬度等都会随着温度的升高而呈现先升高后降低的变化趋势。细菌的最适生长温度一般与酶活温度比较接近。硝酸还原酶的最佳酶活温度为 30 ℃,活性发挥显著范围为 25~35 ℃。而乳酸菌生长的最适温度为 19~37 ℃,综合考虑泡菜的硬度和发酵速度,选择发酵温度 25~35 ℃。

(4)发酵液 pH 控制在 3.0~4.4。溶液中 H^+ 浓度大小对细菌的影响较大,其抑菌机制表现为两个方面:一是 H^+ 以自由扩散方式进入腐败菌和病原菌的细胞体内[1],使细胞体内 pH 下降,渗透压升高,酶活下降;二是 H^+ 与细菌的细胞膜上的磷脂分子、脂多糖等作用,破坏细胞膜的稳定性和完整性,导致细胞死亡[2]。H^+ 浓度的大小常用 pH 来表示。硝酸还原酶的酶活动点 pH 为 5.0,最佳酶活 pH 为 7.5 或 7.6;乳酸菌的活性较大的 pH 为 3.0~4.4。综合考虑,腌制泡菜时的初始 pH 在 3.0~4.4 为宜。

(5)泡菜食盐水浓度控制在 5%~10%。食盐浓度对细菌活动能力影响较大,且浓度越大,细菌活动能力越小。食盐浓度在 5% 时,能够显著抑制有害微生物的生长;乳酸菌生长的适宜食盐浓度为 5%~10%,一旦超过 10%,乳酸菌发酵大大减弱;达到 15% 时,乳酸菌发酵几乎停止。此外,为了确保乳酸菌的正常生长,往往在泡菜时还会添加一定量的蔗糖。上述控制措施中涉及的条件也就是影响泡菜中亚硝酸盐含量的关键因素。

【交流研讨】

控制泡菜中亚硝酸盐的含量除通过控制杂菌和乳酸菌的生长条件外,还可以从认识物质性质的视角来寻找其他控制措施。请问:如果从认识物质性质的视角来看,消除泡菜中的亚硝酸盐可采取的哪些措施?举例说明。

从认识物质性质的视角来看,要消除泡菜中的亚硝酸盐,在腌制泡菜时可加入含有抗氧化性物质(如多酚类物质、维生素 C、植酸等)的食材(如大蒜、生姜、辣椒等)。因为亚硝酸盐中的氮元素化合价呈 +3 价,具有强氧化性。

【交流研讨】

结合前面的研讨,你认为在腌制泡菜时,需要控制的泡菜加工条件有哪些?

综上所述,泡菜腌制主要包括原料预处理和泡菜腌制两个环节。原料预处理的措施是对蔬菜进行漂烫处理,此过程无须进行条件控制。泡菜腌制过程需要控制的条件,主要包括密封发酵、控制温度以及控制乳酸菌接种量、食盐添加量、蔗糖添加量、香辛料添加量。

---

[1]　MANI-LÓPEZ E,GARCÍA H S,LÓPEZ-MALO A. Organic acids as antimicrobials to control Salmonella in meat and poultry products[J]. Food research international,2012,45(2):713-721.

[2]　燕璐.体外条件下柠檬酸处理对 T. roseum 的抑制及部分机理[D].兰州:甘肃农业大学,2015.

【资料卡片】

食品中亚硝酸盐的快速检测比色法

食物、水及中毒残留物中的亚硝酸盐(如 $NaNO_2$、KNO_2 等)的半定量测定,可根据《食品安全国家标准　食品中亚硝酸盐与硝酸盐的测定》(GB/T 5009.33—2010)显色原理做成的速测管进行测定。

【测定原理】

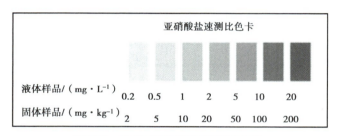

玫瑰红染料

【操作方法】

亚硝酸盐速测比色卡

液体样品/$(mg \cdot L^{-1})$	0.2	0.5	1	2	5	10	20
固体样品/$(mg \cdot kg^{-1})$	2	5	10	20	50	100	200

图 8.2　亚硝酸盐速测试纸及比色卡

食盐中亚硝盐的检测或与亚硝酸盐的鉴别:取固体试样约 0.1 g,加入检测管中,加纯净水至 1 mL 刻度处,摇溶,10 min 后与标准色板对比,该色板上的数值乘上 10 即为固体试样中亚硝酸盐的含量 mg/kg。当样品出现血红色且有沉淀产生或很快退色变成黄色时,可判定亚硝酸盐含量相当高,或样品本身就是亚硝酸盐。亚硝酸盐速测试纸及比色卡如图 8.2 所示。

液体样品:取 1 mL 液体样品加入检测管中,加纯净水至 1 mL 刻度处,摇溶,10 min 后与标准色板对比,该色板上的数值即为样品中亚硝酸盐的含量 mg/kg。液态奶属于乳浊液,具有将近 1 倍的折色特性,所得结果乘以 2 即为样品中亚硝酸盐的近似含量 mg/L。

固体或半固体样品:取均匀的样品(如香肠)1.0 g 至 10 mL 比色管中,加纯净水至 10 mL,充分振摇后放置,取上清液或滤液 1 mL 加入检测管中(乳粉溶解后不用过滤,直接取乳浊液加入检测管中),将试剂摇溶,10 min 后与标准色板对比,找出颜色相同或相近的色阶,该色阶上的数值乘以 10 即为样品中亚硝酸盐的含量 mg/kg。如果测试结果超出色板上的最高值,可将样品再稀释 10 倍,测试结果乘上 100 即为样品中亚硝酸盐的含量 mg/kg。

注意:当样品反应后的颜色大于标准色板 2.00 mg/L 色阶时,应将样品稀释后再测,计算结果时乘以稀释倍数。

活动4　探究外界条件协同作用对泡菜中亚硝酸盐含量的影响

影响泡菜中亚硝酸盐含量的因素主要有乳酸菌接种量、食盐添加量、香辛料添加量、蔗糖添加量、发酵温度、发酵时间等，它们对泡菜中亚硝酸盐含量的影响程度不同。要想弄清这些因素对泡菜中亚硝酸盐含量的影响程度和获取泡菜腌制的最佳生产工艺，还需要探索这些因素相互协同作用对控制泡菜中亚硝酸盐的影响。

【实验探究】

探究乳酸菌接种量、食盐添加量、蔗糖添加量、香辛料添加量、发酵温度和发酵时间对控制泡菜中亚硝酸盐含量的影响。

实验材料：小白菜、泡菜乳酸菌、食盐、蔗糖、生姜。

实验器材：泡菜坛、便携式恒温发酵箱、亚硝酸盐速测试纸及比色卡（一套）、100 mL容量瓶、500 mL容量瓶、胶头滴管、离心机、托盘天平。

实验方案及实施：

第一步：设计影响泡菜中亚硝酸盐含量的因素与水平表（表8.2）。

表8.2　影响泡菜中亚硝酸盐含量的因素与水平表

水平	A. 发酵温度/℃	B. 乳酸菌接种量/%	C. 食盐添加量/%	D. 蔗糖添加量/%	E. 生姜添加量/%	F. 发酵时间/d
1	25	3.5	8	2	2	2
2	28	4	10	4	4	4
3	31	4.5	12	6	6	6

第二步：设计影响泡菜中亚硝酸盐含量的 $L_{18}(3^6)$ 正交实验组和数据处理（表8.3）。

表8.3　影响泡菜中亚硝酸盐含量的 $L_{18}(3^6)$ 正交实验组和数据处理

编号	因素						亚硝酸盐含量/%
	A	B	C	D	E	F	
1	1	1	2	1	2	3	
2	1	1	1	1	1	1	
3	1	2	1	2	3	2	
4	1	2	3	3	1	3	
5	1	3	3	2	2	2	
6	1	3	2	3	3	1	
7	2	1	2	3	3	2	

续表

编号	因素						亚硝酸盐含量/%
	A	B	C	D	E	F	
8	2	1	3	3	2	1	
9	2	2	1	2	2	3	
10	2	2	2	2	1	1	
11	2	3	1	1	1	2	
12	2	3	3	1	3	3	
13	3	1	1	2	3	3	
14	3	1	3	2	1	2	
15	3	2	3	1	3	1	
16	3	2	2	1	2	2	
17	3	3	2	2	1	3	
18	3	3	1	3	2	1	
均值1							
均值2							
均值3							
极值 R							

第三步:分小组腌制泡菜。操作过程如下:

(1)称取一定质量的小白菜,用90 ℃以上的热水漂烫3 min 左右,然后沥干,备用。

(2)将沥干的小白菜加入事先准备好的干净的泡菜坛中,然后再加入一定体积、一定质量分数的食盐水,至完全浸没小白菜为准。

(3)向泡菜坛中加入一定量的乳酸菌、蔗糖、生姜,搅匀,密封发酵。每隔一天测定一次泡菜中的亚硝酸盐含量。记录测定结果。

第四步:实验数据的处理。将实验数据处理结果填写在表8.3中。

【交流研讨】

1.在发酵温度、乳酸菌接种量、食盐添加量、蔗糖添加量、生姜添加量、发酵时间等因素中,对泡菜中亚硝酸盐含量变化的影响主次顺序是什么? 判断的理由是什么?

2.将泡菜中的亚硝酸盐含量控制到最佳状态的实验组合是什么? 由此得到的最佳泡菜工艺条件又是什么? 判断的理由是什么?

根据极值 R 数据的大小,可以得出影响泡菜中的亚硝酸盐含量的因素主次顺序为:发酵温度>食盐添加量>发酵时间>乳酸菌接种量>生姜添加量>蔗糖添加量。从控制亚硝酸含量来看,最佳的实验组合是 $A_2B_2C_1D_3E_2F_2$,由此得到的控制泡菜中亚硝酸盐含量的最佳工艺条件是:在 28 ℃条件下密封发酵 4 d,乳酸菌接种量为 4%、食盐添加量为 8%、蔗糖添加量为 6%、生姜添加量为 4%。

【总结概括】

请结合泡菜腌制过程中亚硝酸盐含量的控制,总结泡菜腌制的关键策略。

从腌制泡菜的条件控制可知,泡菜的腌制过程实质是让杂菌成为劣势菌、乳酸菌成为优势菌的过程。为此需要采取的关键性策略有:一是对泡菜原料进行漂烫处理和接种乳酸菌,并保持泡菜坛的洁净。通过漂烫可以杀死蔬菜表面的杂菌和乳酸菌。二是基于乳酸菌生长、繁殖的适宜条件和研究物质性质的视角入手,寻找控制亚硝酸盐含量的影响因素,并通过正交实验寻找证据,确定影响因素的主次顺序和最佳发酵工艺。

【迁移应用】

请结合泡菜腌制过程中解决麻烦类问题的一般思路,设计腌制凤爪的操作指南。

【拓宽视野】

淀粉质发酵食物要警惕米酵菌酸中毒,请扫描下面的二维码了解。

淀粉质发酵食物要警惕米酵菌酸中毒

任务 2　设计煎炸、油炸食品的烹饪指南

煎炸及烤制是食品烹饪加工的两种重要方式,它们利用油脂加热后产生的高温使原料中富含的油脂、蛋白质、糖类物质、氨基酸等物质在烹饪过程中发生一系列复杂的化学变化而赋予食品独特的风味、色泽及特殊的质地结构,因此深受人们青睐。这两种烹饪方式在促使食品产生诱人色泽及松脆外壳的同时,由于温度过高,也会产生一些潜在的致癌物,如杂环胺、丙烯酰胺、苯并(a)芘等,危及人体健康。如何对食材进行科学煎炸或烧烤才能避免高温产生的这些有害物质危害人体的健康呢? 本任务将通过认识煎炸、烤制食品中有害物质产生机理,探索煎炸、烤制食品的最佳工艺,从而获取食材的健康、安全烹饪指南。

【交流研讨】

1. 作为一名家庭主厨,需要对食材进行煎炸或烤制,你将面临的困难是什么? 要解决该困难的任务属于何种类型?

2. 请按照解决麻烦类问题的一般思路,初步进行任务规划,并将任务规划要点填写在【方法导引】中相应的空白处。

【方法导引】

解决麻烦类问题的一般思路

解决麻烦类问题的一般思路	第一步:定义麻烦。找到引起麻烦的物质及其造成的危害	第二步:找影响因素或形成原因	第三步:达成目标
任务规划			

无论是对食材进行煎炸还是烤制,都需要尽可能避免在食物烹饪过程中产生杂环胺、丙烯酰胺、苯并(a)芘等潜在的危及人体健康的致癌物。这是对食材进行煎炸或烤制前需要解决的麻烦。

在明确需要解决的麻烦后,接下来,我们将从产生麻烦的机理着手寻找产生麻烦的原因或影响因素。

活动1 寻找煎炸及烤制食品中有害物质形成的作用原理

【信息检索】

请利用互联网或有关食品加工方面的书籍查找食物中丙烯酰胺、苯并(a)芘、杂环胺的产生机理及其理化性质,绘制思维导图。并在小组内和小组间展开交流,优化思维导图。

食物中丙烯酰胺的产生及形成机理,国际上比较公认的就是天冬酰胺与还原糖之间发生的美拉德反应。所谓美拉德反应是指羰基化合物(还原糖类)和氨基化合物(氨基酸、蛋白质)间发生的一种非酶棕色化反应,最终产生棕色甚至黑色的大分子物质类黑精或称拟黑素。丙烯酰胺的形成机理如图8.3所示。

丙烯酰胺的形成除了通过美拉德反应外,还可以通过油脂、碳水化合物、含氮化合物等物质在高温条件下发生反应而形成,如图8.4所示。

对于苯并(a)芘而言,Badger等[1]通过研究一致认为:食品中的脂肪、胆固醇、蛋白质、碳水化合物等有机物在高温下裂解产生的碳氢自由基首先结合成乙炔,乙炔再聚合成乙烯基乙炔或1,3-丁二烯,后经环化作用合成乙烯基苯,再进一步合成丁基苯和四氢化萘,最后

---

[1] BADGER G M, MORITZ A G. The C-H stretching bands of methyl groups attached to polycyclic aromatic hydrocarbons [J]. Original Research Spectrochimica Acta. 1959(15):672-678.

通过中间体在 700 ℃下合成苯并(a)芘,如图 8.5 所示。

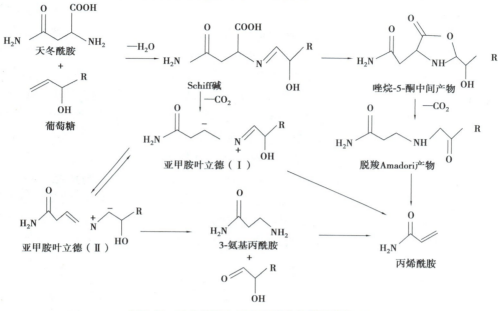

图 8.3　天冬酰胺途径下丙烯酰胺的形成机理

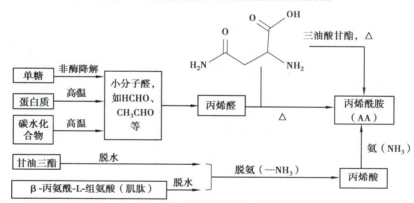

图 8.4　煎炸、烤制食品中丙烯酰胺(AA)的形成机理(次要)

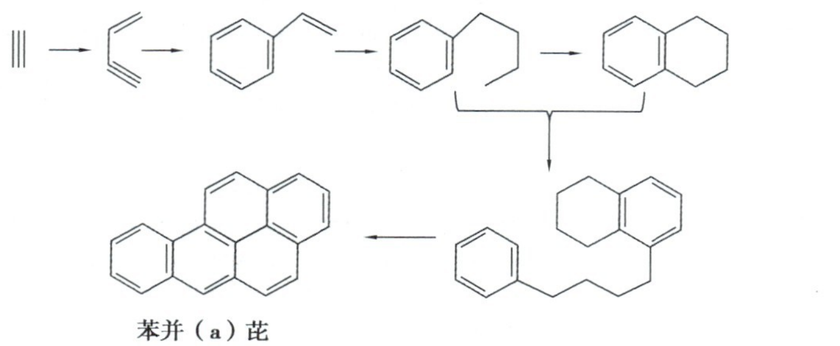

苯并(a)芘

图 8.5　苯并(a)芘的形成机理

  杂环胺是高温烹调肉制品时,由食物中的葡萄糖、肌酸、氨基酸等反应生成的一类具有致突变性和致癌性的多环芳香族化合物[1],根据其结构特点与形成路径分为氨基咪唑氮杂环芳烃类(简称 AIAs,又称热致性杂环胺或极性杂环胺)和氨基咔啉类(又称热解型杂环胺或非极性杂环胺)两大类别[2],其中 AIAs 还可以进一步划分为喹喔类、喹啉类、吡啶类和呋喃类,如图 8.6 所示。不同类别的杂环胺形成机理有所不同。对于 AIAs 的形成,普遍认为:在高温加热的初始阶段,葡萄糖与氨基酸发生美拉德反应,其中吡嗪、吡啶及碳中心自由基于 Amadori 重排之前形成,紧接着自由基进一步同体系中的肌酸酐发生反应产生 IQ、IQx 和 MeIQx[3]。吡啶类杂环胺的形成途径主要有两种方式:一是肌酸与酪氨酸、亮氨酸、异亮氨酸共热生成 PhIP[4];二是肌酸酐与葡萄糖、苯丙氨酸共热产生 PhIP[5]。对于 PhIP 的形成机制,大多数学者认为是苯丙氨酸通过热解生成苯乙醛,接着苯乙醛与肌酸酐结合生成 PhIP 化合物[6]。氨基咔啉类杂环胺是通过蛋白质或氨基酸在超过 300 ℃ 的高温下裂解生成,如谷氨酸高温裂解形成 Glu-P-1,球蛋白高温裂生成 AαC 和 MeAαC,色氨酸高温裂解形成 Trp-P-1 和 Trp-P-2 等;也有研究表明,葡萄糖与氨基酸在低于 100 ℃ 的温度下可以生成 Harman 与 Norharman[7]。

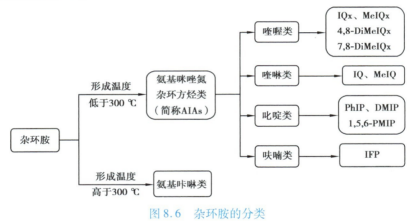

图 8.6 杂环胺的分类

  [1] 刘冬梅,周若雅,王勇,等.煎炸及烤制食品中危害物的形成与控制研究进展[J].食品工业科技,2021,42(17).405-412.

  [2] WAKABAYASHI K, TOTSUKA Y, FUKUTOME K, et al. Human exposure to mutagenic/carcinogenic heterocyclic amines and comutagenic β-carbolines [J]. Mutation Research/Fundamental and Molecular Mechanisms of Mutagenesis, 1997, 376(1-2): 253-259.

  [3] 张梦茹. 辛辣味香辛料及其特征成分对烤牛肉饼中杂环胺生成规律的影响研究[D]. 无锡:江南大学, 2017.

  [4] MURKOVIC M. Formation of heterocyclic aromatic amines in model systems [J]. Journal of Chromatography B, Analytical Technologies in the Biomedical & Life Sciences, 2004, 802 (1): 3-10.

  [5] SHIOYA M, WAKABAYASHI K, SATO S, et al. Formation of a mutagen, 2-amino-1-methyl-6-phenylimidazo [4, 5-b]-pyridine (PhIP) in cooked beef, by heating a mixture containing creatinine, phenylalanine and glucose [J]. Mutation Research Letters, 1987, 191 (3-4): 133-138.

  [6] 万可慧. 牛肉干制品中杂环胺的形成与控制研究[D]. 南京:南京农业大学, 2013.

  [7] BORDAS M, MOYANO E, PUIGNOU L, et al. Formation and stability of heterocyclic amines in a meat flavour model system: Effect of temperature, time and precursors [J]. Journal of Chromatography B, Analytical technologies in the biomedical and life sciences, 2004, 802 (1): 11-17.

　　弄清食物在煎炸或烤制时产生有毒有害物质的形成机制后,接下来探讨降低这些有毒有害物质的措施。

活动2　寻找降低煎炸及烤制食品中有害物质的措施

【头脑风暴】

　　根据丙烯酰胺、苯并(a)芘、杂环胺的形成机制和反应原料的理化性质,如果要减少或降低煎炸或烤制食品中的丙烯酰胺、苯并(a)芘、杂环胺等的含量,可以从哪些方面着手进行解决?具体的解决措施有哪些?绘制思维导图。

　　美拉德反应是丙烯酰胺产生的重要途径,因此阻断美拉德反应是控制煎炸物或烤制物中丙烯酰胺含量的关键所在。阻断美拉德反应可以从反应物、反应介质、反应条件三个维度出发。从反应物的视角来看,食品中的天冬酰胺和还原性糖含量的高低能够显著地影响丙烯酰胺含量的高低,且糖类对丙烯酰胺生成的影响大于天冬酰胺[1]。选择还原性糖和天冬酰胺含量均较低的原料进行煎炸或烤制加工,可直接降低丙烯酰胺的含量。对于那些高还原性糖含量、高天冬酰胺含量的食材,可以将原材料切块后再用水浸泡或热水漂烫等预处理即可达到降低食材中还原性糖和天冬酰胺含量的目的。因为发生美拉德反应的原料——天冬酰胺和还原性糖中都含有易与水形成氢键的官能团(氨基或羟基),致使天冬酰胺和还原性糖能够溶于水,浸泡食材的水温越高,浸出的还原性糖和天冬酰胺的量越多。从反应介质来看,水既是美拉德反应的产物,也是其反应物的溶剂和载体。食材中水的含量也能显著影响丙烯酰胺的生成,水分含量过高或过低,都会影响美拉德反应的发生。当食材中水的含量为12%～18%时最容易生成丙烯酰胺[2];含水量较低时,不利于反应物与产物流动且缩短煎炸或烤制时间,从而降低丙烯酰胺含量;含水量较高时,可能会阻碍食物中热量传导,也可以显著降低丙烯胺的含量。从反应条件来看,煎炸、烤制食品时的温度和时间不同,丙烯酰胺的生成量也不相同。当加工温度高于100 ℃时才有丙烯酰胺生成,且在一定温度范围内,丙烯酰胺随温度的升高而呈现先快速增加后逐渐降低的趋势,170 ℃时生成量达到最大,190 ℃时生成量最少。另外,高温烹饪时间越长,丙烯酰胺的含量越多[14];食用油种类、体系的 pH 值也会影响丙烯酰胺的生成量[15]。

　　苯并(a)芘的形成主要是油脂和蛋白质的高温裂解。食品中蛋白质、脂肪、碳水化合物等物质都和苯并(a)芘的生成有密切联系,其中脂肪高温裂解是产生苯并(a)芘的主要来源。高温会使食品中的脂肪酸被氧化产生大量的氢过氧化物,氢过氧化物通过分子内成环聚合成苯环,然后不断通过脱 H_2O_2、添加 C_2H_2 分子形成苯并(a)芘等多环芳烃。因此,要减少高温烹饪时苯并(a)芘的含量,一是要尽可能减少食材中脂肪的量,二是要控制好烹饪时的温度和时间。

　　[1]　管玉格.食品原料及加工方式对丙烯酰胺形成的影响[D].大连:大连工业大学,2016.
　　[2]　张丽梅.烘煎食品中丙烯酰胺生成和分布规律及其速测方法的研究[D].厦门:厦门大学,2008.

杂环胺形成的重要途径是美拉德反应和高温裂解油脂、蛋白质。研究表明,对于合成杂环胺的不同前体化合物(糖类、部分氨基酸、肌酸及肌酸酐等)对杂环胺的生成影响不同,糖类物质、肌酸及肌酸酐等主要起促进作用[1],苯丙氨酸、亮氨酸等氨基酸的减少与杂环胺的增加呈现显著相关[2]。从控制美拉德反应的角度来看,选择低葡萄糖含量和低氨基酸含量的食材或食材事先进行切片、浸泡或漂烫处理以降低其葡萄糖、氨基酸含量,控制食材含水量和烹饪温度仍然是减少高温烹饪时氨基咪唑氮杂环芳烃类杂环胺含量的主要措施。从防止油脂、蛋白质高温裂解的角度来看,选择低蛋白、低油脂的食材进行加工,或将烹饪温度控制在300 ℃以下,有利于控制氨基咔啉类杂环胺的生成。从加工条件来看,烹饪温度和时间是影响生化反应的重要因素,高温能够加剧反应,并随烹饪时间的延长,产物会随之积累。对于肉制品而言,温度对杂环胺的影响会超过时间。温度越高,杂环胺的生成量越多;相同温度下烹饪时间越长,杂环胺含量越高。此外,食盐的使用能够显著降低杂环胺的生成,香辛料能够抑制杂环胺的生成,但是酱油的使用却对杂环胺的形成具有促进作用。

综上所述,要控制高温烹饪食品中丙烯酰胺、苯并(a)芘、杂环胺等物质的含量,可以采取的措施主要包括合理选择原材料、对原材料进行预处理(如切片、浸泡、漂烫等)、控制烹饪温度和烹饪时间、添加食盐和香辛料等。

【材料分析】

1. 某研究团队对不同预加工方式对油炸马铃薯片中丙烯酰胺生成的影响展开研究,研究过程和研究数据[3]如下:

(1)对马铃薯进行不同的预处理,然后分别在160 ℃温度下油炸5 min。最后测定丙烯酰胺的抑制率

$$丙烯酰胺的抑制率(\%) = \frac{C_0 - C_t}{C_0} \times 100\%$$

式中,C_0为未预处理样品中丙烯酰胺含量,mg/kg;C_t为预处理后样品中丙烯酰胺含量,mg/kg;得到如图8.7所示的变化图像。

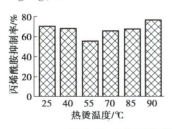 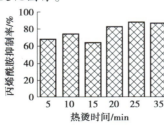 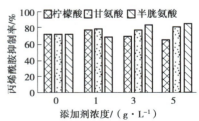

图8.7 不同热烫温度、热烫时间及添加剂浓度对马铃薯片中丙烯酰胺含量的影响

[1] LEE H E, LIN M Y, CHAN S C. Formation and identification of carcinogenic heterocyclic aromatic amines in boiled pork juice [J]. Mutation Research/Fundamental and Molecular Mechanisms of Mutagenesis, 1994, 308 (1): 77-88.

[2] DAMAŠIUS J, VENSKUTONIS P R, FERRACANE R, et al. Assessment of the influence of some spice extracts on the formation of heterocyclic amines in meat [J]. Food Chemistry, 2011, 126 (1):149-156.

[3] 郭晓艳,高晴,董文明,等.不同预加工方式对马铃薯片中丙烯酰胺的影响[J].食品研究与开发,2021,42(1):66-72.

（2）对马铃薯片进行预处理后进行油炸，并测定不同油炸温度、不同油炸时间对马铃薯片中丙烯酰胺抑制率的影响，得到如图8.8所示的图像。

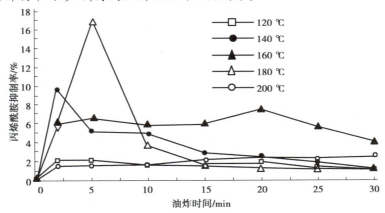

图8.8　不同油炸温度、不同油炸时间对马铃薯片中丙烯酰胺抑制率的影响

2. 某研究团队在研究外界条件对食物在油炸过程中苯并（a）芘含量的影响[1]时，得到如图8.9所示的相关图像。

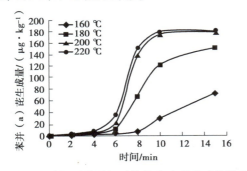

（a）油炸温度、油炸时间对苯并（a）芘生成的影响

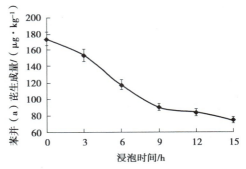

（b）浸泡时间对苯并（a）芘生成的影响

图8.9　不同加工条件对苯并（a）芘生成的影响

3. 吉林农科院食品工程学院的研究人员对不同加工工艺条件下肉制品中杂环胺的含量进行了研究，建立了四因素三水平正交实验，实验数据如表8.4所示。

表8.4　不同加工工艺条件协同作用下杂环胺含量控制的$L_9(3^4)$正交实验及实验数据

实验号	A. 肉的种类	B. 槲皮素添加量/%	C. 油炸温度/℃	D. 油炸时间/min	E. 杂环胺含量/（mg·g^{-1}）
1	牛肉	1	170	5	0.392
2	牛肉	2	180	10	0.343
3	牛肉	3	190	15	0.508
4	鸡肉	1	180	15	0.370

[1]　毕可海,张玉莹,孙玉奉,等.油炸肉制品中苯并芘生成条件及其调控[J].食品工业,2020,41（12）:201-205.

续表

实验号	A. 肉的种类	B. 懈皮素添加量/%	C. 油炸温度/℃	D. 油炸时间/min	E. 杂环胺含量/(mg·g⁻¹)
5	鸡肉	2	190	5	0.432
6	鸡肉	3	170	10	0.212
7	猪肉	1	190	10	0.307
8	猪肉	2	170	15	0.292
9	猪肉	3%	180	5	0.481
均值1	0.414	0.356	0.297	0.435	
均值2	0.338	0.355	0.398	0.287	
均值3	0.360	0.400	0.415	0.390	
极值R	0.076	0.045	0.118	0.148	

【交流研讨】

1.请结合【材料分析】中各图表所呈现的变化规律,总结有效降低煎炸或烤制食品中丙烯酰胺、苯并(a)芘、杂环胺含量的适宜加工工艺条件。并将相关信息填写在表8.5中。

表8.5　降低煎炸或烤制食品中丙烯酰胺、苯并(a)芘及杂环胺的适宜加工条件

加工工艺条件	丙烯酰胺	苯并(a)芘	杂环胺
原料种类			
热烫温度或浸泡温度/℃			
热烫时间或浸泡时间/min			
加入添加剂			
油炸温度/℃			
油炸时间/min			

2.外界条件对煎炸、烤制食品中丙烯酰胺、苯并(a)芘、杂环胺含量的影响规律是否一致?如果不一致该怎么解决或优化?

实验研究表明:对需要煎炸、烤制的食物进行高温烹调前的预处理,如切片、浸泡等,都可以在一定程度上抑制丙烯酰胺、苯并(a)芘、杂环胺等的生成。但抑制这3种物质生成的最佳工艺条件不尽相同。要将丙烯酰胺、苯并(a)芘、杂环胺的抑制达到最佳状态,需要在上述研究成果的基础上,进一步综合研讨各个因素协同作用下的正交实验。

【拓宽视野】

扫描以下二维码,了解油炸食品中丙烯酰胺、杂环胺、苯并(a)芘含量的测定。

油炸食品中丙烯酰胺、杂环胺、苯并(a)芘含量的测定

活动3　探索抑制煎炸及烤制食品产生有害物质的最佳工艺条件

【实验探究】

实验目的:探究不同影响因素协同抑制煎炸或烤制食物产生有害物质的最佳工艺。

实验食材:厚度均为 0.5 cm 的鸡肉、牛肉、猪肉(大小相同)。

实验试剂:无水乙醇、氢氧化钠、乙腈、甲醇、二氯甲烷(以上均为分析纯)、槲皮素前期试验制得、丙烯酰胺(纯度>99.9)、甲醇(分析纯)、二次蒸馏超纯水、半胱氨酸(食品级)、槲皮素。

实验器材:SPE 小柱子、烧杯、漏斗、过滤架、试管、滤纸、玻璃棒、胶头滴管、250 mL 容量瓶、研钵、离心管、天平、移液管、0.45 μm 的 PVDF 滤膜、Beckman 高速台式离心机、C18 固相萃取小柱(200 mg/3 mL)、紫外分光光度计、注射器(10 mL)、电子分析天平(型号:AL-2045,上海国际分析仪器有限公司);电热恒温水浴锅(型号:R501,金坛市天宏实验仪器厂);可见分光光度计(型号:UV-721PC,上海驰唐仪器设备有限公司);恒温电热板(型号:DB-3A,江苏科析仪器有限公司)。

实验目的:探究食材种类(A)、浸泡液(15% 半胱氨酸+2% 槲皮素)组成比(B)、浸泡温度(C)、油炸温度(D)、油炸时间(E)5 个因素协同作用对油炸过程丙烯酰胺、苯并[a]芘、杂环胺生成的影响。

实验方案及实施过程:

第一步:设计抑制油炸食品中有害物质生成的正交试验因素与水平(表8.6)。

表8.6　抑制油炸食品中有害物质产生的正交试验因素与水平设计

水平	A. 食材	B. 浸泡液组成比	C. 浸泡温度/℃	D. 油炸温度/℃	E. 油炸时间/min
1	鸡肉	2:1	80	160	6
2	牛肉	1:1	90	180	8
3	猪肉	1:2	100	200	10

第二步：选择正交实验各实验组的正交实验因素(表8.7)。

表8.7　抑制油炸物中有害物质生成的 $L_9(3^5)$ 正交试验及结果处理

实验号	A	B	C	D	E	丙烯酰胺抑制率/%	苯并(a)芘生成量/(μg·kg⁻¹)	杂环胺含量/(mg·g⁻¹)
1	1	1	1	1	1			
2	1	1	2	1	2			
3	1	2	1	3	3			
4	1	2	3	3	1			
5	1	3	2	2	3			
6	1	3	3	2	2			
7	2	1	2	3	3			
8	2	1	3	3	2			
9	2	2	1	2	2			
10	2	2	2	2	1			
11	2	3	1	1	1			
12	2	3	3	1	3			
13	3	1	1	2	3			
14	3	1	3	2	1			
15	3	2	2	1	2			
16	3	2	3	1	3			
17	3	3	1	3	2			
18	3	3	2	3	1			
丙烯酰胺	均值1							
	均值2							
	均值3							
	极差 R							
苯并(a)芘	均值1							
	均值2							
	均值3							
	极差 R							
杂环胺	均值1							
	均值2							
	均值3							
	极差 R							

第三步:分小组完成各组实验。操作步骤如下:

(1)将事先准备好的肉置于由15%半胱氨酸和2%的槲皮素按一定比例混合形成的溶液中浸泡30 min,然后取出、清洗、沥干,再按照指定实验组成的油炸条件进行油炸。

(2)测定油炸物中的丙烯酰胺的抑制率、苯并(a)芘生成量和杂环胺的含量,并将实验结果记录在表8.7中。

第四步:进行数据处理,处理结果记录在表8.7中。

【交流研讨】

根据表8.7中的数据分析,食材种类(A)、浸泡液(15%半胱氨酸+2%槲皮素)组成比(B)、浸泡温度(C)、油炸温度(D)、油炸时间(E)5个因素,对煎炸或烤制食品中丙烯酰胺的抑制率、苯并(a)芘生成量、杂环胺含量的影响主次顺序分别是什么? 相应的最佳工艺条件又是什么? 综合考虑,最终得到的煎炸、烤制食品的最佳工艺条件又是什么? 请说出你判断的理由。

实验事实表明,外界条件对控制煎炸、烤制食品中丙烯酰胺、苯并(a)芘、杂环胺含量的影响主次虽然会略有差异,但实验组合 $A_1BC_2D_3E_3$ 均能使这些有害物质的含量达到最低状态。由此可见,最佳的煎炸烤制食品工艺条件为:食材种类选择鸡肉、浸泡液组成比 m(15%半胱氨酸):m(2%槲皮素)= 1:1、浸泡温度为90 ℃、浸泡时间为30 min、油炸温度为200 ℃、油炸时间为10 min 等。

【总结归纳】

总结并归纳煎炸及烤制食品的一般思路和方法,指出每一步操作的目的。

【迁移应用】

在家自制烧烤食品,要求能够将有害物质控制在食品安全范围之内,而且口感要好。

学习评价

【成果交流】

制作一份泡菜腌制指南和一份煎炸、油炸食品加工指南。

【活动评价】

1.通过设置【材料分析】【交流研讨】,促进学生主动思考,为项目活动提供向前推进的理论基础和实践基础,了解学生的信息检索与整理概括能力、知识获取与问题解决能力。

2.通过设置【方法导引】【资料卡片】等引导利用解决麻烦类问题的一般思路对项目进行任务规划和产品质量检测,了解学生运用方法论解决实际问题的能力,包括对方法论的理解力和执行力。

3.通过设置【实验探究】栏目,考察学生的实验设计能力和数据分析、处理能力。

4.通过设置【总结概括】栏目,了解学生对问题解决过程的思路进行提炼的能力。

【自我评价】

本项目通过设计控制有害物质产生的食品加工指南,重点发展学生变化观念与平衡思想、模型认知与证据推理、科学探究与创新意识等核心素养。评价要点如表8.8所示。

表8.8　关于开展学生变化观念与平衡思想、模型认知与证据推理、科学探究与创新意识的评价要点

发展的核心素养		学业要求
变化观念与平衡思想	能基于生物体中氮元素生物的迁移过程和亚硝酸盐的消长变化认识亚硝酸盐在生物体内动态变化的原因;认识到食材腌制或煎炸、油炸过程中产生的有害物质的含量变化是有条件的	1. 能基于解决描述现象类问题的一般思路对认识植物中的天然毒素进行任务规划,寻找消除天然毒素的关键证据,得出结论 2. 能基于解决麻烦类问题的一般思路对控制腌制、煎炸、油炸等过程产生有害物质进行任务规划 3. 能结合反应原理,从控制前体物、反应条件、降低生成物含量等维度预测消除有害物质的措施,并基于正交实验寻找关键证据,得出结论
模型认知与证据推理	能基于解决描述现象类问题的一般思路认真食用性植物中的天然毒素,能根据天然毒素的性质预测消除天然毒素的措施;能基于解决麻烦类问题的一般思路分别对腌制、煎炸、油炸等食品加工过程产生的有害物质含量控制进行任务规划。能基于食品加工过程有害物质的形成机制,预测有害物质的影响因素,筛选关键变量并通过正交实验寻找证据,得出结论	
科学探究与创新意识	能结合影响食材加工过程有害物质产生的原理寻找影响因素,设计实验探究不同影响因素协同作用对控制有害物质的影响	

项目 9　制作风味独特的馒头

学习目标

1. 对碳酸氢钠作膨松剂的作用原理进行实验探究,体会研究物质性质的方法和程序的实用价值。

2. 学生通过设计制作馒头指南和动手制作糖果色馒头,掌握产品设计类问题解决的一般思路和方法,培养学生的动手能力、问题解决能力和科学探究精神。

3. 学习如何在真实情境中探究陌生物质的性质,分析和解决实际问题。

项目导引

日常生活中各种口味的馒头、面包和糕点等均受到人们的普遍欢迎。它们之所以松软、口感不同、颜色不同,是因为在食品加工过程中加入了膨松剂、着色剂、甜味剂等食品添加剂。膨松剂是一种在发面过程中添加的使面坯发成多孔组织,从而使加工后的食品呈现松软、酥脆特点的物质,分为生物膨松剂和化学膨松剂。化学膨松剂还可以进一步划分,如图9.1 所示。同种食品呈现的不同颜色、口味,取决于所添加的着色剂和甜味剂等。

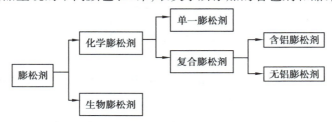

图 9.1　膨松剂的分类与组成

本项目将从研究物质性质和方法的视角来研究馒头的加工,重点针对用膨松剂蒸馒头和制作各种风味馒头展开研究,培养学生运用化学知识探究陌生物质性质的能力和问题解决能力。

任务 1　揭秘膨松剂

膨松剂能够使食品变得松软多孔,与膨松剂中含有小苏打($NaHCO_3$)密不可分。为什么小苏打可以用作膨松剂,本任务将就其原理展开实验设计并使用复合膨松剂蒸馒头,以培养学生预测物质性质的能力和问题解决的能力。

活动 1　探索小苏打作膨松剂制作馒头的作用原理

【创设情境】

学生甲用小苏打和面蒸馒头,学生乙用酸面团和小苏打和面蒸馒头,学生丙使用安琪酵母发酵蒸馒头,如图 9.2 所示。这 3 位同学蒸馒头的方法不同,但蒸出的馒头都呈现出了松软、多孔的特点。甲同学蒸出的馒头还出现了黄色并带有一定的碱性(呈现黄色是碱性物质与面团作用的结果)。

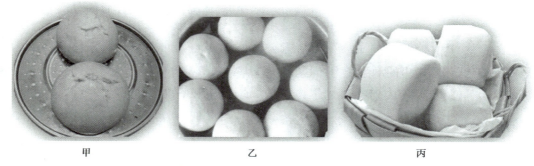

甲　　　　　　　　　乙　　　　　　　　　丙

图 9.2　甲、乙、丙 3 位同学制作的馒头

【交流研讨】

结合已有生活经验和所学知识,分小组讨论下列问题,并进行组间交流:

(1)发面的过程中什么物质发生了反应?生成了什么气体?反应后得到的碱性物质是什么?

(2)根据上述讨论,请预测 $NaHCO_3$ 可能具有的性质。

根据生活经验和蒸馒头的结果,可推测 $NaHCO_3$ 具有下列性质:①$NaHCO_3$ 能与酸性物质反应生成 CO_2 气体;②$NaHCO_3$ 受热分解生成碱性物质;③$NaHCO_3$ 本身也可能呈现碱性。

【资料卡片】

酸面团

酸面团也称老面酵头,是以小麦面粉等谷物为基质,通过与水混合,经长时间自然发酵而成。酸面团是一个复杂的生化体系,在微生物与粉质内源性酶系等的共同作用下,对发酵制得产品的感官品质、营养特质以及货架保质期均发挥着积极作用。酸面团主要应用于面包、馒头、蛋糕、饼干等多种发酵面制品中。

接下来,通过设计方案来论证你的猜想。

【实验探究】

根据小组讨论预测的结果,设计实验方案探究 $NaHCO_3$ 的性质。

实验用品:根据实验设计,需要的仪器主要有:_____。

实验器材:试管、酒精灯、铁架台(带铁夹)、带导管的橡皮塞、药匙、胶头滴管、火柴等。

实验方案设计及实施:

实验任务	实验方案	实验现象	实验结论
验证 $NaHCO_3$ 和 Na_2CO_3 呈碱性			
验证 $NaHCO_3$ 和 Na_2CO_3 均能与酸反应			
验证 $NaHCO_3$ 和 Na_2CO_3 固体的热稳定性			
验证 $NaHCO_3$ 溶液的稳定性			

【交流研讨】

1. 根据 $NaHCO_3$ 的化学性质解释馒头制作过程中发生的现象。

2. 结合讨论和实验探究,总结你获得 $NaHCO_3$ 性质的方法。

3. 能不能直接在面团中加入纯碱(Na_2CO_3)作膨松剂?

$NaHCO_3$ 和 Na_2CO_3 的水溶液均呈碱性,但 Na_2CO_3 的碱性比 $NaHCO_3$ 要强。Na_2CO_3 和 $NaHCO_3$ 均能与酸反应产生 CO_2(图9.3)。$NaHCO_3$ 无论是固体还是溶液,其热稳定性都比较差,都能够分解产生 CO_2;而 Na_2CO_3 则很稳定,受热很难分解(图9.4);根据元素守恒,不难推出 $NaHCO_3$ 的分解产物是 Na_2CO_3。据此,$NaHCO_3$ 和 Na_2CO_3 虽然都可以调节面团的酸性,但 Na_2CO_3 不能像 $NaHCO_3$ 那样作为膨松剂。

$$2NaHCO_3 \xrightarrow{\triangle} Na_2CO_3 + CO_2\uparrow + H_2O$$

$$NaHCO_3 + HCl =\!=\!= NaCl + CO_2\uparrow + H_2O$$

$$Na_2CO_3 + 2HCl =\!=\!= 2NaCl + CO_2\uparrow + H_2O$$

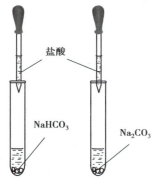

图9.3　$NaHCO_3$ 和 Na_2CO_3 与盐酸
　　　　反应的对比实验

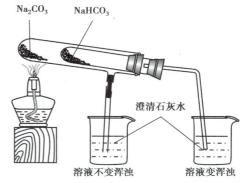

图9.4　$NaHCO_3$ 和 Na_2CO_3 的热稳定性对比实验

活动2 优化并选用复合膨松剂制作可口的馒头

NaHCO$_3$作为单一膨松剂,可能会造成食品成色和口味欠佳。因此,在食品加工过程中往往使用复合膨松剂。接下来,我们探讨如何选用复合膨松剂。

【交流研讨】

1.除使用 NaHCO$_3$ 作为膨松剂外,还可以使用什么物质来达到膨松的目的。

2.请设计方案来推测你的猜想,并在小组间进行交流,请将评价结果填入下表。

方案		

复合膨松剂又称发酵粉,主要由碳酸盐类、酸性盐类(或固体酸)和填充剂构成。当酸性盐类物质为明矾时,称为含铝膨松剂;当酸性物质为柠檬酸、酒石酸氢钾、磷酸盐等不含铝的物质时,则称为无铝膨松剂。使用无铝膨松剂可减少食品中铝的含量,既不会造成维生素类物质的破坏,还可提升食品口味。

【总结归纳】

请概括研究物质性质的方法和程序。说出你设计的理由。

【迁移应用】

请利用研究膨松剂的思路和方法,研究利用双效泡打粉制作馒头的原理。

【拓宽视野】

微胶囊工艺在膨松剂中的应用

微胶囊技术是当今一项用途广泛而发展迅速的新技术,该技术主要应用于食品工业,极大地推动了食品工业由低级向高级的转变。微胶囊中膨松剂的有效成分包括两部分,一是小苏打,二是膨松酸。利用微胶囊对膨松剂进行包埋,可有效地控制气体的产气速度,从而达到最佳的膨松效果。

任务2 设计制作馒头指南

馒头作为中国北方主食,是早餐中的常见食品。常食用馒头,有利于人体健康。有研究表明,胃酸过多、肚胀、消化不良、出现腹泻等症状的患者食用烤馒头,有助于减轻症状。接下来,我们一同来探究馒头的制作。

【交流研讨】

1. 如果你是一名厨师,现需要一批馒头,在你制作馒头之前,你面临的困难是什么? 解决这类困难的任务类型属于何种类型?

2. 请根据产品设计类问题解决的一般思路,对馒头的制作进行初步的任务规划,并将任务规划要点填在【方法导引】中相应的空白处。

【方法导引】

产品设计类问题解决的一般思路

产品设计类问题解决的一般思路	第一步:明确目标	第二步:概念设计	第三步:精细、具体设计	第四步:权衡、优化统整	第五步:循环、重复设计	第六步:反思提炼问题解决的关键策略
任务规划要点						

要制作馒头,首先要弄清制作馒头所需要的原料、制作的工艺及其控制条件。这是我们在制作馒头前需要解决的问题。接下来,我们将围绕馒头的制作展开相关的研究。

【动手实验】

在家自制白面馒头。记录下你所用的原料、用量,食用后的口感等。

【展示交流】

1. 展示制作的馒头,并对自己制作的馒头品质进行评价。同时展开小组内互评。

2. 与市场销售的同类馒头相比,你制作的馒头有何优点和缺点? 说说你的理由。

馒头是一种由面粉、发酵剂和水等混合制作而成的健康食品,该食品在蒸制过程中不发生美拉德反应和产生丙烯酰胺、呋喃类化合物。在馒头制作时,由于操作不慎或条件控制不好,往往会出现以下质量问题:①馒头缺乏醇正的麦香和发酵香味,出现香味不足、后味不甜,甚至不良气味等;②馒头内部结构相对较差,发黏、弹性较差、发硬、内部孔洞不均;③蒸制时出现萎缩;④蒸制后的馒头出现裂口、裂纹、起泡;⑤馒头色泽较差。

【交流研讨】

要使制得的馒头具有良好的品质和外观,应从哪几方面着手解决馒头制作过程所产生的质量问题?

馒头出现的质量问题与所用面粉的质量、发酵剂的使用不当、面团发酵、馒头坯的醒发程度、蒸制工艺等都有密切的关系。如蒸制后得到的馒头呈现黄色或出现暗斑,则可能是碱性大、沾染有色物质、发生霉变所致,还可能是馒头坯醒发过度所致;如馒头表面出现裂口、裂纹、起泡,可能是揉面时水添加量太少、醒发湿度过低、醒发不足等因素所致等。要改善所制馒头的质量,应从原料选择、发酵剂使用、面团发酵、馒头坯醒发、蒸制工艺等环节进行优化。

活动1   选择优质面粉制作馒头

【动手实验】

分别选用特级面粉、一级面粉、二级面粉为原料，按照"面团调制→面团发酵→二次调粉→面团揉制→成形与整形→馒头坯醒发→蒸制馒头"的顺序制作馒头。然后比较制得的3种馒头的品质。

【想一想】

请结合3种馒头的品质，思考：制作馒头时应如何选择原料？

从直链淀粉的含量来看，面粉中所含直链淀粉的含量越高，制得的馒头黏性越大、韧性越差、馒头的品质越差；反之，直链淀粉含量越少，制得的馒头比容越大、富有弹性、吃起来爽口而不黏牙。从支链淀粉的含量来看，支链淀粉含量越高，蒸制后的馒头内部孔隙均匀、比容大、口感和复蒸性均很好。从面粉中直链淀粉和支链淀粉含量的比例来看，支、直链淀粉含量的比例越大，制得的馒头品质越高。因此，在制作馒头的原料选择上，应选择支链淀粉含量高，且用支、直链淀粉比例大的面粉作为制作馒头的原料。

【资料卡片】

杂粮馒头

杂粮馒头是一种以普通面粉与杂粮粉相结合进行研究而制得的具有一定保健作用的风味馒头，如小米馒头、玉米馒头、高粱馒头、红薯馒头、荞麦馒头等。在制作杂粮馒头时，添加的杂粮粉一般应不超过所用小麦粉的30%，否则会影响馒头品质。其中，玉米馒头中玉米粉添加量不超过20%。在小麦粉中添加适量的杂粮，可以改善馒头的品质。在面团中添加10%～20%的脱脂豆粉，可增强面团的吸水率；且每添加5%的大豆粉，吸水率增加1%。

活动2   优化面团调制工艺

面团调制是将原料面粉、发酵剂、水等均匀混合并发生作用的过程。这一过程又称为和面、调粉、搅拌等。面团调制通常可以达到3个目的，一是实现面团的均质化，使面粉、发酵剂和水均匀地分布在每一个面团之中；二是通过改变水的状态，借助水与淀粉、蛋白分子形成的范德华力、二硫键等，促使面团形成复杂的面筋蛋白立体网络结构，为支撑面团状态与维护面团特性（如黏弹性、持气性等）提供物质基础；三是使每个面包中的孔洞充满空气，为酵母发酵提供物质基础。要达成面团调制的目标，需要调控好和面时涉及的各个条件。

【交流研讨】

某馒头研究小组使用安琪酵母做发酵剂，制作馒头，并考察酵母添加量对馒头品质的影响。收集相关数据绘制了如图9.5、图9.6所示的图像。

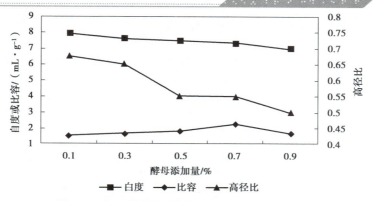

图9.5 和面时酵母添加量对馒头品质的影响(A)

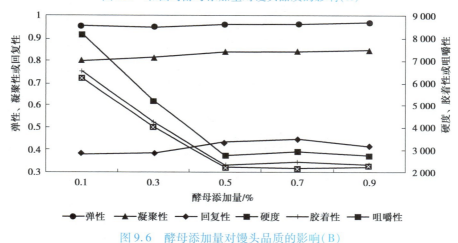

图9.6 酵母添加量对馒头品质的影响(B)

（1）从图中数据变化来看,酵母添加量对馒头的品质有何影响规律？呈现这种变化趋势的原因是什么？

（2）权衡酵母添加量对馒头各项指标的影响,你认为制作馒头时,酵母的最佳添加量应为多少？为什么？

馒头的品质与安琪酵母的添加量之间存在一定的相关性。在其他条件相同的情况下,随着酵母添加量的增加,馒头白度与高径比均呈现不断下降的趋势;比容呈现先增大后减小的趋势。当酵母的添加量小于0.3%时,酵母在面团中含量低,面团醒发困难,导致馒头的比容小、硬度高、黏性强、咀嚼性高、回复性差,馒头的品质差。当酵母添加量在0.5%～0.7%时,馒头白度偏小,但其比容较大,硬度、胶着性、咀嚼性、黏性均较小,回复性、凝聚性高,馒头的品质较好。当酵母添加量为0.9%时,馒头醒发过度,馒头品质下降。因此,制作馒头时,安琪酵母的添加量应控制在0.5%～0.7%。

【交流研讨】

某食品研究小组针对馒头的面团调制工艺进行研究以获得最佳口感的馒头。研究过程重点考察和面时加水量、加水温度、和面时间等因素对馒头白度的影响,同时对馒头的品质进行感官评分。为此,收集相关数据并绘制得到如图9.7—图9.9所示的图像[1]。请结合图像分析:(1)加水量、加水温度、和面时间对馒头品质有何影响?(2)要获取最佳品质的馒头,应采取的面团调制工艺是什么?请说明理由。

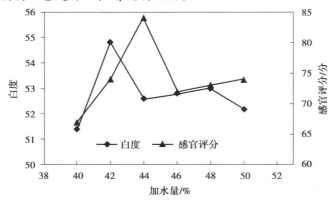

图9.7　和面时加水量对馒头品质的影响

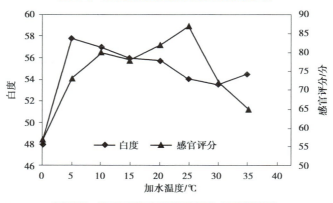

图9.8　和面时加水温度对馒头品质的影响

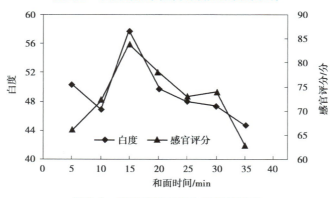

图9.9　和面时间对馒头品质的影响

[1]　王录通.和面工艺对面团及馒头品质的影响研究[D].郑州:河南工业大学,2018.

【方法导引】

馒头品质感官评价标准如表9.1所示。

表9.1　馒头品质感官评价标准（100分）

项目及权重		评分标准	分值/分
外观 （15分）		挺立、饱满、表面光滑、无裂痕	10～15
		轻微塌陷、略有气泡、表面微皱、有轻微收缩、个头中等	5～10
		萎缩严重、塌陷、有裂纹、有烫斑、明显空洞	0～5
色泽 （10分）		白、乳白	8～10
		浅黄、黄	5～7
		灰暗	0～4
内部结构 （10分）		纵剖面气孔小而均匀	8～10
		气孔过于细密均匀	5～7
		气孔大而不均、结构粗糙	0～4
风味	气味 （10分）	有令人愉悦的气味	8～10
		普通无不适气味	5～7
		有不可接受的气味	0～4
	口味 （10分）	口味淡香，有发酵香味	8～10
		略带甜味	5～7
		略带咸味	0～4
口感	咀嚼 （15分）	咀嚼适合，易下咽	10～15
		软硬适中	5～10
		咀嚼干硬，难以下咽	0～5
	弹性 （15分）	回弹快、能复原、可下压1/2以上	10～15
		回弹性略差、下压1/4以上	5～10
		回弹差或不回弹	0～5
	黏性 （15分）	爽口不黏牙、不牙碜	10～15
		略黏牙或略牙碜	5～10
		明显黏牙或牙碜	0～5

　　面团调制工艺对馒头品质的影响，不仅与添加的酵母有关，而且与和面时的加水量、加水温度以及和面时间都有密切的联系。

　　加水量对馒头白度和馒头品质感官评分的影响均呈现先升高后降低的变化趋势，其中馒头白度值在加水量为42%时达到最大值，加水量为44%时馒头感官评分在最高点。加水量低于40%时,馒头感官评分和白度都比较低的原因在于:和面时加水量太少,面团吸水不充分,影响了面团中面筋蛋白的形成,面筋蛋白与淀粉均不能完全吸水溶胀,形成的面筋网络不均匀。这会直接导致馒头坯醒发不足,馒头内部形成的气孔较差,馒头口感较差。因此,综合考虑馒头品质和感官评价,和面时加水量应控制在42%~44%。

随着加水温度的升高,馒头白度呈现先升高后略有降低的趋势,且白度值保持较高水平;在5℃时馒头白度值达到最大,超过5℃后略有下降;水温在5~20℃时,馒头的白度变化幅度非常小;超过20℃时,馒头白度下降幅度开始变大。从加水温度对馒头感官品质评分的影响来看,在实验条件范围内呈现先增大后减小的变化趋势,在25℃时感官评分达到最大值。加水温度低于5℃时,白度较低主要有两个方面的原因:一是温度太低,影响酵母活性,无法使馒头坯在短时间内醒发,使馒头体积膨胀到理想状态;二是低温延缓了面团中蛋白、淀粉与水的结合,阻碍了面团中面筋结构的形成,使面团发硬,影响酵母的发酵力,故馒头品质较差。当水温达到35℃时,酵母活性达到最佳,馒头坯醒发时产气量大,面团膨胀速度加快,面团内气孔较多,造成孔多而大,这也会影响馒头的感官品质。可见,合适的水温是制作优质馒头的一个关键。综合考虑馒头品质与感官评价,和面时的水温度可控制在5~35℃。

和面时间也是影响馒头品质的一个重要因素。和面时间在15 min时,馒头白度、馒头的感官评分均达到最大值。和面时,若时间过短,则会造成和面不均、面筋蛋白网络结构未完全形成,面团筋力不足,馒头坯持气性较差,制作的馒头气孔差、白度低,感官评分低。若和面时间过长,则会出现搅拌过度,使面筋网络断裂,水分析出,面团筋力较差,制得的馒头气孔大而多、口感太软、黏牙,感官评分也较低。显然,适宜的和面时间是形成良好面筋蛋白网络的前提条件。为了使和面时形成良好的面筋结构,和面时间可以控制在15 min左右。

活动3　优化馒头坯的醒发工艺

【动手实验】

【实验1】取100 g小麦粉于面盆中,加入0.5%的安琪酵母、42%的20℃的饮用水,混合均匀,揉面15 min。面揉好后醒发20 min,蒸制得到馒头。考察不同醒发温度对馒头的比容、硬度、均匀度的影响。将实验结果记录在表9.2中,然后绘制馒头醒发温度与馒头比容、硬度、均匀度的变化关系曲线。

表9.2　不同醒发温度对馒头品质的影响

醒发温度/℃	20	25	30	35
馒头的比容值				
馒头的硬度值				
馒头的均匀度				

【实验2】取100 g小麦粉于面盆中,加入0.5%的安琪酵母、42% 20℃的饮用水,混合

均匀,揉面 15 min。面揉好后在 30 ℃ 条件下醒发一段时间后进行蒸制,得到馒头。考察不同醒发时间对馒头的比容、硬度、均匀度的影响。将实验结果记录在表 9.3 中,然后绘制馒头醒发时间与馒头比容、硬度、均匀度的变化关系曲线。

表 9.3　不同醒发时间对馒头品质的影响

醒发时间/min	20	25	30	35	40
馒头的比容值					
馒头的硬度值					
馒头的均匀度					

【问题与讨论】

1.请结合绘制的醒发温度与馒头品质的关系曲线、醒发时间与馒头品质的关系曲线回答:馒头醒发温度、醒发时间对馒头品质的影响有何规律? 判断的理由是什么?

2.要使制得的馒头达到预想状态,应该采取的馒头醒发工艺条件是什么?

醒发温度对面团或馒头的品质具有重要影响。温度对面团发酵的影响需要充分考虑发酵剂的发酵能力,如果使用酵母就必须考虑酵母的生长条件;如果使用发酵粉,则需考虑发酵粉中小苏打的分解温度或小苏打与酸性物质发生反应时的速率快慢问题。通常情况下,面团发酵温度应控制在 26 ~ 35 ℃。温度不宜过高,一方面会使杂菌生长(如乳酸菌适宜生长温度为 37 ℃,醋酸杆菌的适宜生长温度为 35 ℃),影响面团质量;另一方面,温度过高会使面团膨胀速率过快,易造成面团内部蜂窝结构不均匀,组织粗糙,面团上部气孔大而底部发死,面皮干燥、易破皮。当然,发酵温度过低也会影响面团发酵的品质。

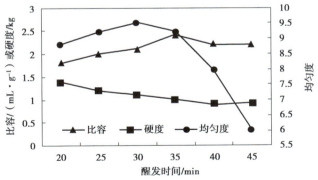

图 9.10　醒发时间对馒头品质的影响

随着醒发时间的延长,馒头的比容和均匀度均呈现先增大后减小的变化趋势,但硬度却呈现先减小后增大的趋势,如图 9.10 所示。需要注意的是,当醒发时间为 30 min 时,蒸制的馒头均匀度最好;醒发时间为 35 min 时,馒头的比容最大,硬度较小;醒发时间为 40 min 时,馒头的硬度最小。醒发时间在 30 ~ 40 min 时,蒸得的馒头均具有较高的均匀度和较低的硬度,结合馒头比容大小,建议馒头的醒发时间控制在 35 min 左右。

【资料卡片】

不同醒发时间下馒头内部的孔隙结构

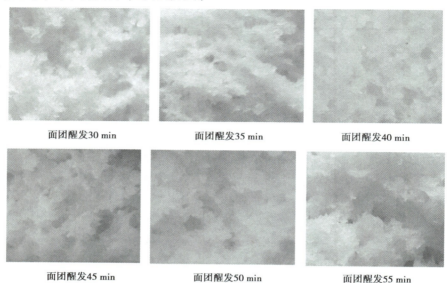

面团醒发30 min   面团醒发35 min   面团醒发40 min

面团醒发45 min   面团醒发50 min   面团醒发55 min

通过前面的探讨,我们已经知道酵母添加量、和面加水量、和面加水温度、和面时间、面团醒发时间、面团醒发温度等单因素对馒头品质的影响,并通过单因素获得了相应的最佳工艺条件。但是,由于单因素实验解决现实问题时存在选点的片面性,不能够完全反映各个因素协同作用对目标变量的影响。因此,为了获得最佳的馒头制作工艺,还应该通过正交实验或响应面实验来研究酵母添加量、和面加水量、和面加水温度、和面时间、醒面时间、醒面温度等因素对馒头品质的协同影响。

活动4　探索不同因素协同作用对馒头品质的协同影响

【实验探究】

实验目的:探究酵母添加量、和面加水量、和面加水温度、和面时间、面团醒发时间、面团醒发温度等因素对馒头品质的协同影响。

实验原料:面粉(特等粉)、安琪酵母粉、蔗糖、饮用水。

实验器材:热水器、和面机、便携式恒温发酵箱(温度可在 1~60 ℃调控)[图9.11(a)]、全自动白度测定仪[图9.11(b)]、电子秤、馒头体积测量仪[图9.11(c)]。

实验方案及实施:

第一步:设计影响馒头品质的因素和水平表(表9.4)。

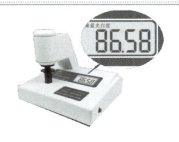
（a）全自动白度测定仪

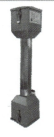
（b）馒头体积测定仪

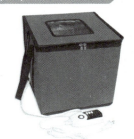
（c）便携式恒温发酵箱（家用）

图9.11　实验器材

表9.4　影响馒头品质的因素和水平

水平	因素					
	A. 酵母添加量 /%	B. 和面加水量 /%	C. 和面加水温度 /℃	D. 和面时间 /min	E. 面团醒发温度/℃	F. 面团醒发时间/min
1	0.5	42	25	13	26	31
2	0.6	44	30	15	28	33
3	0.7	46	35	17	30	35

第二步：设计影响馒头品质的正交实验组（表9.5）。

表9.5　影响馒头品质的正交实验组及其数据处理

序号	因素						白度值	比容 /(mg·g⁻¹)	感官评分/分
	A	B	C	D	E	F			
1	1	1	2	1	2	3			
2	1	1	1	1	1	1			
3	1	2	1	3	3	2			
4	1	2	3	3	1	3			
5	1	3	3	2	2	2			
6	1	3	2	2	3	1			
7	2	1	2	3	3	2			
8	2	1	3	3	2	1			
9	2	2	1	2	2	3			
10	2	2	2	1	1	1			
11	2	3	1	1	1	2			
12	2	3	3	1	3	3			
13	3	1	1	2	3	3			

续表

序号	因素						白度值	比容 /(mg·g⁻¹)	感官 评分/分
	A	B	C	D	E	F			
14	3	1	3	2	1	2			
15	3	2	3	1	3	1			
16	3	2	2	1	2	2			
17	3	3	2	3	1	3			
18	3	3	1	3	2	1			
白度值 均值1									
均值2									
均值3									
极值R									
比容/(mL·g⁻¹) 均值1									
均值2									
均值3									
极值R									
感官评分/分 均值1									
均值2									
均值3									
极值R									

第三步:分小组制作馒头。操作步骤为:

(1)唤醒酵母:取一定的安琪酵母和蔗糖(质量比1:5)于事先准备好的容器中,然后加入一定量的30~35 ℃热水。搅拌混合均匀。静置,待液体中均匀出现气泡时,酵母即被充分唤醒。

(2)制作面团:将苏醒的安琪酵母、面粉、热水混合,并揉搓面团,直到面团表面光滑为止。

(3)醒面。将制作好的面团置于便携式恒温发酵箱中发酵一段时间。

(4)揉搓排气、造型。将发酵好的面团置于放有干面粉的砧板上揉搓,释放面团内产生的气体。并将面团揉成长条形,切割成3 cm长的小面团,并根据自己的需要进行造型。

(4)二次发酵、蒸煮。将完成造型的小面团置于蒸笼中,并置于便携式恒温发酵箱中发酵20 min,然后再放到大锅上加火蒸煮25 min,煮熟后再停火保温10 min,馒头即可食用。

然后利用表9.1的馒头感官评价标准对制得的馒头进行感官评分,同时利用全自动白度测定仪测定馒头白度值[1]、比容测定仪测定馒头的比容[2]。所有测定结果记录在表9.5中。

第四步：对测得的结果进行数据处理，处理结果一并填入表9.5中。

【交流研讨】

1. 在酵母添加量、和面加水量、和面加水温度、和面时间、面团醒发时间、面团醒发温度等因素中，对馒头品质影响的主次顺序是什么？判断的依据是什么？

2. 获得馒头最佳感官品质的实验组合是什么？生产馒头的最佳工艺条件又是什么？判断的理由是什么？

科学研究表明：影响馒头白度（或面团拉伸最大距离）的主次因素顺序为和面加水量>面团醒发温度>面团醒发时间>酵母添加量>和面加水温度>和面时间，最佳实验组合为 $A_3B_1C_2D_2E_3F_3$；影响馒头比容的主次因素顺序为和面加水量>面团醒发温度>面团醒发时间>酵母添加量>和面时间>和面加水温度，最佳实验组合为 $A_3B_1C_2D_1E_3F_3$；影响馒头感官评分的主次因素顺序为和面加水量>面团醒发温度>面团醒发时间>酵母添加量>和面时间>和面加水温度，最佳实验组合为 $A_3B_1C_2D_1E_3F_3$。综合权衡馒头品质的各项指标和感官评分，最终确定馒头制作的最佳工艺条件为：酵母添加量为 0.9%、和面时加入 30 ℃的热水并和面 13 min，且加水量为 42%，在 30 ℃条件下醒面 35 min。

【总结归纳】
总结归纳制作优质馒头的关键性策略，形成完整的馒头制作指南。

制作优质的馒头应把握好 3 点：一是馒头膨松剂的选择。利用复合膨松剂制作的馒头比使用单一膨松剂制作的馒头品质要好。二是面团调制工艺的优化。三是做好馒头制作过程的"三醒"。第一次"醒"（或发酵）发生在面团调制好后的密封发酵，其温度可控制在 30~35 ℃，发酵时间大约 30 min。发酵标准是面团体积大约为面团调制好时的 2~2.5 倍，面团内部呈现均匀的蜂窝状。第二次"醒"是将第一次发酵好的面团通过揉搓排气、造型后进行的发酵，发酵后的面团体将达到发酵前的 1.5 倍左右，发酵温度仍然控制在 30~35 ℃，发酵时间大约 20 min。第三次"醒"是经二次发酵后的面团放在蒸笼里面蒸时，蒸锅中的水由冷水变沸水的过程，这一阶段的发酵能够使馒头中的酵母生长、繁殖处于最活跃状态。

由此可见，制作馒头的关键在于选择合适的复合膨松剂、优化面团调制工艺和发酵工艺。控制好面团调制工艺和面团的"三醒"（即发酵）是成功生产优质馒头的核心。

---

[1] 白度值的测定方法：将粉样盒用洁净的刷子刷干净，在压盖中放入毛玻璃，旋紧粉样盘。将待测样品轻轻放入粉样盒中并刮去多出平面的部分，放上压块，旋上压粉器，顺旋把手，到听见嗒嗒的响声即认为样品已经压实，逆旋把手 720°，旋出压粉器，取出压块，盖上塑料底盒，翻转粉样盒，旋下压盖，揭开毛玻璃，将粉样盒放入试样口，显示的数据即为样品的白度值。

[2] 馒头的比容等于馒头的体积与质量之比。

任务3　动手制作糖果色馒头

"爱美之心,人皆有之",人们对美的追求涉及衣、食、住、行等,即使是对馒头的制作也不例外,有的把馒头制作成各种形状,也有的利用淀粉质含量高的食物代替小麦粉来制作各种美味的馒头等。本任务将以制作糖果色馒头为例,让人们感受生活中无处不在的美。

活动1　设计糖果色馒头的制作方案

【设计方案】

请利用家中厨房中的紫薯、红薯、菠菜、南瓜、牛奶等材料设计并制作活动方案,并完成糖果色馒头的制作。

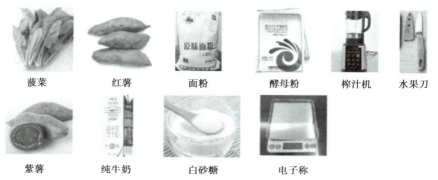

| 菠菜 | 红薯 | 面粉 | 酵母粉 | 榨汁机 | 水果刀 |
| 紫薯 | 纯牛奶 | 白砂糖 | 电子称 |

设计方案的格式如下:

> 关于糖果色馒头的制作方案
> 制作原料:
> 制作器材:
> 制作流程图:
> 操作要点或注意事项:

【展示交流】

1. 展示糖果色馒头的制作方案,并进行自我评价和小组内互评。

2. 自制的糖果色馒头与市场上销售的同类型糖果色馒头相比,口感上有何区别?你认为应该如何改进?

糖果色馒头是在制作普通白馒头的基础上根据需要添加各种果蔬汁、牛奶或杂粮等制作而成的营养更加丰富的具有一定特殊颜色的馒头。这类馒头的制作过程与普通馒头的制作并无差异,不同点在于使用了纯天然的调色剂,如南瓜、胡萝卜、蝶豆花、甜菜根、杂粮等中含有的天然色素。其制作的基本步骤包括：

（1）唤醒酵母：将安琪酵母粉和蔗糖或白砂糖（质量比为 1∶5）放入洁净的碗中，再加入 30 ℃的热水，搅拌混合均匀，放置 10 min 备用。

（2）面团调制：将唤醒的酵母、牛奶（或果蔬汁、杂粮粉）、面粉、水按一定比例混合，反复揉制成一个硬度适中的面团。

（3）醒面（即面团发酵）。将面团置于 30 ℃的环境中密封发酵 30 min。

（4）揉搓排气、造型。

（5）二次发酵、上锅蒸制。将造型好的馒头再次发酵 20 min，然后上锅蒸煮 25 min，即可得到糖果色馒头。

活动 2　体验糖果色馒头的制作过程

【动手实验】

第一步：实验前的准备。

（1）唤醒酵母：取安琪酵母 10 g（2 袋）置于不锈钢碗中，然后加入 50 g 蔗糖，再加入 30 ℃热水，搅拌溶解、静置。当观察到液体中陆续有气泡冒出时，酵母即被充分唤醒。

（2）辅料的准备：

A. 纯牛奶。

B. 菠菜汁：取一定量的新鲜菠菜，放入榨汁机中榨汁，然后用不锈钢过滤网滤去残渣，留下汁液备用。

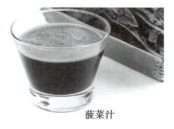

菠菜汁　　　　　　　　家用粉碎机

C. 红薯泥或紫薯泥：取新鲜的红薯或紫薯，用清水洗净后切成小块，然后放入粉碎机中。按下启动键，将红薯或紫薯粉碎，然后从粉碎机中取出，备用。

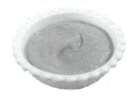 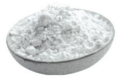 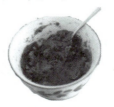 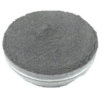

新制的红薯泥　　　市场上销售的红薯粉　　　新制的紫薯泥　　　市场上销售的紫薯粉

第二步：制作糖果色馒头的各种面团。

（1）制作牛奶面团：取面粉 200 g 于和面盆中，然后添加 1% 已经苏醒的安琪酵母（即 2 g 安琪酵母）、50% 的牛奶（添加量均以面粉质量为标准）和一定量的 30 ℃热水，用筷子搅拌成絮状。再用手揉搓面团,直至面团表面光滑、稍硬即可(和面时间控制在 15 min 左右)。最后将面团置于和面盆中,用保鲜膜将面盆密封并加盖盖子,并置于温度控制在 30 ℃ 的便携式恒温发酵箱中醒发 30 min,如图 9.12 所示。

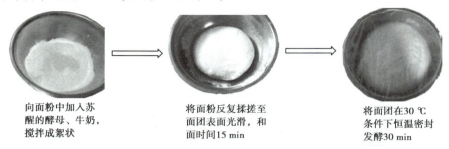

向面粉中加入苏醒的酵母、牛奶,搅拌成絮状   将面粉反复揉搓至面团表面光滑,和面时间15 min   将面团在30 ℃条件下恒温密封发酵30 min

图 9.12   牛奶面团的制作过程

(2)制作菠菜面团:取面粉 200 g 于和面盆中,然后添加 1% 已经苏醒的安琪酵母(即 2 g 安琪酵母)、20% ~30% 的菠菜汁和一定量的 30 ℃ 热水,然后用筷子搅拌成絮状。接着用手揉搓面团,直至面团表面光滑即可(和面时间控制在 15 min 左右)。最后将面团置于和面盆中,用保鲜膜将面盆密封并加盖盖子,置于温度控制在 30 ℃ 的便携式恒温发酵箱中醒发 30 min,如图 9.13 所示。

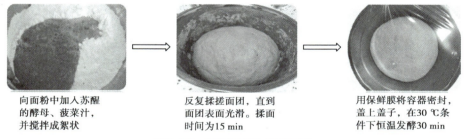

向面粉中加入苏醒的酵母、菠菜汁,并搅拌成絮状   反复揉搓面团,直到面团表面光滑。揉面时间为15 min   用保鲜膜将容器密封,盖上盖子,在30 ℃条件下恒温发酵30 min

图 9.13   菠菜面团的制作过程

(3)红薯面团:取面粉 200 g 于和面盆中,然后添加 1% 已经苏醒的安琪酵母(即 2 g 安琪酵母)、20% ~30% 的红薯泥(或红薯粉)以及一定量的 30 ℃ 热水,然后用筷子将其搅拌成絮状。再用手揉搓面团,直至面团表面光滑即可(和面时间控制在 15 min 左右)。最后将面团置于和面盆中,用保鲜膜将面盆密封并加盖盖子,置于温度控制在 30 ℃ 的便携式恒温发酵箱中醒发 30 min,如图 9.14 所示。

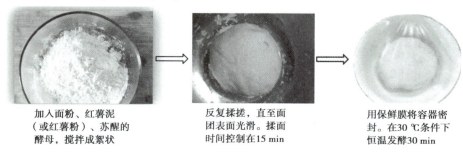

加入面粉、红薯泥(或红薯粉)、苏醒的酵母,搅拌成絮状   反复揉搓,直至面团表面光滑。揉面时间控制在15 min   用保鲜膜将容器密封。在30 ℃条件下恒温发酵30 min

图 9.14   红薯面团的制作过程

（4）紫薯面团：制作方法与红薯面团基本相同。只需将原料红薯泥变成紫薯泥，即可。

第三步：揉搓排气、造型。

将发酵好的面团，放在撒有面粉的砧板上，然后揉搓面团，将面团中的气体排出一部分。然后将面团搓成长条状，用刀切成 3 cm 长的面团，再将其制作成所需的馒头形状，并放入蒸笼中。

第四步：二次发酵、上锅蒸制。

将造型好的馒头放入蒸笼中。然后将蒸笼置于温度控制在 30 ℃ 的便携式恒温发酵箱中恒温发酵 20 min。然后将蒸笼放在装有水的锅中，盖好蒸笼的盖子，加热。待水煮沸后蒸制馒头 25 min。蒸好后停止加热、保温 10 min 即可。各种形状的馒头如图 9.15 所示。

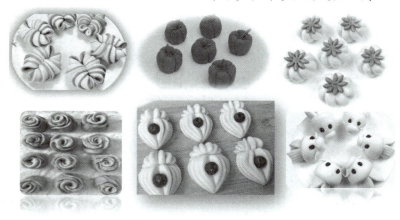

图 9.15　各种形状的馒头

【展示交流】

1.如何根据面团的变化判断面团发酵是否达到最佳状态？

2.在对馒头进行造型前，为什么要在砧板上放上适量的面粉？说说你的理由。

3.展示你制作的馒头，对馒头的感官品质进行初步判断，并与其他同学制作的馒头进行比较，看谁制作的馒头口感最佳。

面团发酵的效果可根据面团的外观变化和内部结构特征等进行感观判断。通常情况下，经过良好发酵的面团，其体积至少是发酵前面团体积的 2～2.5 倍；切开面团，内部呈蜂窝状；用手压面团，面团回弹；闻面团气味，发酵好的面团具有酒味。出现上述现象的原因是面粉在酵母的作用下，将葡萄糖转化为乙醇和二氧化碳。

【总结归纳】

制作糖果色馒头的关键环节及操作注意事项。

糖果色馒头的制作，除需要处理好面团制作工艺和面团发酵这两大关键环节外，还应该注意加入辅助原料（牛奶、果蔬汁、杂粮等）的种类及其用量。果蔬汁、杂粮的添加量通常为制作馒头时所用面粉质量的 20% ~ 30% ,如果这些辅料添加量过多,就会影响制得的馒头的感官品质。使用牛奶作辅料来制作奶香馒头时,其添加量也不宜超过所用面粉质量的 50% ,否则会造成馒头的奶味过重。因此,制作糖果色馒头时,需要解决 3 个关键问题:一是控制辅料的种类及添加量;二是控制好面团调制工艺;三是控制好发酵工艺。只有这样,制得的糖果色馒头才会不仅感官品质好,而且也更营养。

【迁移应用】

请根据制作糖果色馒头的思路和方法,发挥你的想象,自主设计既营养又有创意的面食制品。

【拓宽视野】

扫描以下二维码,了解白馒头中可能含有非法食品添加剂——吊白块和苯甲酸钠。

警惕白馒头中可能含有非法食品添加剂——吊白块和苯甲酸钠

项目学习评价

【成果交流】

自选原料,在家制作一种杂粮馒头和一种糖果色馒头。

【活动评价】

1.项目通过设置【创设情境】【交流研讨】【资料卡片】【展示交流】【想一想】等栏目,引导学生主动思考和获取有效信息,为项目活动的不断推进提供翔实的素材或依据,从而诊断学生的信息检索与获取能力、问题解决能力等。

2.项目通过设置【方法导引】栏目,引导学生利用产品设计类问题解决的一般思路对馒头制作进行任务规划,以诊断学生运用方法论解决实际问题的理解力和执行力等。

3.项目通过设置【实验探究】【设计方案】【动手实验】等栏目,分别诊断学生运用研究陌生物质性质的程序和方法研究碳酸氢钠性质的能力、运用正交实验设计不同因素协同作用对馒头品质影响的能力等,着重考查学生的实验设计能力、数据采集与分析能力。

4.项目通过设置【总结概括】栏目,诊断学生对问题解决过程关键策略的提炼能力。

【自我评价】

本项目通过对制作风味馒头的探讨,重点发展学生宏观辨识与微观探析、模型认知与证据推理、科学探究与创新意识等方面的核心素养。评价要点如表9.6所示。

表9.6　关于发展学生宏观辨识与微观探析、模型认识与证据推理、科学探究与创新意识的评价要点

发展的核心素养		学业要求
宏观辨识与微观探析	能从自制馒头的特征和出现的异常现象辨识膨松剂及其发生的反应;能运用化学方程式描述膨松剂在制作馒头时发生的变化	1. 能基于研究物质性质的一般程序去研究膨松剂的膨松原理。能用化学方程式解释复合膨松剂不能使用液态酸的原因 2. 能基于解决产品设计类问题的思路对馒头制作进行任务规划 3. 能通过实验对面团调制、馒头醒发等工序进行优化,寻找证据,得出结论;能运用馒头感官评价标准对自制馒头进行评价 4. 能基于馒头制作最佳工艺流程自主设计和制作糖果色馒头
模型认知与证据推理	能基于研究物质性质的一般程序研究碳酸氢钠的性质,并通过实验,收集证据,得出结论;能基于解决产品设计类问题的一般思路对制作馒头进行任务规划;能依据实验证据推断馒头制作的最佳工艺	
科学探究与创新意识	能基于面团调制、面团发酵的影响因素展开实验探究,独立完成实验,收集证据,基于实验事实得出结论,提出自己的见解;能结合馒头制作工艺独立制作糖果色馒头	

项目10 探索食品安全保存的方法——以预防食物霉变为例

学习目标

1. 认识食物发生霉变与存放环境之间的关系,知道食物发霉是有条件的。
2. 学生通过实验建立食物霉变与环境之间的关联,懂得如何保存食物并预防食物发霉。
3. 学生通过"发霉食物能否食用"的辩论,懂得如何寻找证据、进行科学论证、权衡利弊并作出科学决策。

项目导引

食物因保存不当而发生霉变的现象在生活中比较常见,由此引发的食品安全事件也备受世人关注。

【材料分析】

材料1:2020年,王某某及亲属9人在食用酸汤子面后全部中毒死亡。事故的元凶正是发酵面食中含有的米酵菌酸,该毒素是由椰毒假单胞菌所产生,毒性强。目前,米酵菌酸中毒尚无特效救治药物,病死率达50%以上。

材料2:霉变的甘蔗会产生节菱孢菌,它分泌的3-硝基丙酸是一种耐热性强的水溶性毒素。食用霉变的甘蔗,会发生恶心、呕吐、腹泻、腹痛、黑便等消化道症状,以及头疼、头昏、眼黑、复视等神经系统症状。中毒特别严重者可变成植物人,甚至死亡。霉变甘蔗中3-硝基丙酸的中毒剂量一般为12.5 mg/kg体重。对于食用霉变甘蔗中毒,目前尚无特效药可治,仅采用催吐方式治疗。

材料3:在霉变的花生、玉米、米饭等淀粉质食物、发苦的坚果、劣质芝麻油或自榨油、久泡的木耳、未洗净的筷子等都发现了黄曲霉菌及其分泌的黄曲霉毒素的踪迹。黄曲霉毒素是二氢呋喃香豆素的衍生物,属于剧毒物质,其毒性是三氧化二砷(砒霜)的68倍、氰化钾(KCN)的10倍,对肝脏组织的破坏性极强,能够诱发肝癌(致癌剂量1 mg)。

请结合上述信息思考下列问题:

(1)食物保存过程中很容易发生霉变,食用了霉变的食物会引发中毒,给人体健康带来伤害。请问:食物发生霉变与食物保存环境之间有何关联? 解决这类问题的任务类型属于何种类型?

(2)请根据推论预测类问题解决的一般思路对食品霉变与环境条件的关联进行初步的任务规划,并将规划要点填写在下面【方法导引】中相应的空白处。

【方法导引】

推论预测类问题解决的一般思路

建立预测类问题解决的一般思路	第一步:发现问题,明确目标	第二步:提出猜想	第三步:验证猜想	第四步:基于信息分析论证,达成目标
任务规划要点				

食物发生霉变,有的对人体健康有益,称为有益霉变;有的对人体健康有害,称为有害霉变。有害霉变会产生霉菌,如曲霉菌、青霉菌、镰刀菌、麦角菌等,这些霉菌在生长、繁殖的过程中会分泌出一系列具有广泛化学结构的有毒有害次级代谢产物,如黄曲霉毒素、烟曲霉毒素、赫曲霉毒素、玉米赤霉烯酮、呕吐霉素和 T-2 毒素等。一旦摄入发生有害霉变的食物,就会使人体产生不适,出现中毒现象,危及人体健康。因此,保存食物应最大限度地避免霉变的发生。食物发生霉变,与其保存的环境之间有何关联呢?

本项目将通过探寻食物霉变与存放环境的关联,建立食物保存指南,让学生理解食物发霉的原因及其影响因素,懂得如何科学地保存食物。

任务 1　探寻食物霉变与存放环境的关联

日常生活中可食用的瓜、果、蔬菜以及各种粮食,在存放的过程中都会发生霉变,不同的是发生霉变的速度有所不同。有的食物霉变速度较慢,需要比较长的时间才会发霉,如大米;有的食物霉变速度较快,两天不到的时间就发生了霉变,如煮熟的食物等。部分发霉食物如图 10.1 所示。

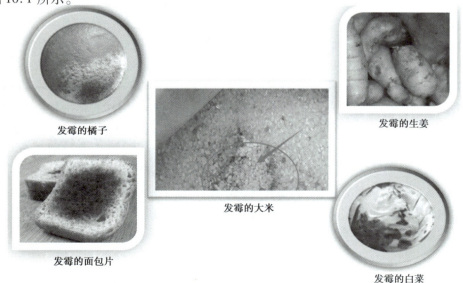

发霉的橘子

发霉的生姜

发霉的大米

发霉的面包片

发霉的白菜

图 10.1　部分发霉食物

食物在存放的过程中,为什么会发生霉变?食物霉变究竟受哪些环境因素影响?食物霉变与存放环境之间究竟存在何种关联?本任务将借助解决联系类问题的一般思路,通过探究食物发霉与存放环境的关系等系列活动,让学生明白环境中的食物为什么会发霉以及掌握如何控制存放条件来防止食物发霉。

活动1 分析霉变食物中有害物质的组成,建立食物霉变原因假设

【动手实验】

取一个刚蒸熟的馒头,均匀切割成大小相同的4块,分别装入编号为 A、B、C、D 的食品包装袋中,然后分别放在餐桌上、窗台上、卫生间、冰箱冷藏室。每隔一天观察馒头表面的变化,并将馒头表面的变化情况记录在表 10.1 中。

表 10.1 观察放置在不同地方的馒头发霉情况

不同地方的馒头	第1天	第2天	第3天	第4天	第5天	第6天
A. 餐桌上的馒头						
B. 窗台上的馒头						
C. 卫生间的馒头						
D. 冰箱冷藏室的馒头						

【动手实验】

冰箱冷藏室中的馒头连续放置6天,未见馒头发霉;而放置在餐桌上、窗台上、卫生间的馒头,放置2天后均产生了不同程度的霉菌,在馒头表面出现色斑。请问:

(1)在馒头表面中出现的霉菌可能是什么?它对食品安全可能会产生什么影响?

(2)结合实验结果进行猜想:馒头发霉可能与哪些因素有关?

馒头发霉后会在表面形成一些颜色异常的斑点。这些斑点,其实是一种称为曲霉的真菌,如图 10.2 所示。曲霉由营养菌丝和气生菌丝两部分组成,营养菌丝分布在馒头内部,主要负责分解馒头中的大分子营养物质,为曲霉的生长提供营养;气生菌丝则分布在馒头外面,使馒头表面呈现出青色、黑色、褐色等特殊的颜色。曲霉产生的毒素会造成人体中毒,特别是产生的黄曲霉毒素具有肝毒性,会对肝脏产生亚急性和慢性损伤。

使食物发霉的原因是多方面的,可能与空气中氧气的含量、环境温度、环境相对湿度、食物的酸碱性以及食物本身的性质有关。

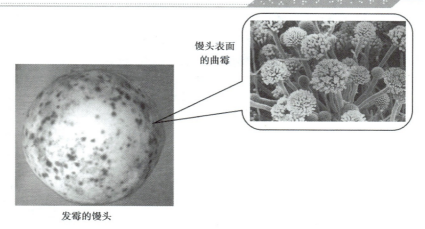

馒头表面
的曲霉

发霉的馒头

图 10.2　发霉的馒头及其表面的曲霉

【资料卡片】

食物长霉

食物表面的霉菌主要有毛霉菌、根霉菌、青霉菌等,无论是哪一类霉菌,其生殖方式均为孢子生殖。孢子是一种粉末状的微小颗粒,在显微镜下可以观察到。由于孢子的体积小、质量小,在风力的作用下很容易随风飘动,散落到空气可以到达的任何地方,一旦遇到其生长、发育、繁殖适宜的环境,散落的孢子就可以发育成成熟的霉菌,这就是通常所说的"长霉"。

活动2　探索存放环境与食品发霉的关系

食物表面的霉菌,与其他微生物一样,生长、繁殖都需要获取营养和适宜的生长环境,如温度、湿度、氧气含量等。

接下来,我们通过实验的方式来探索食品发霉与食品存放环境的关系。

【实验探究】

发现问题:馒头放置在空气中发生了霉变。

提出问题:馒头在空气中发生霉变的可能原因是什么?

提出假设:

假设1:馒头发生霉变可能与环境湿度有关。

假设2:馒头发生霉变可能与环境温度有关。

假设3:馒头发生霉变可能与氧气浓度有关。

假设4:馒头发生霉变可能与感染霉菌有关。

设计方案并实施

(1)取1个馒头,将其切成大小相同的4块,分别编号1、2、3、4。然后在第2~4号馒头上分别滴加10滴、20滴、30滴水,同时将馒头放入塑料袋中。接着将塑料袋放入温度为25

173

℃的便携式恒温箱中。每隔一天观察一次馒头表面的发霉情况。并将观察结果记录在表10.2中。

表 10.2　不同湿度对馒头发生霉变的影响

馒头编号	发霉情况				
	第 1 天	第 2 天	第 3 天	第 4 天	第 5 天
1#（未处理）					
2#（滴 10 滴水）					
3#（滴 20 滴水）					
4#（滴 30 滴水）					

（2）取 1 个馒头，将其切分为大小相同的 4 块，分别编号为 5、6、7、8。5 号馒头放在冰箱冷藏室中，6 号、7 号、8 号馒头分别放在温度为 20 ℃、30 ℃、40 ℃的便携式恒温箱中。每隔一天观察一次馒头发霉表面的情况，并将观察结果记录在表 10.3 中。

表 10.3　不同温度对馒头发生霉变的影响

馒头编号	发霉情况				
	第 1 天	第 2 天	第 3 天	第 4 天	第 5 天
5#（冰箱中）					
6#（20 ℃）					
7#（30 ℃）					
8#（40 ℃）					

（3）取 1 个馒头，将其切分为大小相同的 4 块，分别装入可密封的 4 个塑料袋中，编号依次为 9、10、11、12。然后在 10 号、11 号、12 号号塑料袋中分别注入 10 mL、15 mL、20 mL 氧气。最后将 4 个塑料袋放入 25 ℃的便携式恒温箱中，每隔一天观察一次馒头的表面发霉情况，并将观察结果填写在表 10.4 中。

表 10.4　不同氧气浓度对馒头发生霉变的影响

馒头编号	发霉情况				
	第 1 天	第 2 天	第 3 天	第 4 天	第 5 天
9#（空气）					
10#（空气+10 mL O_2）					
11#（空气+15 mL O_2）					
12#（空气+20 mL O_2）					

（4）取1个馒头，切分成大小相同的两块，编号为13、14。其中13号馒头不作任何处理，14号馒头表面用牙签涂抹一些霉菌。将馒头装入塑料袋后置于25 ℃的便携式恒温箱中，每隔一天观察一次馒头表面的发霉情况，并将观察结果填写在表10.5中。

表10.5 是否感染霉菌对馒头发生霉变的影响

馒头编号	发霉情况				
	第1天	第2天	第3天	第4天	第5天
13#（未感染霉菌）					
14#（感染霉菌）					

问题与讨论：

1. 根据上述实验数据，你能从中得出什么结论？

2. 你认为食物发生霉变可能与哪些因素有关？应该如何保存食物？

食物的发霉，与食物存放环境的温度、湿度、氧气浓度、是否感染霉菌以及食物本身的性质都有一定的关联。

从环境温度与食物霉变的关系来看，在相同的条件下，环境温度越高，食品发生霉变的速度越快；但是温度太低或太高，食物霉变速度都会受到抑制。这与食物表面的霉菌大多属于中温型微生物有着密切的联系。对于绝大多数产毒霉菌而言，其适宜的生长温度一般为4～60 ℃；分泌毒素的最适温度为25～30 ℃，在0 ℃以下或30 ℃以上不能产毒或产毒力减弱。

从环境相对湿度与食物霉变的关系来看，食物霉变速度与环境相对湿度之间呈正相关，湿度越大，食物霉变的速度越快。科学实验研究表明：霉菌在环境相对湿度高于60%时才能生长；相对湿度大于65%时生长速度较快；相对湿度达到80%～95%时，霉菌生长迅速。不同类型的霉菌，其生长的最低相对湿度有所不同，具体情况如表10.6所示。

表10.6 不同类型的霉菌生长所需的最低相对湿度

霉菌	青霉	刺状毛霉	黑曲霉	灰绿曲霉	耐旱真菌	黄曲霉
最低相对湿度	80%～90%	93%	88%	78%	60%	80%

从环境氧气浓度与食物霉变的关系来看，氧气浓度较大时有利于曲霉菌的生长。霉菌属于需氧型微生物，它的生长、繁殖离不开氧气；一旦霉菌离开了氧气，它将停止生长，甚至死亡。

从是否感染霉菌与食物霉变的关系来看，感染了霉菌的食物发生霉变的速度较快。

此外，食物本身的性质也会对食物霉变产生影响。如含糖量高或蛋白质含量较高的食物比较适合黄曲霉菌的生长，有利于黄曲霉菌分泌黄曲霉毒素；食物含有的微量金属元素和较低的食盐含量（1%～3%）都能够促进黄曲霉菌分泌黄曲霉毒素。

综上所述，要防止食物发霉，应将食物密封并置于低温、干燥的环境中保存。

活动3 探索防止食物霉变的最佳工艺

【交流研讨】

霉变食物表面生长的各种霉菌都有其适宜的生长条件,包括温度、湿度、环境 pH、氧气浓度、食盐浓度等。请从抑制霉菌生长的视角分析:要防止食物在保存过程中发生霉变,应如何控制保存条件?

霉菌的生长与食物本身的性质和环境有关。要抑制霉菌生长,就是要将环境条件控制在霉菌适宜生长的范围之外。因此,从环境温度来看,环境温度应当低于 4 ℃;从环境相对湿度看,相对湿度应低于 60%;从氧气浓度来看,应将食物进行密封保存,使其处于无氧环境之中;从食物中含盐量来看,食盐浓度应大于 3%;从环境 pH 值来看,食物的 pH 值应控制在 2.5 以下或 9.0 以上,因为黄曲霉菌的适宜生长 pH 值为 2.0～9.0,其分泌产生黄曲霉毒素的最适 pH 值为 2.5～6.0。

由于影响霉菌生长的各个因素既相对独立又相互影响,因此,食物的保存必须综合考虑各个因素之间相互协同影响的结果。接下来,通过正交实验探索温度、相对湿度、食物 pH 值、食物盐度对食物在密封保存条件下的协同影响。

【交流研讨】

实验目的:探索温度、相对湿度、食物 pH 值、食物盐度对食物在密封保存条件下的协同影响。

实验原料:馒头、饮用水。

实验仪器或实验设备:冰箱、小刀、可密封的食品袋、黄曲霉素检测手电(UV 紫光鉴定灯)、黄曲霉毒素 B_1 检测卡(含检测卡、提取液、专用滴管和取药勺)、胶头滴管。

实验方案及实施:

第一步:设计影响食物在密封条件下发霉的因素与水平表(表 10.7)。

表 10.7 影响食物在密封条件下发霉的因素与水平表

水平	因素			
	A. 温度/℃	B. 相对湿度/%	C. 食物 pH 值	D. 食物中盐的质量分数/%
1	−15～−20	50	6.0	4
2	−5～−10	40	7.0	5
3	0	30	8.0	6

备注:冰箱冷冻室温度为−15～20 ℃;冷藏室温度为−5～10 ℃;保鲜室温度为0 ℃。

第二步:设计影响食物在密封条件下发霉的 $L_9(3^4)$ 正交实验组(表 10.8)。

表 10.8　影响食物发霉的 $L_9(3^4)$ 正交实验组及其结果处理

序号	A	B	C	D	黄曲霉毒素含量	检测卡检测结果
1	1	1	1	1		
2	1	2	2	2		
3	1	3	3	3		
4	2	1	2	3		
5	2	2	3	1		
6	2	3	1	2		
7	3	1	3	2		
8	3	2	1	3		
9	3	3	2	1		
均值 1						
均值 2						
均值 3						
极值 R						

第三步:分小组进行家庭实验。操作步骤为:

(1)将馒头捏成细小的粉末,然后向其表面喷洒一定 pH 值的白醋溶液和食盐溶液,使馒头的湿度、盐度、pH 值达到表 10.8 中指定实验组的要求。

(2)将馒头分成 3 份,分别在冰箱的冷冻室、冷藏室、保鲜室放置 24 h。

(3)从冰箱中取出馒头,用黄曲霉素 B_1 检测卡测定馒头中黄曲霉素 B_1 的含量。显阴性记为"1",显阳性记为"0"。结果记入表 10.8 中。

第 4 步:对实验数据进行处理,并将结果记录在表 10.8 中。

问题与讨论:

1.在温度、相对湿度、食物 pH 值、食物盐度等 4 个影响因素中,对食物发霉影响的主次顺序分别是什么? 判断的理由是什么?

2.防止食物发霉的最佳实验组合是什么? 由此推知,保存食物的最佳条件是什么?

【方法导引】

利用黄曲霉毒素 B_1 检测卡检测食物中的黄曲霉毒素 B_1

利用黄曲霉毒素 B_1 检测卡检测样品的操作分为制备样品待检液和使用检测卡进行检测两个基本环节。制备样品待检液的基本操作是向盛有提取液的塑料管中加入固体样品粉末 1 瓶盖(或液体样品 5 滴),然后盖紧瓶盖,上下剧烈振荡 1 min,竖起静置,即可得到待检液,如图 10.3 所示。在使用检测卡进行检测时,取待检液 3 滴(约 60 μL)于检测卡的加样孔(S 孔)中,8 min 后观察检测结果,如图 10.4 所示,即可判断样品中黄曲霉素 B_1 是否超标

（即呈阳性）。结果判断方法如下：C 带和 T 带均显红色，C 带和 T 带颜色相同或 C 带颜色比 T 带深，则说明检测结果呈阴性；C 带呈红色、T 带无色，说明检测结果呈阳性；C 带不显色，T 带显红色或无色，说明检测结果无效，需更换试纸重新检测，如图 10.5 所示。

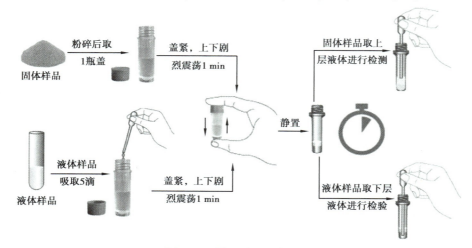

图 10.3　样品液的制备流程

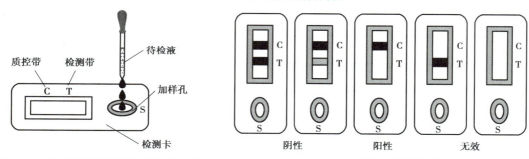

图 10.4　向检测卡的加样孔中加待检液　　　　图 10.5　检测结果判断方法

实验事实表明，将食物在冰箱中保存 24 h，食物是安全的，用黄曲霉素 B$_1$ 检测卡检测显阴性。也就是说，隔夜饭、菜保存在冰箱中是可以食用的，不会发生中毒事故。

任务 2　辩一辩：发霉的食物还能食用吗？

食物在保存的过程中，因保存方式不当，就会或多或少地发生霉变。不同的食物，相同的条件，发生霉变的程度可能不同，霉变食物中含有的毒素也有可能不同。

对于发霉的食物能不能食用？有的人认为可以食用，也有的人认为不能食用，还有的人则持中立态度。

活动1　认识霉变食物中有害成分的性质

【交流研讨】

　　食物在保存过程中可能会发生霉变,产生有害物质。不同食物发生霉变时感染的霉菌可能不同,不同类型的霉菌所分泌的毒素也会有所不同。发霉食物中含有的毒素主要是黄曲霉毒素。其中,淀粉质食物还可能感染椰毒假单胞菌,并含有其分泌的米酵菌酸毒素;霉变的甘蔗中含有3-硝基丙酸等。请结合霉变食物中所含毒素的结构,预测毒素的理化性质。

【资料卡片】

　　部分发霉物质中所含毒素的结构简式如图10.6所示。

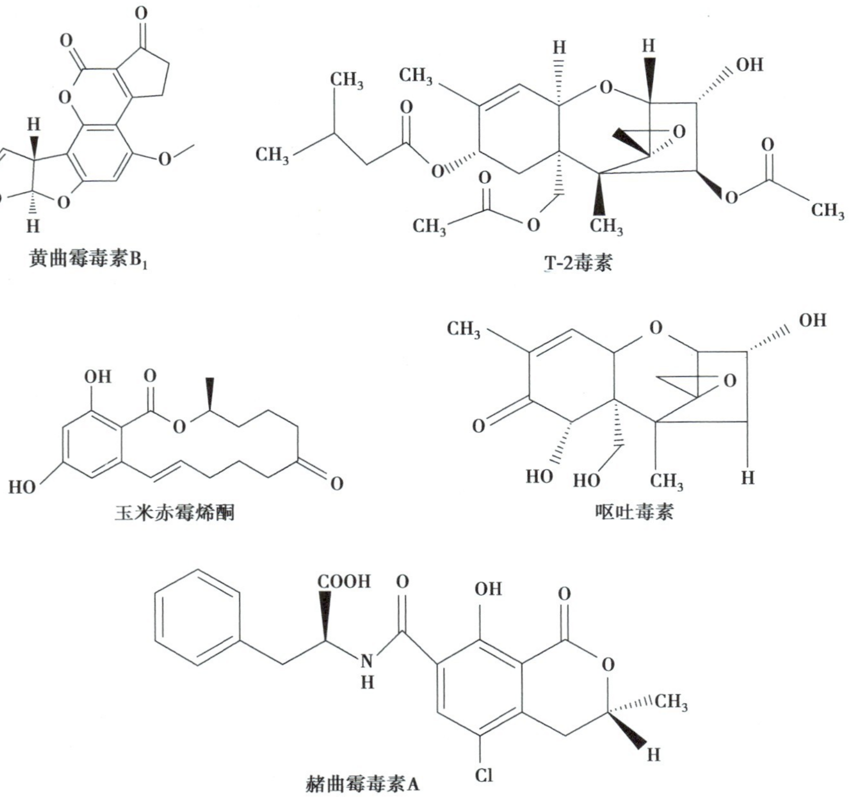

黄曲霉毒素B₁

T-2毒素

玉米赤霉烯酮

呕吐毒素

赭曲霉毒素A

图10.6　部分发霉物质中所含毒素的结构简式

　　从黄曲霉毒素 B_1 、赭曲霉毒素 A 、呕吐毒素、T-2 毒素等物质的结构来看,霉变食物中含有的毒素一般难溶于水、乙醚、石油醚,易溶于甲醇、氯仿、丙酮、苯等有机溶剂。虽然它们的结构中均含有羟基,可以与水形成氢键,但毒素的相对分子质量较大,分子体积较大,其在水中的溶解性也非常有限。

　　毒素所含的主要官能团有酯基、羰基、醚键或硝基等,这些官能团在中性条件下都能够稳定存在,其中酯基在强碱性条件下易水解;醚键在中性和碱性条件下稳定,而在酸性条件下不稳定。根据毒素含有的官能团,可以推知黄曲霉素 B_1 对热稳定,不易分解,在中性和酸性条件下能够稳定存在,但在强碱性条件(如 pH=9.0~10.0)下可迅速水解;黄曲霉素 B_1 的结构中含有碳碳双键,能够被强氧化剂[如 $KMnO_4(H^+)$ 溶液、次氯酸钠溶液等]氧化。同理,也可以推测出赭曲霉毒素 A 具有下列性质:

(1)微溶于水。分子中的羧基和酚羟基可与水形成一定数目的氢键,但分子的体积较大,形成氢键的数量有限,故微溶于水。

(2)因分子中含有酚羟基,能够与碱性物质反应;能够被氧化剂氧化。

(3)在中性或酸性条件下,有较大的稳定性。分子结构中含有的酯基和肽键,可以在强碱或生物酶的作用下水解。

由此可见,要从化学的角度去除发霉食品中含有的毒素,需要在高温、强碱性环境或生物霉的作用下进行。现以发霉土豆为例,探讨去除发霉食物中毒素的方法。

活动2 探讨霉变食物中毒素去除的方法——以发霉土豆为例

【动手实验】

实验1:切取发霉土豆的霉变部分,将其切成大小相同的小片,分别放在20 ℃、40 ℃、60 ℃、80 ℃、100 ℃的水中浸泡10 min。测定浸泡前后霉变土豆中黄曲霉毒素 B_1 的含量。

实验2:将切割好的霉变土豆进行油炸。油炸时先向锅中加入植物油,待植物油烧热后再加入一定量的食盐,待油烧开后再放入霉变的土豆进行油炸。待土豆炸熟后取出,冷却至室温,再测定油炸土豆中黄曲霉毒素 B_1 的含量。并与油炸前土豆中黄曲霉毒素 B_1 的含量进行对比。

实验3:将切好的霉变土豆用叶绿素进行浸泡,30 min 后测定浸泡后的土豆中所含黄曲霉素 B_1 的含量。

问题与讨论:

1.用水漂洗的方式能够有效去除霉变食物中的毒素吗? 为什么?

2.油炸发霉食品,在烧热的油中加入食盐后再油炸,可以去除霉变食物中的毒素吗? 为什么?

3.利用叶绿素去除霉变食物中的毒素,方法可行吗? 为什么?

4.根据上述3个实验的结果,你能从中得出什么结论?

【方法导引】

食物中黄曲霉毒素的提取方法

称取 5 g 经高速粉碎机粉碎的粒径为 2 mm 的样品,按固液比为 1:10 加入86% 乙腈溶剂,采用超声提取 10 min,用普通滤纸进行过滤,收集滤液至 250 mL 玻璃锥形瓶中;移取 5 mL 滤液至 50 mL 容量瓶中,用磷酸盐缓冲溶液(PBS)定容;将稀释液用玻璃纤维滤纸过滤至三角瓶中。

黄曲霉毒素是淀粉含量较高、木质物品等发霉时所产生的一种比较常见的有毒的潜在致癌物。黄曲霉毒素耐热性强,一般的高温加热,很难使黄曲霉毒素分解消除。研究事实表明,要使黄曲霉毒素发生分解,温度至少要达到280 ℃。

研究还发现,对发霉食物进行油炸之前,在热油中先加入一定量的食盐,待油烧开后再加入发霉食物进行煎炒,可以大幅度消除发霉食物中的黄曲霉毒素;将发霉食物用叶绿素浸泡处理后,也可以消除黄曲霉毒素,富含叶绿素的食物如表10.9所示。

表 10.9　富含叶绿素的食物

西红柿	胡萝卜	菠菜	玉米	南瓜	橄榄
花椰菜	山药	黑木耳	赤小豆	海带	黑芝麻
红薯	柑橘	红枣	猕猴桃	芒果	葡萄

活动3　辩论:霉变食物能否食用?

霉变食物能否食用,首先要弄清楚该议题所涉及的生化知识和生化问题,然后在此基础上寻找相关证据进行论证,权衡利弊,才能得出科学的结论。

接下来,首先探讨"霉变食物能否食用"这一议题所涉及的生化问题,并寻找相关证据。

【交流研讨】

1.“霉变食物能否食用”这一议题涉及的生化知识有哪些? 涉及的化学知识与化学反应有哪些? 认识这些化学知识或化学反应的基本思路是什么?

2.从经济学、营养学、毒理学以及食品安全等视角分析“霉变食品能否食用”的利弊。请利用互联网、图书馆或资料室查阅相关内容,或通过问卷调查、走访营养学专家、毒理学专家和食品安全管理部门的业内人士,了解食用霉变食品的利弊。并将相关的观点填写在表10.10中。

表 10.10　食用霉变食物的利与弊

视角	利	弊
经济学		
营养学		
毒理学		
食品安全		
其他		

“霉变食品能否食用”的问题也是食品安全中争议比较大的问题。从不同的角度看待这一问题,会得出不同的观点。要正确认识霉变食品能否食用需要从多个角度进行综合分析。从经济学的角度来看,直接将部分发霉的食物全部扔掉,会造成食物的浪费;从毒理学的角度来看,摄入有毒有害物质,可能会引起人体食物中毒,给人体健康带来不可估量的损害;从

食品安全的角度来看,食用霉变食物不安全等。这些都是食用霉变食物的弊端。但是也有人认为,可去掉霉变部分,食用未霉变部分,不仅不会浪费食材,还可以为人体提供所需的营养物质。可见食用霉变食物有利有弊。

对于食用霉变食物的利弊问题,需要从生化知识、营养学、毒理学、经济学、食品安全等角度出发分析其利弊。并根据寻找的证据来进行论证,才能获得正确的观点。

【交流研讨】

1.以"霉变食物能否食用"为题展开论证,在小组内进行交流评价,并完善科学论证过程,最后形成一篇科技论文。

2.下面是小组讨论时,部分同学针对"霉变食物能否食用"进行论证时形成的一些观点。这些观点分别佐证或反驳了"食用霉变食物"是利还是弊。

同学甲:发霉的食物可以食用。

同学乙:食物分为硬食物和软食物,硬食物可去掉霉变部分,吃剩下的部分;软食物发生霉变时应全部扔掉。

同学丙:食物发生霉变后,肉眼未观察到霉变的部分,在显微镜下也能观察到霉菌的存在。

同学乙:由于霉菌是孢子生殖,它会跳跃,成群的孢子会到处飞舞,到达任何地方。

同学甲:霉变食物中的毒素可以利用叶绿素浸泡处理,达到消除毒素的目的。

……

【方法导引】

科学论证过程的水平划分

水平及要求	示例
水平1:只有观点,没有相应的佐证材料	观点:食用霉变食物对人体有害
水平2:有观点有佐证材料,但没有由材料到观点的推理过程或推理不合理,佐证材料不充分	观点:食用霉变食物对人体有害 材料:霉变食物中含有的毒素能够损害人体的肝脏,危害人体健康
水平3:有观点和充分的佐证材料,以及科学的推理过程	观点:食用霉变食物对人体有害 材料:食物发霉是食物表面感染了霉菌,霉菌能够分泌毒素。霉菌能够到处飞舞,到达任何地方,让所有的食物感染霉菌。霉变食物中含有的毒素能够损害人体的肝脏,危害人体健康 推理过程:食物发霉是感染了霉菌→霉菌能够到处飞舞,到达任何地方→霉菌能够分泌毒素→霉变食物中含有的毒素能够损害人体的肝脏,危害人体健康→发霉的食物不能食用

续表

水平及要求	示例
水平4:有观点和充分的佐证材料,以及科学的推理过程,还有反驳观点的佐证材料和推理	观点:食用霉变食物对人体有害 材料:食物发霉是食物表面感染了霉菌,霉菌能够分泌毒素。霉菌能够到处飞舞,到达任何地方,让所有的食物感染霉菌。霉变食物中含有的毒素能够损害人体的肝脏,危害人体健康 推理过程:食物发霉是感染了霉菌→霉菌能够到处飞舞,到达任何地方→霉菌能够分泌毒素→霉变食物中含有的毒素能够损害人体的肝脏,危害人体健康→发霉的食物不能食用 反驳及其证据:食物感染霉菌后所分泌的毒素,可通过在热油中加盐再炸的方式去除;利用叶绿素处理霉变食物,能够有效消除毒素 进一步推理:利用叶绿素处理霉变食物,能够有效去除毒素。霉变食物中的有害物质能够消除,消除毒素的霉变食物可以食用

通过对"霉变食物能否食用"进行充分的论证和推理之后,就可以分清主流观点和支流观点。接下来,就可以在推理论证的基础上进行权衡,最终作出决策。

【交流研讨】

1.下面是某研究小组关于"霉变食物能否食用"的相关讨论(图10.7),阅读和思考你能从中得到的启示。

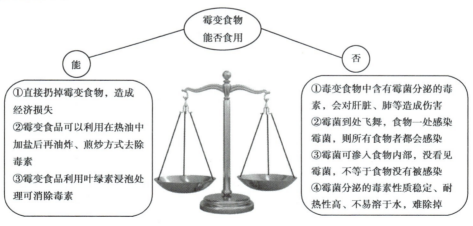

图10.7　权衡利弊

同学甲:霉变食物能食用的有3条观点,不能食用的有4条观点。不能食用的观点条目大于能够食用的观点条目,则说明霉变食物不能食用。

同学乙:对人体健康有危害这一条就够了,直接判断霉变食物不能食用。

同学丙:虽然霉变食物有危害,如果产生这种危害的毒素能够通过常规方法消除,这样霉变食物也是可以食用的。

同学丁:霉变食物既有可以食用的证据和观点,也有不能食用的证据和观点,真不好决断能不能食用。

同学戊:应该从大局出发,长远考虑。发霉食物中的毒素可以利用叶绿素来消除,这对消除霉变产生的毒素具有积极意义。但这种消除毒素的方法在生活中并未得到普及,不属于主流。摄入霉变食物,食物中含有的毒素会对人体健康产生负面影响,这是主流。霉变食物能否食用,应抓住主流进行决断,才能得出正确的结论。

……

2.根据小组汇报展示的评价内容和小组活动的过程及结果,小组成员研讨后汇报展示的内容和形式。

【方法导引】

小组评价因素和等级

评价因素	评价等级			
	A	B	C	D
知识的应用	不仅能充分运用生化知识和认识有机物性质的视角进行阐述、分析,还能应用相关的新知识	能充分、科学、合理地应用生化知识和认识有机物性质的视角进行阐述分析	能比较充分、科学地应用生化知识和认识有机物性质的视角进行阐述分析	应用生化知识进行阐述分析时不够全面或出现错误
科学论证	有针对议题的明确的观点,证据充分,论证推理过程合理,考虑了反驳及其证据	有针对议题的明确观点,证据充分,论证推理过程合理	有针对议题的明确观点,证据比较充分,论证推理过程有瑕疵但基本合理	有针对议题的明确观点,证据基本充分,但缺少论证推理过程
科学态度和社会责任	基于实际,从食品安全的视角综合分析社会议题	基于实际,从营养学、毒素学、经济学等视角具体分析社会性科学议题	能分析食品安全议题可能给食物安全、人类健康等带来的双重影响,但不够充分、具体	只关注营养对个体的影响,忽视或缺乏食品安全对人类健康的影响

对食品安全议题的权衡必须从不同层面进行分析,厘清问题解决的主流与支流,然后结合必要的证据推理进行分析、归纳,才能得出科学的结论。否则,得出的结论是片面的、经不起检验的。

学习评价

【成果交流】

制作一份食物保存指南。

【评价活动】

1.项目通过设置【动手实验】【交流研讨】【实验探究】【走访调查】【展示交流】【总结归

纳】等栏目设置,诊断学生信息检索与整理归纳能力、知识获取与问题解决能力。

2.项目通过设置【方法引导】,一方面引导学生按照解决问题的一般思路展开项目学习,并诊断学生对项目进行任务规划的能力。另一方面,在辩论过程中设置【方法导引】便于学生诊断自己进行科学论证时所达到的论证水平。

3.项目通过设置【资料卡片】【拓宽视野】,诊断学生获取信息并利用信息解决问题的能力。

【自我评价】

通过建立食物霉变和存放环境的关联、辩论"霉变食物能否食用"两大项目任务,重点发展学生证据推理与模型认知、科学探究与创新意识、科学态度与社会责任等核心素养。请依据表10.11检查对本项目的学习情况。

表 10.11　关于发展学生证据推理与模型认知、科学探究与创新意识、科学态度与社会责任的评价要点

发展的核心素养		学业要求
证据推理与模型认知	能基于解决推论预测类问题的一般思路对建立食物霉变与存放环境的关联进行任务规划,并通过实验收集证据,得出结论;能基于影响食物霉变的因素,探索不同因素协同作用对食物霉变的影响,寻找实验证据,筛选影响食物霉变的主次顺序,并确定食物保存的最佳工艺	1.能基于解决推论预测类问题的一般思路对建立食物霉变与存放环境的关联进行任务规划 2.能基于实验理解外界条件对食物霉变的影响规律,并建立食物霉变与存放环境间的关联 3.能基于探索不同因素协同作用对食物霉变的影响,找到影响食物发霉的关键因素,并以此确定食物保存的最佳条件 4.基于霉变食物能否食用的辩论,学会寻找证据、进行科学论证、权衡利弊并进行科学决策
科学探究与创新意识	能按照"发现问题、提出假设、验证假设、得出结论"的思路探寻食物霉变与存放环境之间的关联,并通过实验寻找证据,分析关键证据,得出结论	
科学态度与社会责任	能基于物质转化关系,分析、探讨食物霉变对人体健康的影响,并能从多个视角评估霉变食物能否食用	

项目11　用牛奶制备酸奶

学习目标

1. 学生通过利用牛奶制备酸奶过程的任务规划和问题解决,掌握解决物质制备类问题和产品设计类问题的一般思路;培养学生分析解决实际生活问题的能力和科学思维的习惯,发展学生科学思维的核心素养。

2. 学生通过优化酸奶的发酵工艺,寻找最佳酸奶发酵条件的实验探究活动的开展;培养学生科学探究、观察发现问题的能力,发展学生的科学探究的核心素养。

3. 学生通过自制酸奶和利用最佳工艺条件自制酸奶活动的开展,培养实验动手、设计和实施方案的能力,发展学生科学探究、理性思维的核心素养。

项目导引

酸奶是一种既能提供牛乳全部营养又含有大量活性物质的发酵产品。牛乳在微生物的发酵作用下,发生了化学、物理、微生物、感官、营养和生物学上的变化[1]。酸奶不仅保存了牛乳中所有的营养成分,而且还因为发酵作用,使其中的营养素更容易被人体消化吸收,是仅次于母乳的最优质的营养食品。发酵后,牛乳中的蛋白质被乳酸菌部分消化成极易被人体消化吸收的物质[2]。

【交流研讨】

1. 请借助互联网查阅酸奶和鲜牛奶(简称"鲜奶")的相关知识,并列表比较酸奶和鲜奶的异同,然后在小组内进行交流。

2. 人们为什么要把鲜奶制成酸奶? 说明理由。

酸奶是以鲜奶为原料经发酵制成的一种奶制品。酸奶和鲜奶相比,具有以下特点:

(1)酸奶比鲜奶的营养价值更高。酸奶不仅保留了鲜奶中的全部营养成分,而且在乳酸菌发酵过程中产生了多种维生素,如维生素 B_1、维生素 B_2、维生素 B_6、维生素 B_{12} 等;酸奶中的钙的浓度也比鲜奶高。

(2)酸奶比鲜奶更容易被人体吸收。鲜奶在发酵过程中,含有的不易被人体消化吸收的

---

[1]　JACOB M,NÖBEL S,JAROS D,et al. Physical properties of acid milk gels:Acidification rate significantly interacts with cross—linking and heat treatment of milk[J]. Food Hydrocolloids,2011,25(5):928-934.

[2]　梅林,余小慰,汪小娇,等.酸凝乳稳定性的研究[J].乳业科学与技术,2006,29(3):110-111.

乳糖在乳酸酶、乳酸菌的作用下转化为了易被吸收的乳酸,而生成的乳酸还有助于人体对钙、磷等元素的吸收;鲜奶中20%的蛋白质被水解成小分子的短链肽和氨基酸;牛奶中的脂肪被转化为甘油和脂肪酸,使酸奶中脂肪酸的含量比鲜奶增加了2倍左右。这些变化都有助于奶制品中营养物质的消化和吸收。

(3)酸奶具有保健功能。酸奶除保留了鲜奶中的全部营养物质外,还含有乳酸菌,从而使酸奶具有保健作用,具体表现为:a.乳酸菌能够维持人体肠道中的菌群平衡,抑制有害菌侵入;b.乳酸菌通过生长、繁殖代谢产生大量的短链脂肪酸,能够促进肠胃蠕动及乳酸菌菌体生长,改变渗透压,有利于防止便秘;c.酸奶中存在的各种酶有助于营养的消化、吸收;d.酸奶能够抑制腐生菌的生长、繁殖、产生毒素,保护肝脏和大脑,防止衰老;e.酸奶能够抑制腐生菌及其他有害菌产生致癌因子,防止癌症。

(4)酸奶是一种长寿饮品。酸奶中含有一种生长活性因子,能够增强人体免疫机能,有利于身体健康、抗癌、抗衰老;酸奶还可以增强人体免疫功能,降低血清中胆固醇水平,促进肠道运动,预防便秘和直肠癌。

(5)酸奶比鲜奶更容易保存。鉴于酸奶的这些特点,酸奶逐渐走入人们的视野,并成为当前乳制品销售市场上的一种重要饮品。

该如何生产、制作酸奶呢?本项目将循着科学家研究问题的足迹,通过揭秘酸奶风味形成原理、优化酸奶风味、动手制作酸奶和设计酸奶生产加工等任务驱动,让学生感受酸奶的制作过程,掌握物质制备的一般方法和思路,从而培养学生的问题解决能力和实践能力。

【交流研讨】

1.如果你是一名酸奶生产的技术员,在生产酸奶之前,你将面临的主要问题是什么?解决这类问题的任务属于何种类型?

2.请根据解决物质制备类问题的一般思路,对利用牛奶制备酸奶的过程进行任务规划,并将规划要点记录在下面的【方法导引】中。

【方法导引】

解决物质制备类问题的一般思路

解决物质制备类问题的一般思路	第一步:明确制备原理	第二步:选择合理的原料和生产路径	第三步:优化生产环节	第四步:达成目标
任务规划要点				

厘清酸奶的制备原理、优化酸奶的生产环节并获得最佳品质的酸奶是制作酸奶前必须解决的问题。接下来,我们将围绕制作酸奶展开具体的产品设计。

任务1　揭秘酸奶风味形成的原理

当科学家在进行产品设计时,如果不清楚产品的设计过程时,往往先寻找产品的生产原理,然后再进行产品设计。因此,要制备酸奶,首先得弄清楚酸奶的生产原理。

【交流研讨】

请查阅相关书籍,了解酸奶的生产原理,并绘制思维导图。在小组内进行交流,完善酸奶的生产原理。

酸奶的制作过程是将原料乳中的乳糖、脂肪、蛋白质等营养成分在乳酸菌的繁殖、生长、代谢作用下发生生物化学反应,产生相应特殊有益物质的过程。该过程中乳糖、脂肪、蛋白质的转化过程如图 11.1 所示。

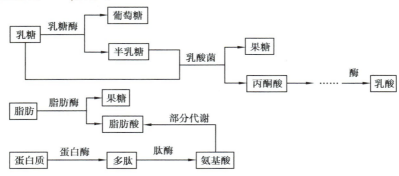

图 11.1　鲜奶发酵过程中涉及的部分生物化学反应机理

注:转化中涉及的各种酶来自接种乳酸菌

此外,酸奶在发酵过程中还会产生二氧化碳、丁二酮、醋酸、乙醛等物质。

【交流研讨】

酸奶中的风味有哪些类型? 主要来自什么物质?

酸奶中的风味物质普遍认为来自鲜奶发酵过程中乳酸菌的代谢作用,主要来自乳酸菌代谢产生的代谢产物——乳酸、丙酮酸、草酸和琥珀酸;也有的来自蛋白质水解产生的氨基酸和进一步代谢所产生的脂肪酸,如乙酸、丙酸、丁酸等;还有的来自酸奶中含有的醇类(如乙醇)、酯类(如丁酸乙酯、己酸乙酯等)、羰基化合物(如乙醛、双乙酰、乙偶姻、丙酮等)。

研究事实表明:酸奶中乙酸、丁二酮是酸奶风味形成的重要来源物质。这些物质与乳酸、脂肪酸、氨基酸等物质共同构成了酸奶的风味物质。

任务 2　优化酸奶的发酵工艺

酸奶的制作过程一般包括高温杀菌、接种、密封、发酵等环节,其中接种、发酵过程是酸奶发酵成功的两个关键环节。接下来,请同学们亲自动手制作酸奶,并品尝自己制作的酸奶的口感。

【动手实验】

利用鲜奶制备酸奶并品尝酸奶的味道。

酸奶的制作过程如图11.2所示。

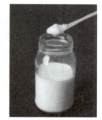

①在洁净的玻璃瓶中加入
250 g牛奶和25 g糖

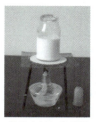

②将牛奶加热煮沸

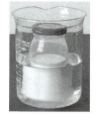

③将降温至42 ℃

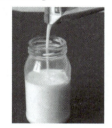

④将50 mL酸奶倒入牛奶中

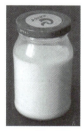

⑤密封瓶口，放到30 ℃左右的
地方发酵约8 h，即可食用

图11.2　酸奶的制作过程

【交流研讨】

1. 对自己制作的酸奶进行品质评价。并与其他同学制作的酸奶进行比较,谁制作的酸奶品质最好?

2. 与市场上销售的酸奶相比,自制的酸奶存在哪些缺陷? 请设计方案加以解决。

自制的酸奶虽然具有一些酸奶的味道,但还存在一些不足,具体表现如下:

(1)酸奶不酸或过酸,即酸奶的酸度不够或过低;

(2)酸奶的乳清分离,出现凝块;

(3)酸奶呈稀粥状;

(4)产生气体等。

【交流研讨】

1. 如果你是一名奶制品生产技术人员,你认为应如何解决在酸奶制作过程中存在的问题? 解决这类问题的任务类型是什么?

2. 请根据解决麻烦类问题解决的一般思路对酸奶的制作过程进行任务规划,将任务规划要点填在下面的方法导引中。

【方法导引】

解决麻烦类问题的一般思路

解决麻烦类问题的一般思路	第一步:定义麻烦	第二步:寻找形成原因或影响因素	第三步:达成目标
任务规划要点			

要解决酸奶自制过程中出现的问题,需要找到出现问题的原因或影响因素,并找到问题解决的措施或途径。这就是制备酸奶前需要解决的麻烦。

【交流研讨】

请借助互联网查询酸奶自制过程出现的问题及原因、影响因素,然后回答下列问题:

1. 自制酸奶品质较差的原因是什么?
2. 影响自制酸奶品质的主要因素有哪些?

自制酸奶品质不佳与乳酸菌接种量、发酵温度、发酵时间等有着密切的联系。具体原因如下:

①鲜奶杀菌不彻底,造成杂菌生长。

(2)乳酸菌接种量不当引起。乳酸菌接种量的多少,会直接影响酸奶的酸度和 pH 值、酸奶的组织状态以及口感。研究表明[1]:

①鲜奶的发酵速度与发酵菌种添加量呈正相关。乳酸菌接种量越多,鲜奶的发酵速度越快,鲜奶中的乳糖在乳糖酶、乳酸菌的作用下产生乳酸的速度越快,产生的乳酸量越多,从而导致酸奶的酸度(或 pH 值)过高,酸奶过酸;如果乳酸接种量太少,鲜奶发酵的速度太慢,鲜奶中产生乳酸的速度也会太慢,这将导致鲜奶发酵迟缓、鲜奶发酵时间延长、酸奶的酸度和 pH 值达不到要求,最终结果是酸奶不酸。

②酸奶中风味物质乙醛等的产生与 pH 值有密切关系。当鲜奶发酵后,pH 值降至 5 时,酸奶中就会产生乙醛等风味物质;pH 值降至 4.4 ~ 4.3,风味物质产生的速度最快;pH 值降至 4.0 及以下时,风味物质就不会产生。可见,乳酸菌接种量过多,产生乳酸的速度快,pH 值降低快,会使风味物质过早产生;反之,乳酸菌接种量过少,产生乳酸速度太慢,pH 值降低慢,产生风味物质的时间过长,甚至还会出现产生风味物质的过程中断。

③乳酸菌接种量会影响酸奶的组织状态。酸奶中凝块组织结构由蛋白质的直径大小确定,而蛋白质的颗粒直径又受酸奶的 pH 值影响。酸奶中 pH 值下降越缓慢,蛋白质颗粒越小,酸奶组织越均匀,口感越细滑。如果 pH 值下降太快,蛋白质颗粒就会增大,使蛋白质水合作用不足,酸奶凝块硬度下降,造成酸奶乳清析出(即酸奶乳清分离、出现凝块)。总而言

---

[1]　刘凝. 酸奶生产关键工艺技术研究[D].咸阳:西北农林科技大学,2016.

之,酸奶过酸或不酸、乳清分离、风味不足都与乳酸菌接种量的多少有着密切的联系。

(3)发酵温度和发酵时间控制不当。乳酸菌的生长繁殖还会受发酵温度与发酵时间的影响。采用保加利亚乳杆菌和嗜热链球菌的混合菌种进行发酵时,需要充分考虑两种乳酸菌各自的最适生长温度和最适 pH 值(保加利亚乳杆菌:最适 pH 值为 7.0~7.2,在 pH 值为 3.0~4.5 时也能生长;嗜热链球菌:最适 pH 值为 6.8 时在酸性环境也能生长)。没有适宜的温度和 pH 值,都会造成乳酸菌生成繁殖缓慢,造成酸奶发酵滞后,酸奶不酸或口感较差;产生乳酸过快的乳酸菌在成熟后产能过快则会造成酸奶过酸,也会影响酸奶的质量。

综上所述,乳酸菌接种量、发酵温度、发酵时间等因素对酸奶的品质具有重要影响。

【交流研讨】
要解决自制酸奶品质较差的问题,应从哪些方面着手解决? 阐述你的理由。

通过对酸奶品质不良的形成原因及影响因素的分析可知,要获得优质酸奶,可以从影响因素着手采取必要的发酵措施。一是控制鲜奶发酵时乳酸菌的接种量;二是控制好发酵温度及发酵时间。发酵温度需要综合考虑保加利亚乳杆菌和嗜热链球菌两者的最适生长温度(前者 42~45 ℃,后者 40~44 ℃),可将温度控制在 37~42 ℃。三是从酸奶稳定性的角度考虑,在鲜奶发酵时添加稳定剂,以增强酸奶的稳定性。此外,考虑到乳酸菌生长的需要,还应在鲜奶发酵时加入少量的糖类物质。

厘清酸奶发酵时需要采取的措施之后,接下来将对各项措施进行实验优化,从而获得最佳的发酵工艺条件。

【资料卡片】
酸奶中酸度、黏度和 pH 值的测定方法
酸度测定:采用 0.1 mol/L NaOH 标准液对酸奶样品进行滴定。滴定时采用酚酞作指示剂。以吉尔涅度 T 表示滴定值,指每 100 mL 检测样品所消耗的 NaOH 标准液毫升数值。
黏度测定:在 20 ℃下采用黏度计直接对酸奶样品进行测定。
pH 值测定:用酸度计直接对酸奶样品进行测定。

活动1　通过优化菌种添加量,改善酸奶的酸度与品质

【实验探究】
菌种添加量与酸奶酸度的关系
在 4 个 100 mL PET 塑料瓶(食品级)中分别加入经煮沸、冷却至 40 ℃左右的鲜奶 50 mL,再加入保加利亚乳杆菌与嗜热链球菌的复合菌种(1:1),添加量分别为 1%、2%、3%、4%,摇匀后置于温度为 35 ℃的恒温装置中发酵,每隔 1 h 测定酸奶的酸度一次。连续测定

5次。

问题与讨论：

1.请绘制酸奶酸度随乳酸菌菌种添加量变化曲线,然后根据曲线分析菌种添加量与酸奶的酸度之间的关系,并阐明理由。

2.鲜奶发酵时乳酸菌菌种的最佳添加量是多少？谈谈你的判断依据。

菌种添加量与酸奶发酵时酸度的变化呈正相关。发酵时间相同时,菌种添加量越大,酸奶的酸度越高;菌种添加量相同时,发酵时间越长,酸奶的酸度越大,如图11.3所示。

根据图11.3可以看出:菌种添加量在1%和2%时,鲜奶发酵缓慢,发酵产生乳酸速度慢,酸奶酸度偏低,影响酸奶品质;菌种添加量为4%时,鲜奶发酵快,产生乳酸速度快,酸奶的酸度偏高。综合权衡,3%的菌种添加量比较适中,符合酸奶发酵要求。

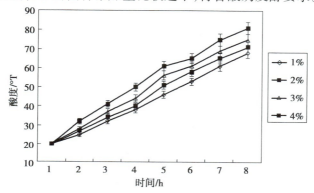

图11.3　不同比例菌种添加量在35 ℃下酸奶的酸度

活动2　探究蔗糖添加量对酸奶品质的影响

【实验探究】

探究蔗糖添加量对酸奶品质的影响

在6个100 mL PET塑料瓶(食品级)中分别加入50 mL鲜奶,然后分别加入5%、6%、7%、8%、9%、10%的蔗糖,混合均匀后进行煮沸。冷却至40 ℃左右再分别加入3%的保加利亚乳杆菌与嗜热链球菌的复合菌种(1:1),摇匀后置于温度为35 ℃的恒温装置中发酵,8 h后对制得的酸奶进行感官评价。

问题与讨论：

1.请绘制蔗糖添加量对酸奶感官评分的影响曲线,然后根据曲线分析蔗糖添加量与酸奶感官品质评分之间的关系,并阐明理由。

2.鲜奶发酵时蔗糖的最佳添加量是多少？

蔗糖添加量对酸奶的感官品质有影响。在实验条件下,酸奶的感官评分随蔗糖添加量的增加呈现先增大后减小的变化趋势。在蔗糖添加量为8%时,酸奶的感官评分最高,如图11.4所示。此时,所得的酸奶口感光滑细腻,酸甜适中,组织状态良好,无乳清析出。

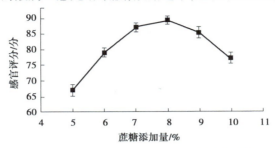

图11.4　不同蔗糖添加量对酸奶的感官评分

活动3　提高酸奶的稳定性

在酸奶中添加稳定剂,能够改善酸奶的组织形态和物理结构,增加酸奶的黏度和口感[1]。这与添加的稳定剂属于亲水性胶体有关。在酸奶中添加稳定剂,能够提高酸奶中蛋白质的水合能力,使蛋白质通过氢键作用形成网状结构,从而增加蛋白质的黏度和保水性,这有利于提升酸奶的凝块强度、黏度等。稳定剂的添加量究竟与酸奶黏度、酸度之间有何关系?下面通过实验的手段来予以论证。

【实验探究】

稳定剂添加量与酸奶黏度的关系

在6个100 mL PET塑料瓶(食品级)中分别加入50 mL鲜奶和8%的蔗糖添加量,混匀后煮沸、冷却至40 ℃左右。再分别加入3%的保加利亚乳杆菌与嗜热链球菌的复合菌种(1∶1)。接着在6个PET塑料瓶中添加稳定剂明胶,添加量分别为0.1%、0.2%、0.3%、0.4%、0.5%、0.6%,摇匀后置于温度为35 ℃的恒温装置中发酵,每隔1 h测定一次酸奶的黏度。连续测定5次。

问题与讨论:

1.请绘制酸奶酸度、黏度随稳定剂明胶添加量的变化曲线,然后根据曲线分析稳定剂明胶添加量与酸奶的酸度、黏度之间的关系,并阐明理由。

2.鲜奶发酵时应如何选择稳定剂明胶的添加量?

稳定剂的添加量与酸奶的酸度之间没有线性关系,而与酸奶的黏度之间存在较好的线性关系,且呈正相关,如图11.5所示。明胶添加量的多少,应根据消费者对黏度的需求来确定。

[1]　刘凝. 酸奶生产关键工艺技术研究[D]. 咸阳:西北农林科技大学,2016.

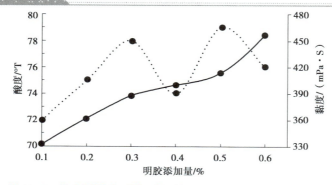

图 11.5　稳定剂明胶不同比例添加量对酸奶酸度、黏度的影响

根据图 11.5 呈现的黏度变化情况,可将稳定剂的添加量控制在 0.1% ~ 0.3%,在这个添加比例下,酸奶的黏度比较适中。

活动 4　探究发酵温度及时间对酸奶酸度的影响

【实验探究】

发酵温度、发酵时间酸奶酸度的关系

在 3 个 100 mL PET 塑料瓶(食品级)中分别加入 50 mL 鲜奶,然后分别向 3 个 PET 瓶中加入 3% 的保加利亚乳杆菌与嗜热链球菌的复合菌种(1∶1)、0.2% 的明胶,混匀;将 3 个 PET 瓶分别置于 30 ℃、35 ℃、40 ℃ 条件下发酵;每隔 1 h 测定一次酸奶的酸度。

问题与讨论:

1. 请绘制酸奶酸度与发酵温度、发酵时间的变化曲线,然后根据曲线分析发酵温度、发酵时间与酸奶酸度之间的关系,并阐明理由。

2. 鲜奶发酵的最佳发酵温度和发酵时间是多少?

一定发酵时间内,发酵温度、发酵时间与酸奶酸度之间均呈现较强的线性关系。当发酵时间相同时,发酵温度越高,酸奶的酸度越高;发酵温度相同时,发酵时间越长,酸奶的酸度越大,如图 11.6 所示。从图 11.6 中可以看出,在菌种添加量为 3%、明胶添加量为 0.2% 的情况下,发酵温度在 30 ℃ 时,发酵缓慢,产酸速度较慢,酸奶的酸度较低,不符合酸奶加工条件。发酵温度在 40℃ 时,发酵速度快,产酸的速度也比较迅速,酸奶的酸度太大,会造成酸奶过酸。综合考虑、权衡,在 35 ℃ 条件下发酵 8 h,产酸速度和酸奶酸度都比较适中,符合酸奶生产要求。

由于单因素实验获得的实验结果并不能完全反映各个因素对酸奶的影响,因此,还需要通过正交实验设计进一步探究乳酸菌菌种接种量、稳定剂明胶添加量、发酵温度、蔗糖添加量等因素相互协同作用对酸奶酸度和感官品质的影响。

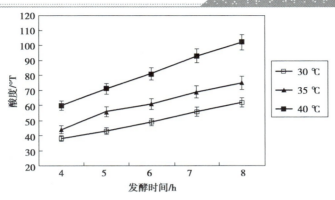

图11.6　不同发酵温度发酵时间对酸奶酸度的影响

【资料卡片】

酸奶的感官评分标准[1]

酸奶的感官评分标准如表11.1所示。

表11.1　酸奶的感官评分标准

项目	评分标准	分值/分
组织状态	质地均匀,组织细腻,少量或无乳清析出	21~30
	质地均匀,有少量乳清析出	11~20
	不稳定,有大量乳清析出	0~10
口感	光滑细腻,滋味协调,酸甜适中	21~30
	酸味不足或过酸	11~20
	口感粗糙,过酸或无酸味	0~10
色泽	乳白色,颜色均匀一致,有光泽	16~20
	乳白色或微带黄色,颜色不均匀	11~15
	颜色灰暗,不均匀	0~10
气味	无酸败气味,气味协调	16~20
	略有酸败气味,气味不协调	11~15
	酵母、酸败气味明显	0~10

[1]　关随霞,李爱江,李道敏.怀山药大枣酸奶加工工艺研究[J].食品研究与开发,2019,40(12):169-173.

活动 5　探究乳酸菌菌种接种量、明胶添加量、发酵温度、蔗糖添加量等因素协同作用对酸奶品质的影响

【实验探究】

探究乳酸菌菌种接种量、明胶添加量、发酵温度、蔗糖添加量等因素协同作用对酸奶品质的影响

实验试剂：保加利亚乳杆菌(食品级)、嗜热链球菌(食品级)、明胶(食品级)、鲜牛奶、蔗糖、便携式恒温发酵箱(可调节温度)、0.100 mol/L KOH 标准液、酚酞试液。

实验仪器：250 mL PET 瓶、500 mL 烧杯、碱式滴定管、锥形瓶、酸度计、黏度计等。

实验方案及实施：

第一步：设计影响酸奶品质的正交实验因素水平表(表 11.2)。

表 11.2　影响酸奶品质的正交实验因素水平表

水平	因素			
	A. 菌种接种量/%	B. 明胶添加量/%	C. 发酵温度/℃	D. 蔗糖添加量/%
1	1	0.1	30	7
2	2	0.2	35	8
3	3	0.3	40	9

第二步：设计影响酸奶品质的 $L_9(3^4)$ 正交实验组(表 11.3)。

表 11.3　影响酸奶品质的正交实验组及数据处理

实验组	A	B	C	D	酸度/°T	黏度/(mPa·s)	感官评分/分
1	1	1	1	1			
2	1	2	2	2			
3	1	3	3	3			
4	2	1	2	3			
5	2	2	3	1			
6	2	3	1	2			
7	3	1	3	2			
8	3	2	1	3			
9	3	3	2	1			
酸度/°T	均值1						
	均值2						
	均值3						
	极值 R						
	优水平						

续表

实验组		A	B	C	D	酸度/°T	黏度/(mPa·s)	感官评分/分
黏度/(mPa·s)	均值1							
	均值2							
	均值3							
	极值R							
	优水平							

第三步:分小组进行实验。操作过程如下:

(1)向PET瓶中加入50 mL鲜牛奶和一定量的蔗糖,混合均匀后煮沸杀菌。

(2)加入一定量的3%保加利亚乳杆菌和嗜热链球菌的复合菌种(1∶1)和一定量的明胶,混匀。

(3)将其放入便携式恒温发酵箱恒温发酵8 h后取出。用滴定法测定酸奶的酸度,使用黏度计测定酸奶的黏度,并按表11.1进行感官评分。操作过程需要控制的条件如表11.3所示。

第四步:记录实验数据和进行数据处理。相关数据填写在表11.3中。

问题与讨论:

1. 在乳酸菌菌种接种量、明胶添加量、发酵温度、蔗糖添加量4个因素中,对酸奶的酸度、黏度、感官评分的影响主次顺序分别是什么? 判断的依据是什么?

2. 根据表11.3中的实验数据分析,发酵酸奶的最佳实验组合是什么? 由此得到的酸奶最佳发酵工艺条件是什么?

影响酸奶酸度的主次因素为发酵温度>菌种添加量>蔗糖添加量>稳定剂(明胶)添加量,该指标条件下的最优实验组合为$A_3B_3C_3D_2$,即菌种添加量3%、稳定剂添加量0.3%、发酵温度40 ℃、蔗糖添加量8%;影响酸奶黏度的主次因素为稳定剂(明胶)添加量>菌种添加量>发酵温度>蔗糖添加量,该指标条件下的最优实验组合为$A_3B_3C_2D_2$,即菌种添加量3%、稳定剂(明胶)添加量0.3%、发酵温度35 ℃、蔗糖添加量8%。结合感官评分结果,酸奶发酵温度选择35 ℃。

任务3　动手制作酸奶

在获取了酸奶制作的最佳工艺条件之后,接下来就应该进行动手操作,以制作品质优良的酸奶。

活动1 动手制作酸奶并进行感官评价

【交流研讨】

如果你是一名酸奶加工技术员,现需要制作一批酸奶。在明确酸奶配方的前提下,你面临的困难是什么?

在明确酸奶配方的前提下制作酸奶,首先应根据酸奶的生产总量确定各种原料或辅料的具体添加量;其次是明确主料和辅料的添加顺序;最后根据发酵工艺条件进行发酵。

【交流研讨】

1. 请根据所学知识和酸奶配方自主设计酸奶的制作工艺流程,并比较与工业上生产酸奶的流程有何不同。已知绿茶酸奶的生产流程如图11.7所示。

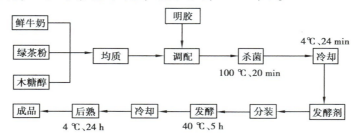

图11.7 绿茶酸奶的生产工艺流程

2. 在实验室里应如何制作酸奶?

在实验室制作酸奶的流程可参阅酸奶的工业流程,从工业流程中提取关键环节,并结合关键环节的工艺条件,即可形成在实验室制作酸奶的基本流程,如图11.8所示。

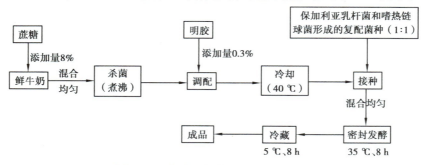

图11.8 实验室制作酸奶的工艺流程

【动手实验】

请根据酸奶制作工艺动手制作酸奶100 mL。已知酸奶的生产工艺条件为:蔗糖添加量

8%、保加利亚乳杆菌与嗜热链球菌的复合菌种(1∶1)添加量3%、明胶添加量0.3%、发酵温度35 ℃。

【交流研讨】

对制作的酸奶进行感官评分,并评判酸奶品质是否达到理想状态。

按照酸奶的生产工艺制作的酸奶呈浅黄色,色泽均匀,凝乳均匀、组织细腻、口感润滑、酸甜度适中、具有浓郁的奶香味。与市场上销售的酸奶相比,几乎没有什么差异。

活动2　探究酸奶的储藏条件

【实验探究】

探究酸奶的最佳储存温度

为了研究酸奶储存温度对酸奶品质的影响,本实验选择酸奶在5 ℃、10 ℃、15 ℃三种不同温度下进行储存,分别在第0 天、5 天、10 天、15 天检测酸奶的酸度,以确定最佳的储存温度。

实验表明:酸奶的品质与储藏温度直接相关。由于刚制作好的酸奶中存在一定量的乳酸菌,在储存酸奶的过程中,乳酸菌会在一段时间内持续生长、繁殖。酸奶储藏温度越高,乳酸菌生长、繁殖越快,其产酸能力越强,酸奶就会变得越酸。一旦酸奶的酸度增加,就会导致酸奶原有的凝胶结构受到破坏,酸奶的黏度和乳酸菌的含量降低,酸奶的品质严重下降。酸奶的酸度不仅受储藏温度影响,而且还受储藏时间长短的影响。储藏温度越高、储藏时间越长,酸奶的酸度就越大、乳酸菌活菌数越低。综合考虑,酸奶在5 ℃的储藏条件保存,其品质能够保持相对稳定。

学习评价

【成果交流】

开展利用牛奶自制酸奶的活动,请同学们自己制作一份酸奶。

【活动评价】

1.项目通过设置【动手实验】【交流研讨】【实验探究】【问题与讨论】等栏目设置,评价学生实验设计与操作能力、知识获取与问题解决能力。

2.项目通过设置【方法导引】,评价学生进行自主任务规划的能力。

3.项目通过设置【资料卡片】,评价学生批判性获取信息并利用信息解决实际问题的能力。

【自我评价】

本项目通过利用牛奶制备酸奶的活动探讨,重点发展学生科学思维、科学探究等方面的核心素养。评价要点见表11.4。

表 11.4　关于发展学生科学思维、科学探究的评价要素

核心素养发展重点		学业要求
科学思维	能够根据解决产品设计类问题和物质制备类问题的一般思路,对用牛奶制备酸奶进行任务规划;能够通过酸奶风味的形成原理分析,找到酸奶中的风味物质;能够通过自制酸奶并评价,找到酸奶品质的影响因素;能够根据酸奶制作的最佳工艺条件,对自制的酸奶进行感官评价	1.能够根据牛奶制备酸奶的过程,分析自制酸奶品质的影响因素;能够根据解决产品设计类问题、物质制备类问题的一般思路对用牛奶制备酸奶进行任务规划,并按照相应的规划步骤或程序进行项目学习 2.能够基于材料和实验探究活动理解正交实验的因素与水平设计的依据和进行正交实验组设计的方法;并能将所学的正交实验方法进行推广、应用
科学探究	能够通过对酸奶品质不良问题探究,找到酸奶制备过程中最佳工艺条件;能够通过实验方案,自己完成实验探究活动;能够以单因素实验获得的最佳实验条件为基础,通过设计正交表和正交实验探索不同因素协同作用对酸奶品质的影响,从而获得相应的酸奶最佳生产工艺	

项目 12 用牛奶制作奶酪或奶油

学习目标

1.学生通过利用牛奶制作奶酪活动的设计和从奶酪与乳清混合体系中分离出奶酪及将牛奶制成奶油(或酥油)和脱脂乳活动的开展,掌握解决产品设计类问题和物质分离类问题的一般思路;培养学生分析、解决实际问题的能力,发展学生理性思维的核心素养。

2.学生通过各种新闻卡片资料的收集和"人造奶油 VS 天然奶油"对比,提升收集处理信息资料的能力,发展批判性理性思维、社会责任及生命观念等核心素养。

3.学生通过自己动手制作奶酪、奶油和脱脂奶活动的开展,培养实验动手能力和探究能力,发展科学探究、理性思维和社会责任的核心素养。

项目导引

奶酪,又名芝士,因其具有方便食用、营养价值高、便于携带等优点而深受人们青睐。关于奶酪的诞生还是一个有趣的民间传奇故事。相传,有一位阿拉伯的商人要穿越沙漠,为了方便携带,他将牛奶倒入随身携带的用羊胃制成的水袋里。过了一段时间,当他想起水袋里的牛奶时,打开水袋却发现牛奶已经分为水层和白色的凝乳层。据说,这种白色凝乳就是奶酪的前身。

奶酪是由牛奶经过发酵、凝固、去除大部分水分等工艺制成的。我国有着悠久的奶酪食用历史,各民族都有奶酪食品传承至今。近年来,西式餐饮在国内迅速发展,带动了现代奶酪业的发展,奶酪进口已连续十多年快速增长,市场需求旺盛。在乳企 2020 年年度报告显示,"国内奶酪第一股"妙可蓝多奶酪业务同比增长 125%,国内最大乳企伊利股份奶酪产品总营收同比大涨 813%……可见,奶酪的市场需求极大,前景明亮。

任务 1 用牛奶制作奶酪

奶酪也叫干酪、乳酪或芝士,是一种在牛奶或羊奶中加入适量乳酸菌发酵剂和凝乳酶,经发酵使奶中的蛋白质凝固,排除乳清,并经一定时间制成的发酵乳制品。奶酪中的蛋白质、脂肪、钙、维生素 A、维生素 D 及 B 族维生素等的含量均高于普通牛奶。其中蛋白质、脂肪和钙的含量远高于普通牛奶,分别是普通牛奶的 8 ~ 10 倍、9 倍、6 ~ 8 倍。奶酪也因此而被誉为"奶黄金"。

营养丰富的奶酪是如何生产出来的呢？本任务将通过牛奶制奶酪、再制奶酪等任务活动，让学生充分了解奶酪的生产工艺，掌握解决物质分离类问题和产品设计类问题的一般思路，并培养学生的动手能力和问题解决能力。

活动 1　利用牛奶制作奶酪

奶酪的主要成分是蛋白质和脂肪，是牛奶发酵后的产物。

【交流研讨】

1. 如果你是一名奶酪生产的技术人员，在制作奶酪之前，你认为需要解决的问题是什么？解决这类问题的任务类型是什么？

2. 请根据解决产品设计类问题的一般思路，对制作奶酪进行初步的任务规划，并将规划的任务要点，填写在下面【方法导引】中的空白处。

【方法导引】

解决产品设计类问题的一般思路

解决产品设计类问题的一般思路	第一步：明确目标	第二步：概念设计	第三步：精细、具体设计	第四步：权衡、优化统整	第五步：循环、重复设计	第六步：反思提炼问题解决的关键策略
任务规划要点						

获得优质的奶酪，离不开良好的奶酪生产工艺。因此，设计科学、合理的奶酪生产工艺，不仅是制作奶酪前需要解决的问题，也是生产优质奶酪的关键所在。只有理清了生产奶酪所需的优质工艺，我们才能做出好的奶酪。如何设计奶酪生产的最佳工艺，首先要明确产品的生产目标；然后再围绕需要解决的问题，借助文献研究和实验探究，将各个问题逐一解决；最后再通过正交实验设计找到各个因素协同作用获取最佳生产工艺。接下来，我们就如何获得奶酪生产最佳工艺条件进行研究。

【资料卡片】

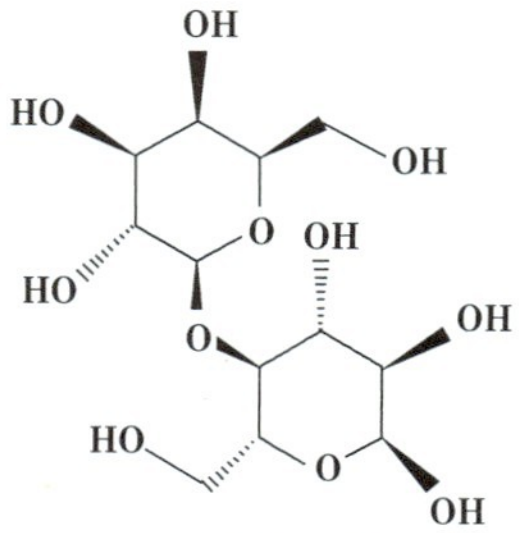

图 12.1　乳糖的结构简式

材料1：2020年，某2岁女童因直接食用小贩现场挤的生牛奶而出现发热不退、全身乏力、腹痛等症状，后经医院诊断为饮用生奶感染布鲁氏病菌所致。

材料2：牛奶久置发苦是牛奶中的微生物侵袭了奶中的蛋白质和脂肪，使蛋白质和脂肪发生变质所致。牛奶中产生的丁酸以及牛奶发生腐败都与奶中含有的脂肪酶、某些霉菌和细菌密切相关。

材料3：乳糖（图12.1）是一种仅存于人乳和哺乳动物乳汁中的由葡萄糖和半乳糖组成二糖，分子式为 $C_{12}H_{22}O_{11}$，它能够为婴幼儿的生长发育提供能量并参与大脑发育。乳糖进入人体后需要转化为单糖才能被人体吸收。由于乳糖进行人体后，产生的特异性 IgG 能够与食物颗粒形成免疫复合物，使乳糖不能或不能完全被分解吸收，进而使食用生奶或生乳者出现腹胀、腹痛、腹泻等消化道不良症状。因此，乳糖被视为饮用奶或奶制品中的有害物质。

【交流研讨】

请结合上述资料卡片，思考并回答下列问题：

1. 在奶制品加工过程中，需要解决的麻烦是什么？

2. 要预防生奶中毒和消除乳糖食入后产生的负面影响，应采取的措施是什么？

新鲜牛奶含有大量的致病菌和人体不易消化的乳糖。牛奶中常见的致病菌主要有大肠杆菌、布鲁氏菌、李斯特菌、金黄色葡萄球菌、弧形杆菌、沙门氏菌等。这些细菌的存在，不仅会使牛奶中的蛋白质和脂肪变质而产生苦味，而且人体食入这些含有致病菌的牛奶后还会出现身体不适，表现为呕吐、腹泻、腹痛、发烧等症状，严重者会导致死亡。乳糖在体内的消化也比较困难。因此，利用牛奶制备奶酪时需要解决好3个方面的问题：一是对牛奶中的细菌进行灭杀，避免牛奶变质发苦以及致病菌引发的牛奶中毒；二是需要将新鲜牛奶中的乳糖转化为人体易吸收的乳酸；三是将牛奶中的蛋白质凝固形成奶酪。接下来，针对这3个方面的问题进行探究，形成各自的解决措施或办法。首先我们来探讨新鲜牛奶的杀菌问题。

【交流研讨】

1. 新鲜牛奶中的致病菌是牛奶变质、危害人体健康的重要因素。要杀死致病菌，有哪些可用的方法？举例说明。

2. 牛奶中的致病菌都有其适宜的生长温度。从生长温度的角度来看，致病菌通常属于何种类型的细菌？要将致病菌杀死，应采取什么样的温度条件？

新鲜牛奶中的致病菌大多为嗜冷菌，在20 ℃以下的温度可生长繁殖，其最适生长温度为 10～15 ℃。因此，可以通过调控细菌生长的环境温度达到灭菌的目的。考虑完全限制细菌的生长，灭菌温度应控制在60 ℃及以上。根据灭菌温度和灭菌时间，灭菌方式通常有3种：一是低温长时间巴氏杀菌法，即让牛奶在60 ℃下保持半小时左右；二是高温短时巴氏杀菌法，即让牛奶在70～75 ℃温度下灭菌15～20 s；三是超高温瞬时灭菌，即让牛奶在135～140 ℃的温度下灭菌3～4 s。其中最常用的牛奶灭菌方式是高温短时巴氏杀菌法。

解决了灭菌问题后，接下来探讨乳糖发酵问题。

【交流研讨】

1. 将牛奶中难消化的乳糖转化为易被人体吸收的乳酸,其基本思路是什么?
2. 在乳糖发酵过程应如何控制发酵条件?依据是什么?该如何进行操作?

牛奶工业在解决乳糖问题时,常采用的方式是添加乳酸菌进行发酵。让乳糖在乳酸菌的作用下先转化为乳酸,乳酸还可以在非发酵乳酸菌的作用下转化为乙酸。发酵过程产生的乳酸或乙酸都能够使牛奶的酸性增加,起到抑制有害菌生长的作用。由于乳酸菌属于嗜温、耐酸型厌氧菌,它适宜的生长温度为 20 ~ 45 ℃,最适温度为 30 ~ 40 ℃,最佳温度为 37 ℃;生长的最宜 pH 值为 5.5 ~ 6.2,在 pH 值小于 5.0 的环境中也能生存。综合考虑,乳酸菌生长繁殖时的最佳条件,乳糖发酵采取在 30 ~ 37 ℃的温度下密封发酵。

经充分杀菌、发酵得到的发酵牛奶含有丰富的蛋白质、脂肪以及人体所需的各种维生素、无机盐等营养物质。如何从发酵牛奶中获取奶酪呢?接下来,我们将对奶酪的制作进行探讨。

【资料卡片】

姜汁撞奶[1]

姜汁撞奶(图 12.2)是一种类似于豆腐花的广东传统特色小吃,其口味香醇爽滑,甜中微辣,风味独特且有暖胃表热作用,深受人们的喜爱。相传位居广东番禺沙湾的一位老婆婆在利用姜汁治疗咳嗽的过程中,其儿媳误将婆婆搁置一边的太辣的姜汁倒入牛奶,发现姜汁

图 12.2 奶酪

能够使牛奶凝结。老婆婆食用凝固的牛奶后顿时感觉满口清香,咳嗽也减轻了不少。这一史实口口相传流传至今。沙湾镇也因此成了姜汁撞奶的发源地。

姜汁撞奶的制作非常简单,先向煮沸牛奶中加入一定量的糖,待糖融化后再降温至 70 ℃左右;再将热牛奶加入盛有姜汁的碗内,并立即加盖焖 2 min 左右,即可完成。姜汁撞奶实质是利用生姜中的生姜蛋白酶水解 κ-酪蛋白 Thr121-Ile122 肽键,破坏酪蛋白

微粒的稳定性,促使酪蛋白凝聚形成凝胶。

【交流研讨】

1. 姜汁撞奶的原理是什么?
2. 姜汁撞奶的原理对制作奶酪有何启示?

哺乳动物的乳汁中含有的蛋白质(又称为乳蛋白)主要由酪蛋白和乳清蛋白构成,乳

[1] 王雪薇,黄玥,解翕婷,等.姜撞奶加工工艺研究[J].安徽农学通报,2018,24(12):109-111.

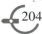

蛋白含量占整个乳汁的 2.8% ~ 3.3%。其中,酪蛋白约占乳蛋白含量的 75% ~ 80%,而酪蛋白的 95% 左右以胶束的形式存在,5% 的酪蛋白则溶解在乳清蛋白之中。酪蛋白胶束是酪蛋白分子通过磷酸钙连接形成的直径在 40 ~ 200 nm 的具有 α-螺旋式(注:少数的还辅以三级结构)稳定结构的球状微粒,自身很难变性[1]。牛奶中的酪蛋白胶粒带负电,酪蛋白质分子之间相互排斥,使牛奶处于介稳性至胶体状态。当向牛奶中加入姜汁时,姜汁中的生姜蛋白酶在一定条件下的水解产物就会中和酪蛋白胶粒所带的负电荷,使牛奶发生胶体的聚沉,形成凝乳。牛奶中的乳清蛋白是一种具有 α-螺旋结构、规则的二级和三级结构的可溶性球状蛋白,这种结构使乳清蛋白具有良好的疏水性及致密折叠结构。当乳清蛋白受热时,其折叠结构就会被打开,造成乳清蛋白发生变性,溶解度降低,甚至出现沉淀[2]。因此,当牛奶温度控制在 70 ~ 80 ℃ 时,乳清蛋白也会和酪蛋白一起聚沉。

生姜中的生姜蛋白酶,就是人们所说的一种植物源凝乳酶。后来科学研究者又从其他的植物中获取到了相关蛋白酶,如无花果蛋白酶、木瓜蛋白酶、菠萝蛋白酶、朝鲜蓟蛋白酶、合欢蛋白酶等[3],而且这些蛋白酶的凝乳效果都很好,但是这些酶的水解程度大,如果条件把控不好,很容易使制得的奶酪产生涩味。

姜汁撞奶的原理表明:用牛奶制作奶酪,只需在牛奶中加入凝乳酶就可以达到目的。

【交流研讨】

姜汁撞奶告诉我们,利用传统的植物源凝乳酶可将牛奶制作成奶酪。为了解决植物源凝乳在制作奶酪时可能出现的问题,科学工作者又开始研究新的凝乳酶。请问:现代奶业生产中使用的凝乳酶是从哪里来?主要有哪些?

凝乳酶从来源上分为三大类,即植物源凝乳酶、动物源凝乳酶、微生物凝乳酶。动物源凝乳酶主要存在于反刍哺乳动物胃液中的胃蛋白酶,它能够使乳中的蛋白质凝聚成奶酪。其他类动物很少存在凝乳酶。常用的动物源凝乳酶主要有小牛皱胃酶(图 12.3)、羔羊凝乳酶、猪胃蛋白酶、骆驼凝乳酶(图 12.4)、鲫鱼凝乳蛋白酶等[4]。微生物凝乳酶是当前应用最广泛的凝乳酶,根据其催化类型不同可分为天冬氨酸蛋白酶、丝氨酸蛋白酶、金属蛋白酶等[5],它们主要来源于放线菌、真菌、细菌等微生物[6]。目前应用最多的是微小毛霉产生的凝乳酶,它对蛋白质的酶解能力强于动物源凝乳酶(皱胃酶),但弱于其他蛋白酶,对牛乳的凝聚能力强。无论是动物源凝乳酶,还是微生物凝乳酶,都与植物源凝乳酶一样,属于水

[1]　郭本恒. 液态奶[M]. 北京:化学工业出版社,2016.

[2]　Permyakov E A, Berliner L J. α-Lactalbumin:Structure and Function[J]. Febs Letters,2000,473(3):269-274.

[3]　MANDY J, DORIS J, HARALD R. Recent advances in milk clotting enzymes[J]. International Journal of Dairy Technology,2011,64(1):14-33.

[4]　杨祥,宋朝阳,曹磊,等. 动物源凝乳酶的研究进展[J]. 食品与发酵科技,2021,57(2):134-140,145.

[5]　曾祺,张志国. 微生物凝乳酶研究进展[J]. 中国乳品工业,2019,47(3):30-36.

[6]　高维东,甘伯中,丁福军,等. 微生物凝乳酶的研究进展[J]. 中国乳品工业,2009,37(5):34-36.

解蛋白酶。

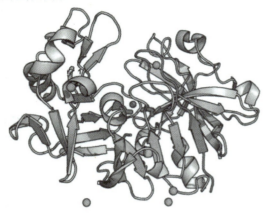
图 12.3　小牛皱胃酶的晶体结构

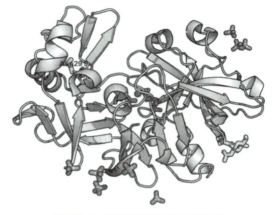
图 12.4　骆驼凝乳酶的晶体结构

【交流研讨】

凝乳酶为什么能够使牛乳转化为凝乳？阐述理由。

　　无论是何种类型的凝乳酶，使乳汁产生凝乳的机理大体是一致的。凝乳的形成是由于凝乳酶有限地剪切 κ-酪蛋白中 Phe105-Met106 段的肽键，消除蛋白质分子间排斥力所致[1]。其形成过程可表述为：首先是对 κ-酪蛋白中的 Phe105-Met106 连接的肽键进行水解，生成稳定副 κ-酪蛋白及亲水性糖巨肽；待糖巨肽水解率达 80% ~ 90% 时，通过 Ca^{2+} 作用，α_s-酪蛋白和 β-酪蛋白分子间形成化学键，促使副 κ-酪蛋白聚集形成三维网状凝乳[2]。换句话说，就是凝乳酶通过切割 κ-酪蛋白的 Phe105-Met106 之间的肽键而破坏酪蛋白胶束，使牛奶形成凝乳。凝乳酶的凝乳机制如图 12.5 所示。

　　不同来源的凝乳酶，对牛奶的凝乳机理虽然相同，但凝聚效果未必一致。事实胜于雄辩，接下来，通过实验探究的方法筛选用于牛奶制作奶酪的最佳凝乳酶。

【动手实验】

筛选凝乳酶

　　取 100 mL 新鲜牛奶，在 72 ℃ 条件下杀菌 15 s，冷却后加入 2% 保加利亚乳杆菌进行发酵，发酵结束后将其分成 3 份，分别加入质量分数均为 0.2% 的凝乳酶（微生物型凝乳酶、木瓜凝乳酶、小牛皱胃酶）和 0.01% 的 $CaCl_2$ 溶液，并置于 36 ℃ 下保温。观察凝乳酶的凝乳能力，并选择最佳的凝乳酶。三种凝乳酶凝乳效果的比较如表 12.1 所示。

　　[1]　CHITPINITYOL S，CRABBE M J C. Chymosin and aspartic proteinases[J]. Food Chemistry，1998，61（4）：395-418.
　　[2]　杭锋，洪青，王钦博，等. 凝乳酶的研究进展[J]. 食品科学，2016，37（3）：273-279.

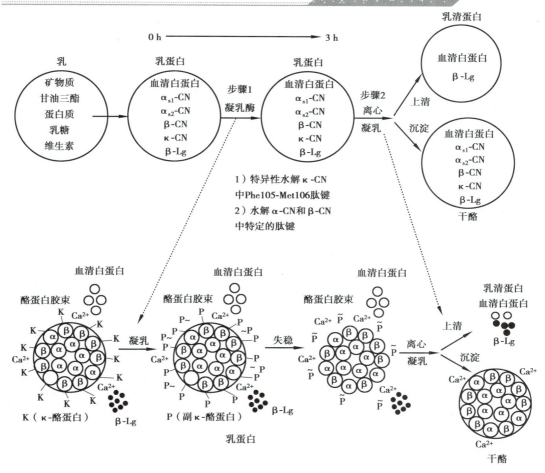

图 12.5　凝乳酶的凝乳机制

表 12.1　三种凝乳酶凝乳效果的比较

方案	保加利亚乳杆菌添加量/%	凝乳酶的种类及添加量		CaCl₂ 溶液添加量/%	凝乳时间/min	凝乳酸度/°T
		种类	添加量/%			
1	2	微生型凝乳酶	0.002	0.01		
2	2	木瓜凝乳酶	0.002	0.01		
3	2	小牛皱胃酶	0.002	0.01		

　　我们知道,在相同条件下,小牛皱胃酶(动物型凝乳酶)和微生物型凝乳酶的活力大体相当,木瓜凝乳酶(植物凝乳酶)的活力相对较差。相对于小牛皱胃酶而言,微生物型凝乳酶成本较低、对蛋白质分解能力较强,易在凝乳形成过程产生苦味,但奶酪生产中的热烫工艺可

将凝乳酶灭活,消除其影响[1]。综合考虑,用于牛奶生产奶酪的最佳凝乳酶应为发酵型凝乳酶。

奶酪的制作过程需要经历杀菌、发酵、凝乳3个关键环节。发酵过程的温度控制、发酵时间、凝乳酶的种类、用量以及钙盐的添加量等都会对整个奶酪的制作产生影响。这些因素究竟是如何协同影响凝乳效果的呢?

【实验探究】

探究保加利亚乳杆菌添加量、微生物凝乳酶活加量、氯化钙添加量等因素协同作用对凝乳效果的影响。

实验试剂:新鲜牛奶、保加利亚乳杆菌、微生型凝乳酶、氯化钙(分析纯)、1%的食盐水。

实验器材:250 mL牛奶杯、恒温水浴装置、酸度计、烧杯、电光分析天平。

实验方案及实施步骤:

第一步:设计影响凝乳效果的正交因素与水平(表12.2)。

表12.2　影响凝乳效果的正交因素与水平

水平	A.保加利亚乳杆菌添加量/%	B.微生物型凝乳酶添加量/%	C. $CaCl_2$ 添加量/%
1	1.0	0.001	0.005
2	1.5	0.002	0.01
3	2.0	0.004	0.02

第二步:设计影响凝乳效果的正交实验 $L_9(4^3)$(表12.3)。

表12.3　影响凝乳效果的正交实验 $L_9(4^3)$ 及其结果处理

编号	A	B	C	D(空白)	凝乳时间/min	奶酪酸度/°T
1	1	1	1	1		
2	1	2	2	2		
3	1	3	3	3		
4	2	1	3	2		
5	2	2	1	3		
6	2	3	2	1		
7	3	1	2	2		
8	3	2	3	1		
9	3	3	1	2		

---

[1]　王湜源. Mozzarella 奶酪生产工艺研究[J]. 中国奶牛,2012(15):29-31.

编号		A	B	C	D(空白)	凝乳时间/min	奶酪酸度/°T
凝乳时间/min	均值1						
	均值2						
	均值3						
	极值R						
奶酪酸度/°T	均值1						
	均值2						
	均值3						
	极值R						

第三步:分小组进行实验。操作过程:

(1)向250 mL牛奶杯中加入100 mL新鲜牛奶,并置于72 ℃恒温箱中杀菌15 s。

(2)倒入牛奶杯,冷却至室温。

(3)加入一定量的保加利亚乳杆菌、微生物凝乳酶和氯化钙(注:具体添加量按表12.3所示对应编号规定选择)。

(4)将牛奶杯放置于36 ℃的热水中保温。测定凝乳时间和所得奶酪酸度。测定结果记录在表12.3中。

备注:①一定添加量的保加利亚乳杆菌(乳酸菌)溶液的配制方法:用1%的NaCl溶液溶解一定量保加利亚乳杆菌,在35 ℃热水中水浴活化30 min,备用。②一定添加量的微生物凝乳酶溶液的配制:1%的NaCl溶液溶解一定量的微生物凝乳酶,在35 ℃热水中水浴活化30 min。备用。

第四步:数据处理,将处理结果填写在表12.3中。

【交流研讨】

1. 在保加利亚乳杆菌添加量、微生物型凝乳酶添加量、氯化钙添加量等3个因素中,对凝乳效果影响的主次因素是什么? 判断的依据是什么?

2. 凝乳效果最佳的实验条件组合是什么? 最佳的凝乳工艺条件是什么? 阐述你判断的理由。

科学研究表明,对牛奶的凝乳效果影响的主次因素为微生物型凝乳酶添加量>保加利亚乳杆菌添加量>氯化钙添加量。从凝乳时间来看,凝乳效果达到最佳时的实验条件组合为$A_2B_1C_2$,即凝乳的最佳工艺条件为保加利亚乳杆菌添加量1.5%、微生物型凝乳酶添加量0.001%、氯化钙添加量0.01%。根据凝乳时间、凝乳效果以及奶酪的风味,最终将发酵剂添加量调整为2%。

【拓宽视野】

温度对牛乳聚沉的影响

牛乳中的胶粒主要是酪蛋白形成的带负电的胶粒。由于酪蛋白属于热稳定性蛋白,所以即使在 100 ℃条件下加热 30 min 也不会影响酪蛋白的稳定性;在温度高于 140 ℃时,牛乳中的酪蛋白才开始发生凝聚,形成凝乳[1]。乳清蛋白发生热凝聚的核心作用力是半胱氨酸残基上游离巯基通过共价作用发生不可逆转的分子间交联,此外分子间的疏水性、离子强度、静电作用也会参与乳清蛋白的凝聚过程[2],而发生乳清蛋白热凝聚的主要是 β-Lg。当温度低于 30 ℃时,乳清蛋白中的 β-Lg 处于单体和二聚体的平衡状态;温度在 30~70 ℃时,β-Lg 完全以单体存在;温度在 70~75 ℃时,β-Lg 折叠结构展开而变性,使其内部的巯基暴露而激活;温度高于 80 ℃时,β-Lg 完全变性,最终形成不可逆的 β-Lg 凝聚物[3]。虽然乳清蛋白中的 α-La 分子结构不含巯基,受热不发生凝聚,但能够与 β-Lg 发生反应而形成 α-La/β-Lg 凝聚物[4]。可见,高温条件是可以使牛乳中的乳蛋白发生凝聚而形成凝乳的。

活动2　从奶酪与乳清混合体系中分离出奶酪

牛奶经杀菌消毒、发酵、凝乳后,接下来的工作就是将制作好的奶酪从混合体系中分离出来。

【交流研讨】

1. 如果你是一名奶酪生产的技术人员,要从含有奶酪的混合体系中分离出奶酪,你将面临的困难是什么?解决这类困难的任务类型属于何种类型?

2. 根据解决物质分离提纯类问题的一般思路,对制作奶酪进行初步的任务规划,请将规划要点填写在【方法导引】中相应的空白处。

【方法导引】

解决物质分离提纯类问题的一般思路

解决物质分离提纯类问题的一般思路	第一步:明确分离体系及分离目标	第二步:寻找分离体系各组分性质差异	第三步:寻找相变转化途径	第四步:选择合适的分离方法	第五步:纯度检验
任务规划要点					

[1] 郭本恒.液态奶[M].北京:化学工业出版社,2016.

[2] 王立枫.牦牛乳清蛋白热变性机制及乳蛋白的热凝聚作用[D].哈尔滨:哈尔滨工业大学,2018.

[3] CROGUENNEC T, O'KENNEDY B T, Mehra R. Heat-Induced Denaturation Aggregation of β-Lactoglobulin A and B: Kinetics of the First Intermediates Formed[J]. International Dairy Journal, 2004, 14 (5): 399-409.

[4] SINGH H, HAVEA P. Thermal Denaturation, Aggregation and Gelation of Whey Proteins[M]. Boston: MA Springer, 2003.

从发酵凝乳后的牛奶中获取奶酪，需要先将奶酪和其他成分转化为两种不能自动混合的状态，然后再选择合适的分离方法将奶酪分离出来。这是从发酵凝乳后的牛奶中分离奶酪时需要解决的问题。这类问题属于物质分离提纯类任务。接下来，我们将围绕需要解决的问题展开奶酪分离的研究。

【交流研讨】

要将奶酪从经发酵凝乳后的牛奶中分离出来，基本思路是什么？

将混合体系中的某一组分与其他组分进行分离的基本思路是将它们转化为不能自动混合的两个状态，即两"相"。经发酵凝乳后的牛奶中分为两相，其中凝乳（奶酪）呈凝胶状态，乳清呈液态。凝乳和乳清处于两种不能自动混合的状态。只是此时的凝乳中含水量较高；乳清中除乳清蛋白、血清白蛋白外，还含有大量的水。

【交流研讨】

1. 要将奶酪从经发酵凝乳后的牛奶中分离出来，应采用什么样的方法？
2. 如果要使分离后的奶酪的含水量较低（或形成干酪），在分离时应注意哪些问题？

由于分离体系（牛奶）中奶酪与乳清所处的状态为"凝乳-液"不能自动混合的状态，因此从分离体系中两组分的状态来看，应选择过滤的方式进行分离。为了使得到的奶酪含水量较低，在过滤时还需要用洁净的小刀将奶酪切割成细小的颗粒（1 cm³ 的正方体），并搅拌均匀；然后将分离体系置于热水中水浴加热，按 1 ℃/min 的速率升温至 40 ℃，使凝块进一步收缩；当乳清 pH 值达到 5.8 左右时开始排乳清。当排乳清完成后就可以过滤了。考虑到凝乳过滤比常规过滤要困难很多，分离时可借助外力压榨或利用离心分离机来实现分离。

利用压榨过滤时，可先将分离混合物倒入事先准备好的垫有纱布的模具中，然后用盖板压榨奶酪，让乳清顺利排出。过滤装置如图 12.6 所示。

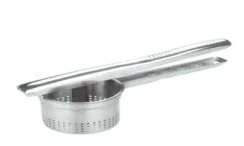

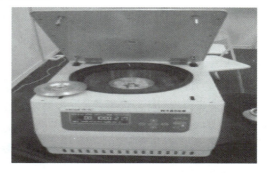

图 12.6　压榨过滤装置　　　　　　图 12.7　实验室离心机

当然，也可以利用实验室离心的方法进行分离。分离装置如图 12.7 所示。

通过前面的活动，我们已经初步掌握了奶酪的制作方法和分离方法，接下来我们利用获得的奶酪制作与分离知识制作奶酪。

活动3　制作奶酪

【动手实验】

请利用下列实验试剂和实验原料奶制备奶酪,仪器和用品任选。

实验试剂:新鲜牛奶、保加利亚乳杆菌、微生物凝乳酶、$CaCl_2$(分析纯)、1%的食盐水。

实验仪器:恒温发酵箱、恒温水浴加热装置、电光分析天平,其他仪器自选。

【展示交流】

1.展示自己制作的奶酪,并介绍操作要点和注意事项。

2.与市场上销售的同类产品相比,你制得的产品有何特点。

【方法导引】

奶酪制作流程如图12.8所示。

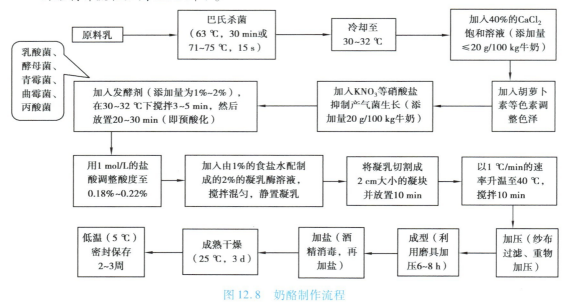

图12.8　奶酪制作流程

按以上方法制作出来的奶酪,切割大小适宜,硬度适中,质地光滑且有奶油感,颜色乳白色,略偏淡黄色,呈固态状凝块,非常稳定,乳清已经完全分离,比酸奶浓稠很多。闻起来有浓浓的奶香味,吃起来润滑爽口,弹弹的,还有一点发酵后的乳酸味道,非常好吃。

【总结概括】

请结合用牛奶制作奶酪的研究过程,总结提出奶酪制作的关键性策略。

　　奶酪制作过程需要处理好原料奶的杀菌消毒、发酵和牛乳的聚沉3个环节。对原料奶的杀菌消毒不仅是考虑到制得的奶酪安全,而且也是增强奶酪品质的需要;良好的原料奶消毒杀菌,可以避免制得的奶酪产生苦味或发生腐败。利用乳酸菌发酵消除不利于人体消化的乳糖,将其转化为乳酸,是避免食用奶酪时发生消化道不适的重要举措。选择合适的凝乳酶让牛乳变成凝乳是制备奶酪的核心环节。因此,制备健康、安全的奶酪必须正确处理好杀菌消毒、发酵和凝乳等环节。奶酪的制作流程如图12.9所示。

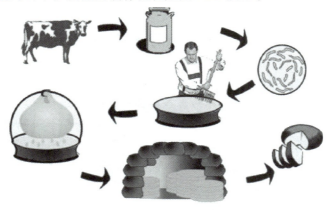

图12.9　奶酪的制作流程图

任务2　将牛奶制成奶油(或酥油)和脱脂乳

　　牛奶中的脂肪分离出来剩余的部分,称为脱脂乳,而分离得到的脂肪则称为奶油或酥油。脱脂乳和奶油都是日常中的奶制品,并在销售的奶制品市场中占有重要的份额。本任务将通过制作奶油和脱脂乳,让学生懂得这两种奶制品的制作方法。

【交流研讨】

　　1.如果你是一名脱脂乳和奶油生产的技术人员,现需要制作一批脱脂乳和奶油,在制作前你需要解决的问题是什么? 解决这类问题的任务类型属于何种类型?

　　2.根据解决物质分离提纯类问题的一般思路,对制作脱脂乳和奶油进行初步的任务规划,请将规划要点填写在【方法导引】中相应的空白处。

【方法导引】

解决物质分离提纯类问题的一般思路

解决物质分离提纯类问题的一般思路	第一步:明确分离体系及分离目标	第二步:寻找分离体系各组分性质差异	第三步:寻找相变转化途径	第四步:选择合适的分离方法	第五步:纯度检验
任务规划要点					

制作脱脂乳和奶油，就是将牛奶中的脂肪（奶油）和其他成分（脱脂乳）分离开来，因此，要制作脱脂乳和奶油，就是要将牛奶中的脂肪转化为与脱脂乳不能自动混合的状态，然后再选择合适的分离方法进行分离。这也是我们制作脱脂乳和奶油之前需要解决的问题。在明确了制作脱脂乳和奶油的基本思路之后，就需要按照物质分离一般思路的基本步骤展开研究，以获得产品。

活动1 利用牛奶制作脱脂乳和奶油

【交流研讨】

1. 怎样才能将牛奶中的脂肪和脱脂乳转化为两种不能自动混合的状态？

2. 将牛奶中脂肪由液相转化为固相的基本路径有哪些？

物质不能自动混合的状态通常有固—液、固—气、液—气、油—水、凝乳—水等。究竟将需要分离得到的两种组分转化为何种形式的不能自动混合的状态，需要根据两种组分的性质差异来确定。

牛奶中含有的成分主要有脂肪（含甘油三酯、甘油酯）、乳糖、蛋白质、维生素、无机盐等。要将牛奶中的脂肪和其他成分分离，通常的做法是将脂肪由液相转变为固相，牛奶中的其他成分仍然以胶体形态（液相）存在，即将牛奶中的脂肪与其他成分转化成固—液不能自动混合状态而实现分离。

要将脂肪由液相转化为固相的基本途径就是采取降温结晶，让脂肪以固态形式析出。最常用的方式是将牛奶用冰水冷却、静置，让乳脂肪上浮于牛奶表面形成奶油。

【交流研讨】

要将冷却后得到的奶油和脱脂乳进行分离，应采取什么样的分离方法？分离的原理是什么？

由于在冰水中冷却得到的奶油和脱脂乳属于固—液不能自动混合的分离体系，因此获取奶油和脱脂奶的分离方法可以选择过滤的方式。过滤时选用的纱布应当满足下列条件：奶油不能通过纱布，而脱脂乳能够通过纱布。但使用纱布进行过滤时，其过滤速度相对较慢。

【交流研讨】

要提高过滤时的速率，还有没有更好的办法？请说出你的理由。

工业上分离奶油时，常常借助离心机进行离心分离，即在分离脱脂奶和奶油之前，先将分离体系通过离心机充分离心，再将悬浮于脱脂奶中的脂肪与脱脂乳完全分离。利用离心分离机分离脱脂乳和奶油最早始于1879年。离心分离机的主要作用是将悬浮液中的固体颗粒与液体分开;或将乳浊液中两种密度不同、又互不相溶的液体分开[1]。在现代乳业中,离心分离机已经成为乳品分离中的关键性设备。

【总结概括】
请结合前面的研讨,总结利用牛奶制作脱脂乳和奶油的方法。

利用牛奶制作脱脂乳或奶油的操作要领可概括为:先将牛奶进行冷冻,然后再利用离心分离机进行分离,即可得到相应的脱脂乳和奶油。

活动2　动手制作奶油和脱脂乳

【动手实验】
根据提供的实验原料、实验器材制备脱脂乳和奶油。
实验原料:新鲜牛奶、冰水混合物。
实验器材:牛奶离心分离机、不锈钢盆等。

【方法导引】

利用离心分离机制备脱脂乳和奶油

离心机是利用离心力分离液体与固体颗粒或液体与液体的混合物中各组分的机械。离心分离主要分为过滤离心机、沉降离心机和分离机三大类。过滤离心机是使悬浮液在离心力场产生的离心压力,作用在过滤介质上,使液体通过过滤介质成为滤液,而固体颗粒被截留在过滤介质表面,从而实现固—液分离。沉降离心机是利用悬浮液或乳浊液密度不同的各组分在离心力场中迅速沉降分层的原理实现固—液或液—液分离。分离机(图12.10)则可用于液体澄清,或固体颗粒富集,或液—液分离,这类分离机又分为常压、真空、冷冻条件下操作的不同结构。

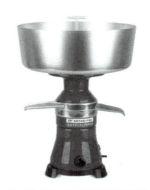

图12.10　牛奶离心分离机

牛乳中含有脂肪、脱脂乳以及各种杂质,其中脂肪密度最小、固体杂质密度最大。牛乳静置会分为3层(图12.11)。将新鲜牛乳倒入牛奶分离机中,设置好离心时的温度、转速以及离心时间,然后启动电源,即可对牛乳进行离心分离,分别得到稀奶油、脱脂乳等产品(图12.12)。

[1]　雏亚洲.离心分离机在乳制品生产上的应用[J].食品工业科技,2009,30(3):276-278.

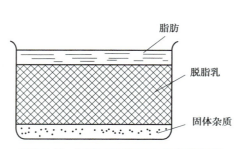

图 12.11　鲜乳在沉降槽中的静置分层

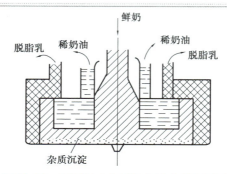

图 12.12　利用离心分离机分离牛乳原理图

活动3　人造奶油 VS 天然奶油

【信息检索】

请借助互联网检索人造奶油和天然奶油,了解它们的生产工艺和质地特点,然后完成表12.4。

表 12.4　人造奶油 VS 天然奶油

项目		人造奶油	天然奶油
定义			
生产方式			
产品感官	口味		
	颜色		
是否含有反式脂肪酸			
生产成本			
对人体健康有无影响			

【展示交流】

展示人造奶油与天然奶油的区别。在小组内展开自评和互评。

社会决策是一个复杂的过程,它不仅需要从社会、经济、环境等基本视角分析所采取的基本措施,还需要对决策的形成提供必要的证据。通过科学的证据来佐证相关观点,是进行社会决策的核心环节。因此,通过互联网、图书馆或资料室等获取的汽车限行的利弊观点、信息,进行科学推理,反驳相反观点,这是科学论证的关键要素。只有经过客观、科学的论证过程,才能形成可靠的观点,才能做出科学的决策。

【辩论】

食用人造奶油和天然奶油,哪个对人体更有益?

请利用互联网检索关于天然奶油、人造奶油对人体健康的利弊。检索的信息整理格式如下所示,并指出哪些信息佐证了你的观点,哪些信息反驳了别人的观点。

信息1:每100 g天然奶油、人造奶油所含有热量分别是900 kcal、500 kcal。

信息2:天然奶油含大量的饱和脂肪酸,会增加人体的胆固醇含量。

信息3:人造奶油含有反脂肪酸,耐高温,易造型,能延长食品保质期,这是天然奶油不具备的。

信息4:……

【方法导引】

科学论证的水平划分

科学论证的水平划分如表12.5所示。

表12.5 科学论证的水平划分

水平及指标	示例
水平1:只有观点,没有相应的佐证材料	观点:食用天然奶油更有利于人体健康
水平2:有观点有佐证材料,但没有从材料到观点的推理过程或推理不合理,佐证材料不充分	观点:食用天然奶油更有利于人体健康 材料:天然奶油中含有大量的饱和脂肪酸,少量就能达到人体所需热量
水平3:有观点和充分的佐证材料,以及科学的推理过程	观点:食用天然奶油更有利于人体健康 材料:(1)天然奶油中含有大量的饱和脂肪酸,少量就能达到人体所需;(2)天然奶油甜度比人造奶油低,更适合糖尿病人食用。(3)天然奶油没有添加人工香料、防腐剂、色素及其他添加剂,更有利于人体健康;(4)人造奶油不含反式脂肪酸,更有利于健康 推理过程:天然奶油与人造奶油相比,所含热量相对较高,少量就可以满足人体所需,并且它的甜度比人造奶油低,所以更适合特殊人群如糖尿病人食用。天然奶油并没有像人造奶油那样添加过多的添加剂,比如人工香料、防腐剂、色素、糖分等添加剂,更有利于人体健康。再加上天然奶油没有人造奶油所含的反式脂肪酸,反式脂肪酸影响人的记忆力,对正处于生长发育期的少年儿童脂肪酸的吸收产生阻碍,造成中枢神经系统的生长发育不良,而且易累积于体内不易消化吸收,引起肥胖,所以,天然奶油对人体更健康

续表

水平及指标	示例
水平4:有观点和充分的佐证材料,以及科学的推理过程。还有反驳观点的佐证材料和推理	观点:食用天然奶油更有利于人体健康 材料:(1)天然奶油中含有大量的饱和脂肪酸,少量就能达到人体所需;(2)天然奶油甜度比人造奶油低,更适合糖尿病人食用。(3)天然奶油没有添加人工香料、防腐剂、色素及其他添加剂,更有利于人体健康;(4)天然奶油不含反式脂肪酸,更有利于健康 推理过程:天然奶油与人工奶油相比,其所含热量相对较高,少量就可以满足人体所需,并且它的甜度比人造奶油低,所以更适合特殊人群如糖尿病人食用。天然奶油并没有像人造奶油那样添加过多的添加剂,比如人工香料、防腐剂、色素、糖分等添加剂,更有利于人体健康。再加上天然奶油没有人造奶油所含的反式脂肪酸,反式脂肪酸影响人的记忆力,对正处于生长发育期的少年儿童脂肪酸的吸收产生阻碍,造成中枢神经系统的生长发育不良,而且易累积于体内不易消化吸收,引起肥胖,所以,天然奶油对人体更健康 反驳及其证据:人造奶油不利于人体健康。因为摄入人造奶油会导致血液黏稠,引发血管疾病;人造奶油能够提高低密度脂类的数量,减少高密度脂类的数量,导致动脉硬化;人造奶油有含高糖和反脂肪酸,会造成糖尿病等

我们该如何权衡利弊选择何种类型的奶油呢?

【交流研讨】

下面是某研究小组关于"食用天然奶油是否有利于人体健康"的相关讨论(图12.13),阅读和思考你从中得到的启示。

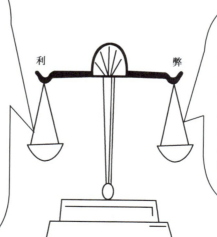

观点1:天然奶油与人造奶油相比,食品添加剂添加量少,含糖量低,不仅适于正常人,也适于糖尿病人使用。

观点2:天然奶油中奶油脂肪的体内代谢速率是人造奶油的7倍左右,供能速度快。

观点3:天然奶油不含反式脂肪酸,长期食用能预防肿瘤、哮喘、糖尿病或过敏等症状的发生。

观点4:食用天然奶油不会增加血液黏稠度,导致各种血管疾病的发生。

观点5:不会提高低密度脂类的数量,减少高密度脂类的数量,不易导致动脉硬化。

利　弊

观点1:天然奶油属于高热量食品,含有大量的饱和脂肪酸、会增加人体内胆固醇的含量。

观点2:天然奶油保质期没有人造奶油长。

观点3:天然奶油的甜度不及人造奶油高,需要额外添加糖来调节口味,会额外增加糖分的摄入。

图12.13　食用天然奶油是否更有利于健康

对于"食用天然奶油是否更有利于健康"，小组内的同学提出自己的观点。他们的部分观点表述如下：

同学甲：天然奶油成分健康，添加剂如人工香料、防腐剂、色素等含量很少，80%是乳脂肪，剩下的是水和牛奶等其他成分。所以，食用天然奶油更利于健康。

同学乙：对于糖尿病人来说，食用天然奶油比人造奶油更适合，因为它的甜度不高。

同学丙：天然奶油比人造奶油的奶油脂肪体内代谢更快，人造奶油需要50 d才能代谢完，天然奶油仅需7 d左右。

同学丁：我觉得天然奶油也有不利于人体健康的地方，天然奶油属于高热量食品，含有大量的饱和脂肪酸，会增加人体内胆固醇的含量，增加人体负担。

同学戊：我觉得天然奶油区别于人造奶油最大的是不含反式脂肪酸，反式脂肪酸影响人的记忆力，对正处于生长发育期的少年儿童脂肪酸的吸收产生阻碍，造成中枢神经系统的生长发育造不良，而且易累积于体内，不易消化吸收，引起肥胖，所以，天然奶油对人体更健康。

……

根据上述观点，你认为我们应该如何权衡天然奶油是否对人体健康更有利？

通过收集、对比和讨论天然奶油和人造奶油对人体健康的影响，发现天然奶油和人造奶油对人体健康各有利弊，权衡要从天然奶油和人造奶油最主要的区别点出发，作为评价的科学依据。通过对比讨论发现，天然奶油不含人造奶油中的反式脂肪酸，反式脂肪酸对人体危害极大，无论是视力还是生长发育都危害很大，还易诱发肿瘤、哮喘、糖尿病或过敏等症状。所以，天然奶油更有利于健康。

【方法导引】

小组评价的因素和等级

因素	评价等级			
	A	B	C	D
知识的应用	营养价值的对比、添加物对比、所含有害物质的分析、对人体健康的分析	营养价值的对比、添加物对比、所含有害物质的分析	营养价值的对比、添加物的对比	营养价值的对比
科学论证	有针对议题的明确的观点，证据充分，论证推理过程合理，考虑了反驳及其证据	有针对议题的明确观点，证据充分，论证推理过程合理	有针对议题的明确观点，证据比较充分，论证推理过程有瑕疵但基本合理	有针对议题的明确观点，证据基本充分，但缺少论证推理过程
科学态度和社会责任	基于实际，从健康食品和社会可持续发展的视角综合分析社会议题	基于实际，从科学、健康、经济、社会等视角具体分析社会性科学议题	能分析社会性科学议题可能给社会发展、人类健康等带来的双重影响，但不够充分、具体	只关注社会问题对个体的影响，忽视或缺乏社会问题对社会发展、人类健康等的影响

项目学习评价

【成果交流】

在家自制奶酪或奶油,并撰写一份制作奶酪或奶油的实验报告。

【活动评价】

1.项目通过设置【动手实验】【交流研讨】【展示交流】【总结归纳】等栏目设置,评价学生实验设计与操作能力、信息检索与整理归纳能力、知识获取与问题解决能力。

2.项目通过设置【方法引导】,评价学生自主进行任务规划的能力。

3.项目通过设置【资料卡片】【拓宽视野】【信息检索】【辩论】,评价学生批判性获取信息并利用信息解决实际问题的能力。

【自我评价】

本项目通过利用牛奶制备奶酪、奶油活动的探讨,重点发展学生科学思维、科学探究等方面的核心素养。评价要点如表 12.6 所示。

表 12.6　关于发展学生科学思维、科学探究的评价要点

核心素养发展重点		学业要求
科学思维	能基于解决产品设计类、物质分离与提纯类问题的一般思路对牛奶制备奶酪或奶油进行任务规划;能利用离心过滤分离出凝乳、制备脱脂乳或奶油;能基于人造奶油和天然奶油利与弊的对比,权衡利弊,对奶油的选择进行科学决策	1.能基于解决产品设计类问题、物质分离与提纯类问题的一般思路对制备奶酪、奶油进行任务规划,并能按照解决问题的思路展开学习 2.能基于单因素实验和正交实验,寻找关键证据,筛选关键变量,通过分析关键变量并得出结论
科学探究	能基于解决单因素实验和正交实验,寻找影响凝乳效果的关键证据,得出结论	